바이오틱스의 모든 것

바이오틱스의 모든 것

Evidence-based Nutritional Biomedicine

초판 1쇄 인쇄 | 2024년 12월 20일
초판 1쇄 발행 | 2024년 12월 26일
지은이 | 박광균
펴낸이 | 최몽순
펴낸곳 | 조윤커뮤니케이션
디자인 | 윤영화
출판등록 | 제 2022-000161호
등록일자 | 2001년 4월 13일
주소 | 서울 종구로 삼봉로 81 두산위브 파빌리온 703호
전화 | 02-730-8841 팩스 | 02-730-8814
이메일 | joyoon10@naver.com
ISBN 979-11-91779-18-9 13510

값 45,000원
도서 구입문의 | 02-583-2296
※아트공명은 조윤커뮤니케이션의 임프린트입니다.
※잘못 만들어진 책은 구입하신 서점에서 교환해 드립니다.

근 거 중 심 의 영 양 의 약 학 클 라 스

바이오틱스의 모든 것

Evidence-based Nutritional Biomedicine

박광균 지음

머리말

○

과학적 근거로 영양 건강법 접근

나는 대학에서 생화학을 전공하고 치과대학에 다시 진학하여 치과의사가 되었다. 그러나 임상의사로서의 길 대신 기초의학인 생화학을 의과대학에서 전공하여 박사학위까지 취득하였다. 의과대학과 치과대학에서 교수로 재직하면서 학술진흥재단 생명과학단장, 자연과학단장, 공학단장을 거쳐서 한국연구재단 의약학단장으로 국가 과학발전을 도모하였다.

이와 함께 학문적으로 암 예방에 관하여 연구하였고 대한암학회, 대한암예방학회, 한국약용작물학회, 대한치의학회 등에서 학술활동은 물론 학회 임원으로서도 활동하였다.

영양의약학 연구의 시작은 이렇다. 나는 우리나라 어느 의, 치대에서 영양학과 독성학을 배우지 않을 때 대학원에서라도 개설하자고 제시했고 결국 강의를 개설할 수 있었다. 강의 준비를 하며, 영양과 독성에 대하여 더 많은 것을 알 수 있었다. 또 영양제에 대한 이야기를 자주 하다 보니 주위 친구들이나 지인들의 여러 질문에 답을 준비하며 생활에 유익을 주는 영양제에 대해서도 나름 이론을 갖게 되었다. 생각한 것보다 영양에 대해 사람들이 모르거나 잘못 알고 있는 것이 많았다. 그래서 영양에 대한 지식을 알리는 것이 중요하다는 것을 알았다. 절실히 느꼈다.

인터넷 언론을 통해서 영양에 대한 칼럼을 게재하면서 많은 격려와 질문을 받았다. 그리고 나 스스로 하나씩 정리를 하며 제안도 받고 영양을 중심으로 이 시대 의미 있는 영양에 관한 서적을 출간하게 되었다. 일반인들의 질문을 받으며, 수긍 가는 부분도 있지만 중요한 내용이 잘못 전달되는 것을 보면서 정확한 내용을 과학적으로 설명하고 전달해 쉽게 풀어서 설명하려고 했다. 우선 새로운 생활의학에 대한 책과 정보를 최대한 찾아 확인하고 정리도 하고 묵상도 하였다. 과거에 내가 알고 있는 지식이라도 편견 없이 과학적 근거를 가지고 정보를 제공하려고 했다. 그래서 가능한 원 논문을 찾아보고, 원 기사를 찾아 잘못된 내용들을 수정하고 풀어서 정확한 정보를 제공하려 했다. 상업적 논리는 가능한 배제하고자 하였다. 생명이기에 어느 집단의 이익을 중심으로 과장되거나 왜곡되어서는 안 되기 때문이다.

이 책은 우선 영양학의 기초를 소개하여 독자가 이를 다양하게 응용하게 하였다. 그리고 일상에서 수시로 맞닥뜨리는 영양과 건강에 관련된 문제들을 명확하게 기술하여 오해가 없게 하였다. 또한 매스컴에서 관심 있는 이슈에 대하여도 건강산업에 깃든 영업적인 면을 과학으로 명쾌하게 설명하였다. 상반되는 주장이 있는 경우는 양쪽 이론을 모두 소개하고 그 근거를 제시하여 정확한 판단을 유도하였다.

바이오틱스는 요즘 각광을 받고 있는 누구나 한 번쯤 들었으며, 광고 홍수 속에 가장 많이 듣는 건강기능성식품일 듯 싶다. 누구나 1~2가지 바이오틱스 제품을 안 먹는 사람이 없을 정도인데, 바이오틱스는 무엇이며, 유산균과의 차이점은 무엇이고, 유산균하면 떠오르는 메치니코프, 우리가 직감이라 하는 데 영어로도 gut feeling이라 하는 이유, 프로바이오틱스의 노아의 방주인 맹장의 중요성, 장누수 증후군, 축산농가에서의 항생제 사용 문제점, 장내 세균의 다양성 중요성, 면역기능과 장내세균, 비만과 장내세균, 미생물 샤워, 모유수유의 중요성, 분변이식술에 대하여 다루었다.

결론적으로 이 책은 예방의학적 관점에서 우리 몸의 생리학적 변화에 따른 건강한 삶을 위한 영양 균형을 어떻게 맞추어 가야 하는지에 대해서 정확한 근거 자료를 통해서 제시하고자 노력하였다는 점을 강조하고 싶다.

끝으로 이 책이 일반 대중에게 영양과 건강에 대하여 1차적으로 알리는 역할을 하는 약사를 비롯한 전문인들에게 유익한 지침서가 되길 기대한다.

차례

Chapter 2 프로바이오틱스

Chapter 3 프로바이오틱스의 임상 응용

Chapter 4 프리바이오틱스 - 프로바이오틱스의 먹이

Chapter 5 신바이오틱스

프롤로그

○

바이오틱 무엇인가

바이오틱(biotic)이라는 용어는 문헌상 1892년에 처음 사용하였으며, bios life를 뜻하는 그리스어 biōtikos(βιοτικοσ)에서 유래한다. 생명에 관한 것(pertaining to life)을 의미하며, 본질적으로 물리적 환경과 함께 살아있는 유기체(living organism)로 구성된 생물학적 생태계를 의미한다.[1] 영양학적 의미에서 바이오틱스(biotics)는 영양 활성 성분의 그룹으로, 섭취할 경우 숙주에게 건강상의 이점을 줄 수 있다. 바이오틱은 공동체의 살아있는 또는 살아있는 구성 요소를 나타낸다. 즉, 환경 내 생물과 관련된 것, 원인 또는 관련이 있는 것들을 의미한다. 미생물군(microbiota)에 대한 연구는 최근 인간의 건강을 지원하기 위해 장내 미생물군을 조절하기 위한 영양생물학의 사용에 대한 주목할 만한 과학적, 상업적, 대중적 관심을 불러일으켰다.[2] 건강관리 전문가들 사이에서는 프리바이오틱스(prebiotics)와 프로바이오틱스(probiotics)가 인체 건강에 미치는 유익한 효과에 대한 인식이 빠르게 증가하고 있으며, 특히 유아와 어린이에서 그렇다.[3] 프리바이오틱스와 프로바이오틱스는 신바이오틱스(synbiotics)와 같이 조합하여 사용할 수 있다. 마지막으로, 생물학적 계열의 최신 구성원인 포스트바이오틱스(postbiotics)는 발효 과정에서 생성되는 생리 활성 화합물을 말하며 숙주에게 건강상의 이점을 줄 수 있다. 오랜 기간에 걸쳐, 인간의 건강을 형성하는 데 유익한 미생물의 역할을 설명하려는 시도들이 있어 점점 그 역할이 명확해지고 있다. 이러한 미생물들에 의해 나타나는 기능적 영향은 생존 가능한 세포나 그 대사산물뿐만 아니라 생존 불가능한 세포에 의해서도 발휘된다. 이러한 경이로운 미생물의 보호 작용을 밝히기 위한 광범위한 연구를 통해 유익한 미생물총과 그들의 생물 활성 대사산물들을 의도적으로 다양한 형태로 응용함으로써 기능적 및 생물학적 개념으로 분류하게 되었다. 오늘날 이들은 종종 프로바이오틱스, 프리바이오틱스, 신바이오틱스, 포스트바이오틱스, 차세대 프로바이오틱스(next generation probiotics), 사이코바이오틱스(psychobiotics), 온코바이오틱스(oncobiotics), 파마바이오틱스(pharmabiotics), 메타바이오틱스(metabiotics)로 불린다. 오늘날 전통적인 프로바이오틱스의 개념은 유산균을 넘어 곰팡이 등의 미생물도 포함하도록 확대되어 이스트바이오틱스(yeast biotics, yeastbiotic)도 등장하였다. 실제로, 이러한 다양화는 기능성식품 포토폴리오를 식품에서 의약품으로 확장하는 계기가 되었다.

장내 마이크로바이옴(gut microbiome, 우리의 위장관에 서식하는 수조 개의 미생물의 다양한 공동체)은 숙주의 전반적인 건강과 건강을 유지하는 데 중추적인 역할 때문에 종종 잊혀 진 장기(forgotten organ)로 불리기도 한다.[4,5] 인간과 공존하는 미생물의 수는 인체 세포수보다 10배가 더 많고, 500종 이상의 박테리아를 포함하고 있어 인간은 이제 마이크로바이옴을 제외하고 논할 수 없는 "혼성 유기체"로 간주되고 있다.[6] 장내 미생물 유바이오시스(eubiosis, 장내 미생물의 균형이 중요한데, 장내에 유익 세균과 유해 세균이 정상적인 85대 15의 균형을 이루어 건강하고 안정적인 장내 환경을 이루고 있는 상태를 말한다)는 개인의 질병이 없는 상태를 나타내지만,[7] 미생물 장내불균형(disbiosis, 교란된 마이크로바이옴 조성으로 염증을 일으키고, 면역 기능을 저하시키며, 몸 전반에 걸쳐 많은 문제를 야기할 수 있는 부정적인 세균의 과잉 성장)은 장내불균형의 스펙트럼에 따라 여러 질병을 개시하거나 또는 질환이 존재함을 나타내기도 한다.[8] 즉, 유바이오시스는 비병원성 세균인 부생균(saprophylatic bacteria)이 장의 점액 미생물 층에 존재하는 상태이고, 디스바이오시스는 병원성 세균의 우세로 장 점막의 손상과 융모 간의 밀착결합이 손상되어가는 상태이다. 디스바이오시스는 조직 손상을 유발하는 만성 염증 과정의 확립에 주요 역할 때문에 여러 만성적인 자가면역 또는 염증성 장질환과 같은 염증성 병리의 발병과도 관련이 있다. 사람의 내장 메타게놈(metagenome, 현재 배양이 불가능한 희귀 미생물의 연구에 대한 돌파구로 메타게놈을 이용한 연구가 활발히 진행이 되고 있다. 메타게놈은 한 종의 유전체를 말하는 것이 아니라 주어진 환경에 존재하는 모든 미생물의 유전체의 집합을 의미한다. 메타게놈은 배양이 불가능한 미생물 유전자를 대상으로 한 연구, 새로운 미생물 종의 발견, 해양, 토양, 인간의 장 등 특정 환경 조건에서 유전적 다양성 연구 등을 가능하게 함으로써 미생물학의 지평을 확장시키고 있다.) 연구에서 건강한 사람에서 피르미쿠테스(Firmecutes, 유산균을 포함한다.)와 박테로이데스(Bacteroides, 그람 음성, 절대 혐기성 박테리아의 속이다. 박테로이데스 종은 내생포자를 형성하지 않는 간균이며 종에 따라 운동성 또는 비운동성일 수 있다. DNA 기본 구성은 40~48% GC이다.) 계통이 풍부하게 존재한다.[9] 이에 비해 피르미테스 계통은 종종 특정 질병 상태에서 현저하게 감소하는 것으로 발견되며, 비정상적으로 높은 비율의 프로테오박테리아(Proteobacteria, 세균의 주요 문의 하나이다. 대장균, 살모넬라, 비브리오, 헬리코박터 등 다양한 병원균 및 기타 여러 생물 속들을 포함한다. 다른 것들은 기생하지 않고 살며 많은 질소고정세균을 포함한다.) 계통이 있다.[10]

질병 징후를 극복하기 위해 일반적으로 미생물 치료법(microbial therapy)으로 알려진 유익한 미생물의 복원은 간단하고 부수적인 접근법으로 간주되고 있다. 실제로 이러한 미생물 치료는 출산 중 산모의 산도(질 및 항문 주위 미생물총)에서뿐만 아니라 산모의 젖에서 모유 내 경로를 통해 신생아의 내장으로 공생 세균을 이동시킴으로써 출산 직후부터 시작된다. 유익한 미생물이 함유된 식품 섭취는 과학적 근거 없이 장의 장애를 극복하기 위해 민속적인 발효식품의 섭취와 함께 수세기에 걸쳐 진화해 왔다. 그러한 전통적인 식습관은 1907년 러시아 노벨상 수상자인 일리야 일리치 메치니코프(Ilyal Iyich Metchnikoff)에 의해 프로바이오틱스로 과학적으로 개념화되었다.[11] 메치니코프는 유익한 미생물이 함유된 신맛의 우유 제품 소비로 인해 불가리아 노인들이 왜 수명이 긴지 알아내고자 하였다. 메치니코프는 매독을 연구하다 혈관을 뻣뻣하게 만드는 동맥경화가 노화를 촉진한다고 보았다.[12] 이로써 노화방지 연구도 시작했다. 그는 장내 세균의 독소와 노화 사이에는 밀접한 연관성이 있음을 발견하고 장내 부패가 인간 노화의 중요한 원인이라고 주장했다. 그는 100세 넘게 장수하는 불가리아인들이 평소 요구르트를 많이 마신다는 사실에 착안해 유산균 연구에 몰두했다. 메치니코프는 1907년 '생명연장(the Prolongation of life, Optimistic Studies)' 논문에서 독성 균이 장내 소화되지 않은 음식물과 숙변 물질로 독소를 만들어 수명을 단축시킨다면서, 불가리아 유산균이 젖산을 만들어 장내 독성 균들을 쫓아버린다고 주장했다. 그의 노화 방지 이론은 엄청난 반향을 일으켜 연일 신문들이 대서특필했다. 현재 세계에서 판매되는 요구르트는 메치니코프의 공이라고 해도 과언이 아니다. 그리고 메치니코프는 1910년 매독 치료제인 염화제1수은[mercury(I) chloride] 연고를 발견했다.

Chapter 1

바이오틱 아레나

항생제
(Antibiotics)

항생제(antibiotics)는 체내 유해세균을 파괴하거나 성장을 제한할 수 있는 약물 또는 화학 물질이다. 미생물에 의하여 만들어진 물질로서 다른 미생물의 성장이나 생명을 막는 물질을 말한다. 그러나 항생제 중에는 미생물에서 유래하지 않고 합성된 것도 있으며, 처음 발견은 미생물에서 하였지만 인공적으로 합성된 약물 또는 기존 항생제의 구조 중 일부를 변형하여 만든 반 합성 약물 등이 있는데, 이러한 약물은 '항생제'보다는 '항균제(antimicrobials)'라고 하는 것이 더 정확한 표현이다.[13] 항균제는 세균의 성장을 억제하거나 죽이는 약물로서 인체에 침입한 세균의 감염을 치료한다. 작용기전, 항균 범위 등에 따라 다양하게 분류될 수 있다. 항균제 중에서 특히 미생물이 생성한 물질에서 유래한 경우만을 항생제라고 일컫으므로 항균제가 더 넓은 의미를 갖는다. 또한 세균 이외에 진균(곰팡이)이나 바이러스 등 미생물에 작용하는 약제는 항균제라는 표현이 적절하지 않으며, 이러한 약물 모두를 포함시켜 항미생물제(antimicrobial agents)라고 한다. 항생제라는 용어는 'against(대항하는)'라는 뜻의 그리어스인 ἀντι(anti)와 'life(생명)'이라는 뜻의 βίος(bios)에서 유래한 것으로 세균에 대항하여 사용되는 모든 물질을 가리키는 데 널리 사용되고 있지만, 일반적으로 항생제(예 : 페니실린, penicillin)는 한 미생물이 다른 미생물과 싸우는 동안 자연적으로 생성된다. 그러나 설폰아마이드(sulfonamide)나 방부제(antiseptics)와 같은 항생제는 화학적으로 합성한 것이다. 항생제라는 용어는 고대로부터 사용이 되었는데, 많은 문명에서 곰팡이가 핀 빵을 국소적으로 사용하였으며, 고대 이집트, 누비아(Nubia), 중국, 세르비아(Serbia), 그리스, 로마에서 곰팡이가 핀 빵의 유익한 효과에 대한 언급들이 있다.[14,15] 항생제(antibiotics)라는 단어는 1941년 셀만 왁스만(Selman Waksman) 교수가 20가지 이상의 항생제[16,17]를 발견하여 항균제가 현대 의학의 역사에서 가장 효과적인 약제 중 하나가되는 길을 열어 준 항균제를 설명하기 위해 처음 만들어졌다.[18-20] 심지어 일찍이 장 폴 뷔유르맹(Jean Paul Vuillemin)은 1890년에 다양한 미생물의 활성을 저해하는 작용제를 설명하기 위해 '항비오스(antibiose)'라는 단어를 사용했다[21-23]. 항생제가 지난 세기에만 사용되었다는 널리 알려진 믿음에도 불구하고, 최근의 증거는 항균 활성을 가진 물질이 수천 년 전에 소비되었다는 것을 암시한다.[24-27] 감염을 치료하기 위해 곰팡이의 사용을 직접 처음 기록한 사람은 1640년 존 파킨슨(John Parkinson)이다.[28] 항생제는 20세기에 의학에 혁명을 일으켰다. 알렉산더 플레밍(Alexander Fleming)은 1928년에 오늘날의 페니실린의 발견[29]이 병을 일으키는 주범으로 인식이 되었음에도 불구하고 유익한 미생물은 수세기

동안 음식에 사용되어 왔다. 순수한 결정 형태의 첫 번째 항생제는 1893년 페니실린 글라우쿰(*Penicillium glaucum*, 나중에 *P. brevicompactum*으로 알려졌다.)에서 이탈리아 의사이자 미생물학자인 바르톨로메오 고시오(Bartolomeo Gosio) 박사가 분리한 미코페놀산(mycophenolic acid)이다.[30,31] 미코페놀산은 처음에는 바실러스 안트라시스(*Bacillus anthracis*)에 대한 항균제로 생각되었으며, 항바이러스성(antiviral), 항진균성(antifungal), 항종양성(antitumor) 및 항건선성(anti-psoriasis)을 추가로 나타냈다.[30-32] 이 기본적이고 필수적인 발견은 1913년 미국에서 미코페놀산이 다시 발견 될 때까지 무시되었다. 원래의 발견이 이탈리아어로 출판되었기 때문에 주의 부족은 아마도 언어 제한에서 기인 할 수 있다.[33] 인간 감염에 사용되는 최초의 항균제라고 주장하는 또 다른 주장은 1890 년대 후반 독일 과학자들이 녹농균(*Pseudomonas aeruginosa*) 균주에서 개발한 파이오사이아네이스[pyocyanase, 슈도모나스(*Pseudomonas*) 속의 박테리아(*P. aeruginosa*)로부터 얻을 수 있으며, 다른 여러 박테리아를 소화할 수 있는 가용성 황록색 알칼리성 무정형 물질인 특정한 박테리오라이틱 효소(bacteriolytic enzyme)로 간주되는 항생제의 혼합물]에 대한 것이다.[34-36]

발효유

발효유(醱酵乳, fermented milk) 또는 발효유제품(醱酵乳製品, fermented milk products), 배양 유제품(cultured dairy products), 배양 우유제품(cultured milk products)은 유산균(젖산균, lactic acid bacteria, Lactobacillus, Lactococcus 및 Leuconostoc)으로 발효된 유제품을 가리키는 말이다. 요구르트(yoghurt, yogourt, yoghurt)는 반고체성(semisolid) 발효유제품으로 오래 전부터 진화되어 왔다. 발효유의 사용은 몇몇 역사적인 문서에서 볼 수 있다. 발효유제품은 오래 전부터 생산되었으며, 기원전 10,000년경부터 생산되었다는 기록도 있다.[37)] 요구르트라는 용어는 '농밀한(thick)'을 뜻하는 터키어인 요겐(Yogen)에서 왔다. 발효유의 발효과정은 제품의 유통기한을 늘리며, 맛을 좋게 하고 소화율을 높인다.[38,39)] 발효유제품으로는 우락유(牛酪乳, Buttermilk, 크림에서 고체 지방 성분을 버터로 뽑아내고 남은 영양 많은 액체 혼합물로 카세인의 응고작용을 촉진시키면서 형성된다. 크림 또는 버터를 만든

다음에 남는 액체이다. 락토스의 젖산 발효를 통해 형성된 유산균이 단백질, 카세인의 응고 작용을 촉진시키면서 형성된다.), **치즈**[cheese, 우유나 다른 동물의 젖에 함유된 유단백 카제인(casein)을 뽑아낸 뒤, 이를 미생물이나 효소를 통해 응고·발효시키고 수분을 제거하여 만드는 음식이다.], **커드**[Curd, 또는 응유(凝乳) 유즙에 산 또는 응유효소인 레닌이나 펩신 등을 넣었을 때 생기는 응고물로 우유의 카세인이 응고된 것으로 치즈를 만드는데 쓰인다. 식초와 같은 섭취 가능한 산성 물질로 카세인을 덩어리지게 만들고 이때 생기는 덩어리가 응유이다.)]**가 있으며, 남부 아시아에서 다히**[Dahi, 힌디어 لبن [illegible] दार्जीलिंग, 물소의 젖으로부터 만들어지는 발효유로 요구르트의 밀도를 높여주는 지방이 더 많이 함유되어 있기 때문에 남아시아에서는 물소의 젖이 우유보다 좋게 여겨진다. 최상의 맛을 자랑하는 박티푸르 지역 다히는 왕을 의미하는 주주다히라고 불려진다. 인도 아유베르다에 따르면 다히는 열을 식혀주는 음식으로 향신료가 많이 들어 있는 인도 dyfl와 함께 먹기 적당하다.], **라씨**(Lassi, 인도의 펀자브 지방에서 유래한 요거트 음료로 물소 젖으로 만든 것이 오리지널이다. 단맛이 나는 라씨는 비교적 최근에 만들어진 것으로 설탕을 넣어 달게 한다. 다히를 희석해서 만든 것이 라씨로 더위를 식혀주는 대표 음료이다.), **차스**[Chass, 인도의 여러 지방에서 생성되는 우락유의 일종이다, 짠 맛이 나는 라씨의 일종이며 차스를 만들고 남은 잔여물이 우락유라 부른다.], **남아프리카공화국의 아마시**(amasi, 발효유의 일종으로 코티지 치즈나 플레인 요거트와 맛이 비슷하다. 저온 살균되지 않은 원유로 만들어지며, 발효과정을 위해 호리병이나 자루에 원유를 보관하는 풍습이 있다.), **동유럽의 케피르**(Kefir, 러시아어 кефир 장수마을 코카서스 지역에서 주로 먹는 우유를 발효시킨 요거트이다. 티벳버섯에 우유를 부어 만든 발효유이다.), **미국의 클래버**(clabber, 시큼한 우유의 일종으로 저온 살균되지 않은 우유가 특정 습도와 온도에서 신맛을 내도록 발효하여 생산된다.), **서부 아시아의**

두그(doogh, 양젖으로 만든 요구르트 음료로 향긋한 음료이며, 이란, 아프가니스탄, 이라크, 그리고 시리아에서 유명하다.), 라반(laban, 수단에서 요거트. Leben, Laban, Lben은 중동 및 북아프리카에서 사용하는 용어로 요거트 종류를 말한다.), 라브나(labuna, 아랍어: لبنة, 수단에서 샤워크림), 자미드(Jameed, 아랍어: جميد, 베두인족의 양이나 새끼 양 젖으로 만든 요구르트로 요르단, 팔레스타인, 사우디아라비아 등에서 생산되는 발효유제품이다.), 스웨덴의 필미엘크(Filmjölk, 노르딕 국가에서 주로 제공되는 유제품으로 발효유가 주 재료로 쓰인다. 요구르트와 유사한 점이 많지만 다른 종류의 균으로 만들어지며 더 낮은 배양 온도를 가진다. 필미엘크는 "신 우유" 또는 "발효유"라는 뜻을 가진 "수르미엘크(surmjölk)"가 이름이 변한 것이다. 필미엘크는 젖소에게서 갓 짠 원유에 균을 첨가해서 만들어진다. 필미엘크에 쓰이는 균은 젖산균의 일종으로 25도와 40도 사이의 온도에서 잘 번식한다.)나 랑필(langfil, *Lactococcus lactis* Var. longi에 의해 탄수화물을 긴사슬 다당류로 변화시킨다.), 스코틀랜드의 블란드(Blaand 유청으로 만들어지는 발효유의 일종으로 와인에 함유된 알코올과 유사한 맛을 가지고 있다.), 아이슬란드의 스키르(Skyr, 배양할 때 소량의 레닛을 첨가하기 때문에, 여과 요거트보다 맛이 부드럽다.), 인도네시아의 다디아(Dadiah, Minangkabau, 서부 수마트라, 인도네시아 지역의 전통적인 발효우유), 중앙아시아의 아이란(Ayran, 요구르트로 만든 터키의 전통음료), 요구르트, 찰(Chal, 카자흐어: шұбат. 카자흐스탄과 투르크메니스탄에서 쉽게 볼 수 있는 음료로 발효된 낙타 젖으로 만들어지며, 탄산이 들어간다.), 카트크(katık, 중앙아시아의 발효 유제품), 쿠르트(러시아어 курт), 크므즈(kımız, 말 젖을 발효시켜 만든다. 알코올 발효 유제품으로, 이를 증류해 만든 아르히 등과 함께 마유주(馬乳酒)라 불리기도 한다.), 이란의 아르히[몽골어: архи로 몽골제 보드카이다. 알코올 도수가 38도나 되는 술이다. 몽골리안 보드카라고도 불리며, 마유주(馬乳酒) 의 일종이다.)], 도후(Dough, 이란에서 요쿠르트를 같은 양의 물로 희석한 후 1% 소금과 박하를 첨가한 음료), 시리아의 레베인[Lebyne, 코카서스의 아르메니아어 마춘 또는 조지아어 마초니(아르메니아와 조지아 등 코카서스에서 먹는 발효유제품)], 핀란드의 빌리(Viili, 북유럽 국가, 특히 핀란드에서 발견되는 중온성 발효유 제품이다. Viili는 요구르트나 케피어와 비슷하지만, 혼합하지 않고 놔두면 질감이 부드러워지거나 길게 됩니다. 발효에 사용되는 박테리아의 대사로 인해 Viili의 맛도 조금씩 다르다. 이 배양 우유 스낵은 요구르트와 유사하며 젖산균과 우유 표면에서 자라 융모에 벨벳 같은 표면을 형성하는 효모 유사 곰팡이인 *Geotrichum candidum*의 미생물 작용의 결과이다.), 몽고의 말 젖을 발효시킨 쿠미스(Koumiss, 중앙 아시아의 유목민들이 일반적으로 소비하는 발효 암말 우유로 만든 전통 음료이다. 약간 신맛과 탄산 맛이 있으며 약효가 있다고 믿어진다.), 알코올 발효를 시킨 아르키(Arkhi, 몽골리안 보드카로 세계의 보드카 벨트 중에 가장 독특하고 희귀한 보드카 생산 지역이다.), 전유 또는 탈지유를 발효시킨 타락(Tarag, 새끼를 갓 낳은 암소에서 짠 치즈 전단계 정도의 우유에 설탕을 뿌려 먹으면 달고 요거트와 비슷한 맛이 난다.), 이집트의 자바디(Zabady, 버팔로 우유 발효유로 매일 아침 빵과 함께 즐겨 먹는다.), 남수단의 염소 또는 양의 젖을 원료로 만든 타캄마트(Takammart), 노르웨이의 점성이 있는 발효유인 텟테(Taette), 덴마크의 이메르(Ymer), 불가리아의 프로키쉬(Prokish), 유고슬라비아의 윈터 수어 밀크(Winter sour milk) 등이 있다. "요거트(yoghurt)"라는 용어는 1925년에 정의되었으며 스트렙토코커스 써모필루스(*Streptococcus thermophilus*)와 락토바실러스 델브릭키이 아종 불가리쿠스(*Lactobacillus delbruekii* subsp. *bulgaticus*)로 발효된 전형적인 우유를 명시한다.[40] 유럽 연합은 미생물을 추가로 검토하고 "QPS(qualified presumation of safety)" 목록을 작성하였다.[41] 이 목록은 박테리아, 효모, 필라멘트 균류 및 식품 및 사료 첨가물을 위한 바이러스와 같은 식품에 사용하기에 안전하다고 간주되는 생물학적 제제를 설명한다. 국제 낙농 연맹은 62개 속 264종을 나열하고 있으며, 주로 유제품에 사용되지만 다른 식품 매트릭스에도 사용된다.[42]

프로바이오틱스

프로바이오틱스란 단어는 언제부터 사용한 것일까? 라틴어 pro와 그리이스어 βιοσ가 합쳐진 'probiotics'는 'for life'라는 의미로 1953년 독일 과학자 베르너 콜라스(Werner Kollath)가 "고도로 정제된 음식을 너무 많이 섭취해서 발생한 영양불량 상태로 고통 받는 환자의 건강을 회복하는 데 필요한 유기 및 무기 보충제"를 기술하기 위해 처음 사용하였다.[43] 1년 후에 이 아이디어는 버진(Virgin F)이 항생제(antibiotic)가 신체의 미생물 균형을 깨트릴 수 있어서 발효 제품을 포함하여 프로바이오틱스의 적절한 식이를 함으로써 회복할 수 있다고 하였다.[44] 이후 이 용어는 "한 미생물이 분비해 다른 미생물의 성장을 자극하는 물질",[45] "실험실에서는 미생물의 성장을 억제하지 않지만 숙주 내에서는 감염에 대한 내성을 만들어주는 화합물",[46] "장내 미생물 균형에 기여하는 유기체 및 물질" 등의 다양한 의미로 사용됐다.[47] 1992년 풀러(Fuller R)

는 프로바이오틱스를 "장내 미생물 균형을 개선함으로써 숙주에게 건강한 영향을 주는 살아있는 미생물 보충제"라고 좀 더 구체적으로 현대의 개념과 유사하게 정의했다.[48)]

2020년 젠데부디(Zendeboodi F) 등은 대사 활성을 기반으로 한 진짜 프로바이오틱스(true probiotics)와 유사 프로바이오틱스(pseudoprobiotics)의 새로운 개념을 제안했다.[49)] 진짜 프로바이오틱스는 기질이 후속적으로 생화학적 대사산물로 변환됨에 따라 성장을 할 수 있는 생존 가능한 유기체를 포함한다. 이와는 달리 유사 프로바이오틱스는 모든 종류의 스트레스(온도, pH, 영양소 부족, 독소, 삼투압 등)로 인해 대사적으로 휴지기를 겪은 포자와 박테리아를 포함한다.

유익한 효과를 나타내기 위해, 프로바이오틱스는 산과 담즙 스트레스와 같은 가혹한 적대적 조건 하에서도 생존함으로써 사람의 대장에 효과적으로 집락화해 정착해야 한다. 따라서 프로바이오틱스의 생존 가능성은 프로바이오틱스 표현형을 평가할 때 고려해야 할 가장 중요한 요소이다. 3시간 동안 산과 담즙에 노출 시 프로바이오틱스 락토바실러스의 생존 가능성이 현저하게 감소하는 것이 관찰되었다.[50)] 따라서 최소한 10^8~10^9개의 생존 가능한 세포가 포함된 생균성 식품을 섭취할 것이 권장된다. 유산균과 비피도박테리움(Bifidobacterium)은 유럽식품안전청(European Food Safety Authority, EFSA)의 인증된 안전성 정성추정법(qualified presumption of safety, QPS) 상태를 부여했기 때문에 인체에 적용하기 위해 개발된 주요 프로바이오틱스이다.[51,52)] 안전성 자료를 일부

생략할 수 있는 미생물로 악티노플라네스 미쏘우리엔시스(*Actinoplanes missouriensis*), 알칼리분변균(*Acaligenes faecalis*) 등 62종 또는 유럽식품의약청 안정상 정성추정법 목록에 등재도 미생물도 포함한다.

유산균과 프로바이오틱스 차이

인간이 발효식품을 만들어 섭취한 것은 수천 년 전부터지만, 요거트와 같은 발효유가 건강에 도움이 된다는 것은 1800년대부터 과학자들이 인지하였다. 그러나 파스퇴르가 발효를 일으키는 유산균을 발견한 뒤에도 발효식품 섭취로 건강 효과가 어떻게 나타나는지, 원인이 무엇인지 정확히 파악하지 못했다. 1900년대 초 메치니코프(Elie Metchnikoff)가 "불가리아 특정 지방 사람들이 장수하는 것이 요거트 자체보다는 그것을 발효시키는 유산균 때문"이라고 주장한 것이 프로바이오틱스 개념의 시초라고 할 수 있다.[53-55] 이런 이유로 몇 년 전까지만 해도 생소한 프로바이오틱스라는 단어보다는 유산균(乳酸菌, lactic acid bacteria)이라고 불리던 생균 제품들이 판매되고 있었다. 요즘은 프로바이오틱스와 혼용되어 사용되고 있지만, 엄밀히 따지면 이 두 가지는 같은 용어가 아니다. 유산균은 당을 발효하고 이용한 다음 젖산을 주로 생산하는 세균을 의미하기 때문에 젖산균이라고도 하는데, 프로바이오틱스에서 강조되는 건강 이익 보다는 발효과정에서의 역할이 강조되는 균들이다. 1800년대부터 발견되기 시작한 유산균은 그람양성 구균(Gram positive cocci), 간구균(coccobacilli), 구균(cocci) 등 다양하다. 어떤 균이라도 건강 이익을 주는 것이 증명되면 프로바이오틱스 정의에 합당하므로 유산균을 포함한 세균뿐만 아니라 효모균까지 포함된다. 그러므로 유산균과 프로바이오틱스는 같은 말은 아니지만 유산균 중 건강 이익이 증명된 일부는 프로바이오틱스 정의에 합당하기 때문에 부분적으로 중복된다고 생각하면 된다. 유산균이 전통적으로 발효식품을 만드는 과정에 필수 역할을 하고, 오래 산다는 애매한 건강 혜택만을 가지고 있는 것이라면, 현대의 프로바이오틱스 개념에는 발효기능과 관계없이 구체적인 건강 이익이라는 효능이 포함된 것이다. 그러나 이러한 건강 이익에도 불구하고 프로바이오틱스는 여전히 첨가물이나 보조제에 속하며 우리가 특정 질환의 치료를 위해 처방하는 의약품의 범주에는 포함되지 못한다. 이렇게 건강 이익이 있다고 주장하지만 의약품으로는 관리가 되지 않고 있는 회색지대에 존재하기 때문에 소비자와 관리 당국 및 의료인에게 혼동이 되고 있는 상황이다.

프리바이오틱스

프리바이오틱스(prebiotics)도 지금은 상당히 많이 알려진 용어이다. '이전', '앞서다' 등의 의미를 가진 접두사 'pre'가 붙어 프로바이오틱스의 먹이 역할을 하는 물질을 뜻한다. 과거에는 섭취했을 때 장내 미생물 중에서 비피도박테리아(bifidobacteria)와 같은 유익균이 선택적으로 증가되는 것을 의미했는데, 인간 모유 올리고당(human milk oligosaccharides, HMO), 프락토올리고당(fructooligosaccharides, FOS), 이눌린(Inulin), 갈락토올리고당(galactooligosaccharides, GOS), 펙틴(pectin) 등이 이에 해당한다. 이들은 전부 섬유소에 해당되니 우리 선조들이 경험에 의해 섬유소를 많이 섭취해야 건강해진다고 한 것은 당연한 이야기이다.

2014년에 프로바이오틱스는 적정량을 섭취했을 때 숙주의 건강상 혜택을 주는 미생물(live microorganisms which when administered in adequate amounts confer a health benefits on the host)로 정의 되었으며,[56] 프리바이오틱스는 2017년 ISAPP(International Scientific Association of Probiotics and Prebiotics) 전문가 합의에서 "숙주의 미생물 중에서 건강 이익을 제공하는 미생물에 의해 선택적으로 이용되는 물질(substrate that is selectively utilized by host microorganisms conferring a health benefit)"로 의미가 확장되었다.[57] 장내 유익한 미생물의 생장을 촉진하거나 활성화시키는 식품 속의 성분을 프리바이오틱스라고 한다. 가장 잘 알려진 것은 식이 섬유소(dietary fiber)로 소장에서 소화가 되지 않고 대장으로 내려가서 그곳에서 사는 유익세균의 먹이가 되는 물질이다. 완벽한 프리바이오틱스는 수용성 식이섬유소, 불수용성 식이 섬유소, 프리바이오틱스 식이 섬유소, 이 3가지를 모두 가지고 있는 100% 식이 섬유소이다. 수용성 식이섬유소는 음식물의 위장 통과시간을 늘려주어 포만감을 주고 콜레스테롤 흡수를 지연시켜준다. 불수용성 식이 섬유소는 변의 부피를 늘려 배변량과 배변 속도를 증가시킨다. 프리바이오틱스 식이섬유소는 유익세균의 영양 공급원으로 토탁 유익세균을 증식시킨다. 장내미생물에 국한하지 않은 이유는 대부분의 프리바이오틱스가 경구로 섭취되기는 하지만 경우에 따라 질이나 피부와 같은 신체의 다른 미생물군에도 투여될 수 있기 때문이다. 프리바이오틱스가 어떤 건강 이익을 주는지는 계속 밝혀지고 있는 중인데, 위장관 효과(병원균의 억제, 면역 자극),[58] 대사 효과(혈중 지질 감소나 인슐린 저항성 개선),[59] 정신건강 효과(뇌기능, 활성도, 인지),[60-62] 뼈에 대한 효과(미네랄 이용률)[63-66] 등이 제시되고 있다. 프리바이오틱스가 어떻게 작용하는지 기전적 측면에 대한 설명은 아직 부족하지만 프로바이오틱스 기능과 떼어놓고 생각할 수는 없다.

신바이오틱스

신바이오틱스(synbiotics)란 용어가 제안된 것은 1995년이다.[67] 시너지(synergy)의 앞 글자(syn)를 따서 만든 용어이다. 1995년 영국 케임브리지대 글렌 깁슨(Glenn R. Gibson) 교수는 한 종설에서 프리바이오틱스와 프로바이오틱스를 같이 투여해 효과를 증대시킬 수 있는 신바이오틱스라는 개념을 제시하고 향후 만들어질 것을 기대했다.[68] 이후 소피아 콜리다(Kolida Sofia)와 깁슨(Gibson GR)은 상보적이고 시너지적인 두 종류의 신바이오틱스를 구별했다.[69] 전자는 프로바이오틱스와 프리바이옽틱스로 구성되며, 둘 다 독립적으로 작용하는 반면, 후자의 경우 프리바이오틱스는 선택된 프로바이오틱스를 특별히 자극하도록 선택된다. 숙주에게 건강 이익이 되는 프로바이오틱스와 프리바이오틱스의 혼합물이라고 할 수 있는데, 'syn'은 그리스어로 '함께(together)'라는 뜻이고 'biotics'는 '생명이 있는'이라는 뜻이다. 2017년에 국제 전문가 협의회에서 보다 정확한 정의를 내렸다.[70] 또 다른 ISAPP 컨센서스 패널은 "살아있는 미생물 및 기질을 포함하는 혼합물로서 신비오틱스를 숙주에 건강상의 이점을 부여하는 숙주 미생물에 의해 선택적으로 이용되는 혼합물(a mixture comprising live microorganisms and substrate(s) selectively utilized by host microorganisms that confers a health benefit on the host)"로 정의했다.[71] 깁슨 교수가 제안했을 때부터 25년도 더 지난 지금 상당히 많은 프로바이오틱스 제품이 신바이오틱스를 표방하며 판매되고 있을 만큼 대중적이 됐다. 그러나 그 정의가 모호해 도대체 어떻게 만든 것이 신바오틱스인지 생산자부터 소비자에 걸쳐 혼란이 지속되어 왔다. 이미 장내 미생물총이 인간의 건강에 중요하다는 사실이 알려지기 시작했고, 건강이익을 주는 균, 즉 비피도박테리움(Bifidobacterium)과 락토바실러스(Lactobacillus) 두 균주로 대표되는 프로바이오틱스가 사용되고 있었다. 그러나 프로바이오틱스가 장내미생물에 미치는 효과는 복용 동안에만 국한되기 때문에 외부에서 균을 투여하는 방식은 장내 미생물총을 근본적으로 변화시키기에는 한계가 있었다. 반면 식이를 통해서는 프로바이오틱스보다 훨씬 더 크게, 그리고 지속적으로 장내 미생물총의 변화를 유도할 수 있어서 프리바이오틱스가 관심을 많이 받던 때이다. 과거부터 프리바이오틱스는 소화가 되지 않는 올리고당(oligosaccharides), 특히 프락토올리고당(fructooligosaccharides)을 일반적으로 의미했다. 프락토올리고당(fructooligosaccharides)은 주로 비피도박테리움(Bifidobacterium)을 선택적으로 증가시키는데, 깁슨 교수는 이런 특성에서 프락토올리고당과 그것을 이용하는 비피도박테리움을 섞어 강력한 신바이오틱스를 만들 수 있을 것이라고 제안한 것이다.

기존의 개념을 "살아있는 미생물과 숙주의 미생물이 선택적으로 이용하는 물질의 혼합물로서 숙주에게 건강이익을 제공하는 것"으로 단순화했는데, 여기에서 숙주의 미생물이란 외부에서 투여된 프로바이오틱스와 원래 장에 고유하게 있던 미생물을 모두 포함하는 의미다. 즉 프로바이이오틱스는 외부의 균이지만 복용하면 결국 숙주의 장내에서 일시적이나마 살고 있기 때문에 숙주의 미생물로 포함시킨 것이다. 새로 바뀐 정의에 따라 생각해보면 원칙적으로는 신바이오틱스로 만들어지는 경우 기존 프로바이오틱스나 프리바이오틱스가 각각 효과를 나타내는 용량보다 더 낮은 용량에서도 효과를 나타낼 수 있다. 또는 단독으로 사용될 때는 효과가 없던 것이 같이 사용하면 효과를 나타낼 수도 있다. 신바이오틱스의 효능은 ①장내 미생물의 균형유지, ②유산균과 비피더스균과 같은 유익세균 증가, ③장 점막의 면역세포 활성화로 면역력 유지, ④유해세균 감소, ⑤배변활동 원활, ⑥세균 전이 예방 및 ⑦수술 환자의 병원 내 감염 발병 감소 등을 언급하고 있다.

장내 유해세균의 비율이 높아 졌을 경우 프로바이오틱스 섭취만으로 장내 환경을 건강하게 유지하기가 용이하지 않다. 이때 프리바이오틱스와 함께 프로바이오틱스를 섭취하면 프리바이오틱스가 장내 유익세균의 먹이가 되어 유익세균을 잘 번식시킬 수 있도록 도와주는 역할을 하게 된다. 결과적으로 장내 유해세균의 비율을 줄이고, 유익세균의 비율을 높여 건강한 장 환경을 만드는데 더욱 유리한 상황을 만들 것이라 생각할 수 있다. 실제 몇몇 연구에서 신바이오틱스를 사용할 경우 프로바이오틱스가 소장과 대장 위쪽을 통과할 때 생존 확률을 높이는 것으로 나타났다.[72,73] 최근 장내 유산균 제품으로 각광 받고 있는 프리바이오틱스와 관련해 제조업체와 언론에서 집중 홍보하는 "농촌진흥청 연구결과 '유산균 1마리가 하루에 2,500억 마리 증식'한다"는 내용은 전혀 근거가 없는 사실로 드러났다.[74] 농촌진흥청에서 이런 보고를 한 적이 없다고 발표하였기 때문이다. 2017년 식품과학기술에 의하면 신바이오틱스가 장 독소에 미치는 영향에서 대장암을 유발한 쥐에게 프로바이오틱스 섭취군, 프리바이오틱스 섭취군은 신바이오틱스 섭취군으로 3군으로 나누어 17주 동안 실험에서 신바이오틱스 섭취군이 다른 군에 비해 유해세균이 유의적으로 감소하였으며, 락토바실러스, 비피더스균과 같은 유익 세균에 10배 증가하였다. 신바이오틱스에 사용되는 프로바이오틱스균주로 락토바실러스(Lactobacillus), 비피더스균, 바실러스 코아귤런스(*Bacillus coagulans*) 등이 있으며, 프리바이오틱스로는 프락토올리고당, 이눌린(inulin), 치커리나 야콘 뿌리(yacon root)에서 추출된 천연 프리바이오틱스 등의 올리고당류이다.

중요하게 제시된 개념은 신바이오틱스를 '보완적(complementary) 신바이오틱스'와 '상승적(synergistic) 신바이오틱스'로 나눈 것이다.[75] 신바이오틱스에 포함된 프리바이오틱스가 같이 투여된 프로바이오틱스에 사용되는 것이 아니라 장에 원래 자리 잡고 있던 고유 미생물 중 일부가 사용하는 경우를 '보완적 신바이오틱스'라 한다. 즉 프로바이오틱스 따로 프리바이오틱스 따로 복용하는 것과 비슷한 것인데, 그렇다고 기존의 두 제품을 단순하게 합쳐서 제품을 만든다고 해서 바로 신바이오틱스라고 인정되는 것은 아니다. 신바이오틱스 형태로 만들어진 제품 자체가 위약에 비해서 건강 이익을 제공한다는 증거가 있어야 인정받을 수 있다. 현재 판매되는 대부분의 신바이오틱스를 표방하는 제품이 이에 해당하는데, 임상연구에서는 신바이오틱스와 위약군 2군만을 비교해 효과를 증명하면 된다. '상승적 신바이오틱스'는 투여된 프리바오틱스를 숙주 장내 고유미생물이 아니라 같이 투여한 프로바이오틱스가 선택적으로 사용하여 건강상 이익을 나타내는 경우이다. 이런 경우 투여한 프로바이오틱스가 같이 투여된 프리바이오틱스를 선택적으로 사용한다는 것을 세포실험(*in vitro*)이나 동물실험(*in vivo*)을 통해 증명해야 한다. 또 임상연구로 프로바이오틱스와 프리바이오틱스를 각각 투여한 것보다 신바이오틱스의 효과가 더 크다는 것을 증명해야 한다. 그래서 이를 증명하기 위한 임상연구 설계는 프로바이오틱스, 프리바이오틱스, 신바이오틱스, 그리고 위약까지 4개의 실험군이 필요하므로 매우 복잡해진다. 이 개념이야말로 깁슨 교수가 1995년 꿈꾸었던 진정한 신바이오틱스라고 할 수 있는데 아직까지 엄격한 의미의 '상승적 신바이오틱스'가 시장에 나와 있지는 않은 것 같다.

신바이오틱스 제품을 만들기 위해서는 프로바이오틱스와 프리바이오틱스가 공히 효과를 나타낼 수 있을 정도로 들어가야 한다. 많은 경우 한 포나 캡슐에 이 2가지를 효과가 있을 정도로 충분히 넣기에는 기술적인 문제들이 있다. 그래서 둘 중 하나를 주원료로 하고 다른 하나는 부원료로 넣는 경우가 많다. 즉 주원료는 효과를 나타낼 수 있는 양이 들어가지만 부원료는 적게 넣는 경우이다. 한 예로 프리바이오틱스로 사용되는 프락토올리고당이나 치커리 등 식약처 공전에 프리바이오틱스를 찾아보면 하루 치커리나 이눌린은 6,400 mg, 프락토올리고당은 3,000 mg을 먹어야 프리바이오틱스의 기능을 표기할 수 있다. 제대로 된 양을 섭취하려면 이 많은 양을 넣어야 하는 데, 이 많은 양을 넣으면 한 캡슐이 얼마나 커야 될까? 시중에 판매하는 대부분의 신바이오틱스에서 프리바이오틱스의 양을 보면 한 캡슐에 450 mg, 또는 한 포에 2,000 mg 정도밖에 들어 있지 않는 경우들도 많다. 이정도 양을 넣고도 프로바이오틱스를 효과가 있을 정도로 충분히 넣었다 해서 신바이오틱스라 할 수 있을까? 신바이오틱스는 가스, 설사, 변기, 복부팽만 등의 부작용 증상이 나타날 수 있다. 신바이오틱스는 암환자, 면역억제제 복용자, 크론병, 장누수증후군 환자 등에게 패혈증을 유발할 수 있으므로 절대 먹어서는 안 된다.

포스트바이오틱스

지금까지 유산균은 입으로 섭취한 후 살아서 장까지 도달해야 그 진가를 발휘하는 것으로 알려져 왔다. 소화기관을 통과하면서 침이나 위산, 담즙으로 인해 90%이상이 죽고, 10% 정도만 살아남기 때문이다.[76] 이에 따라 유산균 업체들은 이중, 삼중 캡슐로 코팅해 보호하는 기술력을 개발하고, 이것이 곧 유산균 제품의 효능을 나타내는 척도인 양 마케팅 수단으로 활용했다. '살아서 장까지'라는 유명한 광고 카피가 탄생한 배경이기도 하다. 그러나 사람마다 소화액이 달라서 너무 강한 경우는 캡슐을 녹이는 것은 물론 그 안에 있는 유산균까지 사멸시키는가 하면, 소화액이 약한 경우엔 코팅을 벗기지 못해 제 효능을 발휘하지 못하는 문제점 때문에 유산균 코팅에 대한 회의적인 반응도 많았다. 그보다 더 큰 문제는 살아있는 균의 경우 좋아하는 환경이 따로 있어서 장까지 도달한다 하더라도 환경이 다르면 정착하지 못하고 배설된다는 점도 지적됐다.

그래서 2세대 바이오틱스로 주목받은 것이 프리바이오틱스이다. 살아서 장까지 보내는 것이 중요한 것이 아니라, 먹이를 주어서 자체적으로 증식하도록 도와야 한다는 것이다.[77] 여기서 더 나아가 프로바이오틱스와 프리바이오틱스를 한꺼번에 먹으면 그 효과를 배가할 수 있다는 데 착안해 나온 것이 신바이오틱스다. 요즘 급부상하고 있는 포스트바이오틱스(postbiotics)는 장내 유익한 미생물의 먹이와 안전성에 주목한 결과이다. 단어에 포함된 'post'는 '뒤', '이후' 등을 의미한다. 4세대 포스트바이오틱스(postbiotics)라는 광고가 어느 순간부터 눈에 띄고 있다. 이런 세대 구분은 그 근거를 찾을 수가 없어서 아마도 마케팅을 위한 상업적 분류인 것으로 추정된다. 포스트바이오틱스는 짧은 사슬 지방산과 같은 프로바이오틱스가 생산해내는 대사산물을 의미하기도 하고, 사균체를 포함하기도 해서 파라바이오틱스(parabiotics)라는 사균체를 의미하는 용어와 혼동이 되어왔다. 우선, 살아있는 유산균의 장내 생장 촉진과 활성을 높이기 위해서 먹이도 매우 중요지만, 자기 몸과 똑같은 영양성분을 가진 사균체, 즉 죽은 유산균을 먹는 것(프리바이오틱스 효과)이 식이섬유나 올리고당 등에 비해 더 효과적이란 점이다. 또한 살아있는 균은 장에 흡수가 안 되지만 사균체는 장에 흡수되기 때문에 백혈구를 집중적으로 만나 면역력을 증강시키는 작용이 훨씬 뛰어나다는 점을 노렸다. 따라서 이제는 '살아있는 유산균' 마케팅도 더 이상 의미가 없게 됐다. 그동안 살아있는 유산균만이 체내에서 효과를 발휘한다는 인식으로 관심조차 갖지 않았던 사균체의 가치가 조명되고 있기 때문이다. 유산균이 먹이(프리바이오틱스)를 먹고 배설한 대사산물인 사균체는 건강에 도움이 되지 않을 것이란 선입견과 달리 그 효능과 장점이 생균보다 더 월등하다는 사실이 수많은 연구를 통해 입증되면서 세계적인 관심이 쏠리고 있다.[78] 포스트바이오틱스는 ISAPP 전문가 합의에서 "숙주에게 건강 이익을 주는 살아있지 않은 미생물 혹은 그 미생물의 성분이 포함된 제형(preparation of inanimate microorganisms and/or their components that confers a health benefit on the host)"이라고 정의됐다.[79] 즉 프로바이오틱스의 '살아있는' 개념을 뺀 것이라고 생각하면 된다. 건강 이익이 증명된 세균을 의도적으로 사균화 시킨 건강 이익이 증명된 세균을 의미하고, 그 세균의 대사산물이나 세포 구성성분을 포함할 수도 있다. 포스트바이오틱스는 유해균의 빠른 사멸을 유도하는 특징을 갖고 있는 프로바이오틱스 대사산물의 일종이다. 정의상 반드시 세균의 세포가 포함되기 때문에 순수하게 세균의 대사산물만 분리한 것은 포스트바이오틱스라 할 수 없다. 요즘 유행하는 제품 중 포스트바이오틱스라고 광고하는 것을 자세히 보면 "ㅇㅇ균 열처리 배양 건조물" 이런 식으로 표기된 것을 볼 수 있다. 또한 프롤린 포스트바이오틱스라는 광고를 자주 볼 수 있는 데 장 안에서 프로바이오틱스의 생존율을 높여주는 성분인 L-프롤린이 함유된 제품이다. 프롤린 유산균이라는 방송이 종종 눈에 띈다. 그런데 proline probiotics를 검색해 보면 우리나라 기사 몇 편과 특허만 나온다. 유산균을 배양할 때 프롤린을 넣으면 담즙산, 위산에 대해 저항성이 높아져 담즙산, 위산에서 생존하는 비율이 높아진다는 것이다. 유산균에 가해지는 스트레스를 견디는 힘을 증가시켜 유산균이 장까지 도달할 수 있도록 도움을 주는 역할을 한다고 하였다. SBS 모닝와이드에서는 프롤린 유산균을 복용하여 3개월 만에 체중 20 kg을 감량하였다고 등장하며, 40 kg을 감량했다는 여성도 있다.[80] 유산균을 먹고 다이어트가 된다는 정말 대단하다.[81] 종근당 홈페이지에서 보면 Proline Feeding Method로 제조하여 높은 삼투압조건에서 생존율이 증가하고, 또한 위산 조건, 담즙산 조건에서 생존율이 증가한다는 특허가 2016년 한국 특허등록이 되었고 PCT 특허출원이 되었다. 그런나 자세히 보면 비만세균 저감화 및 극심한 다이어트 효과 등 과장 표현이 있으며, 프롤린 유산균에 대한 과학적인 논문은 검색되지 않는 것으로 보아 과학적 근거는 그리 높지는 않다.

사이코바이오틱스

아직 국내에서 익숙하지 않지만 새롭게 등장한 용어는 사이코바이오틱스(psychobiotics)이다. 이것은 장-뇌축(gut-brainaxis) 연구로 유명한 아일랜드 코크 대학의 디난(Dinan TG)과 크리안(Cryan JF) 교수가 2013년 제안한 용어로 "적정한 양을 섭취했을 때 정신질환을 앓고 있는 환자에게 건강상 이점을 제공하는 살아있는 균(live organism that, when ingested in adequate amounts, produces a health benefit in patients suffering from psychiatric illness)"으로 정의된다.[82] 즉, 정신 증상에 효과가 있는 프로바이오틱스라 2016년 이 개념을 건강 이익을 주는 프리바이오틱스까지 포함하는 것으로 확장했다. 정신(psyco)+유익균(probiotics)을 합해서 사이코바이오틱스라고 부른다. 사이코바이오틱스는 위장 건강에만 관여하는 것이 아니라, 중추신경계(CNS)와 관련된 우울, 불안, 집중 장애 등의 정신 상태를 개선하는 유산균을 칭한다.

두뇌와 장이 거리가 먼데도 불구하고 어떻게 연관이 되어 있을까? 바로 중추신경계와 장신경계를 쌍방향으로 연결하는 장-뇌 축(Gut-Brain-Axis, GBA, 뇌가 관장하는 중추신경계와 상호 밀접한 관계를 이룬다는 의미이다.) 덕분이다.[83,84] 장-뇌축을 통해 두뇌의 인지 및 감정이 장에 영향을 미치고, 반대로 장 기능이 두뇌 기능에 영향을 미친다. 뇌가 위장관 기능에 영향을 줄 수 있다는 초기 연구들은 위루(gastric fistula)가 생긴 환자나 인공으로 위루를 만든 동물 모델을 대상으로 위의 움직임이나 분비를 직접 관찰함으로써 이루어졌다. 1833년 외과 의사 윌리엄 버몬트(William Beaumont)는 복부 총상으로 발생한 영구적 위루를 통해 위를 관찰함으로써 분노나 공포 같은 정신적 변화가 위점막의 형태와 기능에 영향을 준다는 것을 최초로 보고하였다.[85] 이러한 직/간접인 연결망에 사이코바이오틱스가 관여하여 신경 전달 물질을 생산하고 그 발현을 돕고, 염증을 제거하고, 스트레스 인지 기능의 손상복구에 도움을 준다. 장에서 생성된 신경 전달 물질은 40여 가지가 넘는데, 우리에게 익숙한 도파민(dopamine), 에피네프린(epinephrine), 노르에피네프린(norepinephrine), 세로토닌(serotonin), 가바(γ-aminobutyric acid, GABA), 아세틸콜린(acetylcholine), 옥시토신(oxytocin), 트립토판(tryptophan), 글루탐산(glutamic acid) 등이다. 예를 들어 바실러스(bacillus)는 도파민, 노르에피네프린을 생성하고, 비피도박테리움은 가바를, 엔테로코커스(enterococcus)는 세로토닌을, 대장균인 에쉐리키아균(Escherichia)은 노르에피네프린과 세로토닌을, 락토바실러스균은 아세틸콜린과 가바를, 스트렙토코커스(Streptococcus)는 세로토닌을 생성한다. 락토바실러스 애시도필러스(*Lactobacillus acidophilus*)는 척수에서 카나비노이드(cannabinoid, 다양한 화합물의 한 종류로 카나비노이드 수용체를 활성화시킨다. 카나비노이드는 사람과 동물에서 자연스럽게 합성되는 엔도카나비노이드(endocannabinoid)가 포함되어있다. 식물성 카나비노이드는 대마초와 다른 식물에서 발견된다.) 수용체(엔도카나비노이드는 특정 수용체를 포함하는 뇌에서 신경 전달물질 역할을 하는 지질 부분)의 발현을 조절하는 것으로 보고되었다.[86] 이러한 증거는 치료제 또는 예방제로서 특정 신경학적 및 신경생리학적 상태를 개선하는 데 프로바이오틱스 세균의 가능한 영향을 시사한다. 나아가 신경 활성 화합물을 생성하는 프로바이오틱스 세균은 신경 활성 화합물의 효과적인 전달 매개체가 될 수 있다.

전문가들은 사이코바이오틱스는 스트레스 호르몬인 코르티솔 수치를 낮추고, 염증을 억제하여 불안 및 우울 증상을 감소시키는 것으로 해석한다.[87] 불안과 우울증이 스트레스와 관련이 있다는 것은 금방 이해가 되는데, 염증과는 어떤 관련이 있을까? 많은 연구 결과를 살펴본 결과 우울, 불안 환자에게 염증 제거 성분(영양제 또는 의약품)을 복용하게 한 결과 우울, 불안 증상이 55% 감소하였다.[88] 우울, 불안환자의 경우, 체내 염증 물질 생성이 증가되고, 만성 불안 또는 만성 우울의 경우 사이토카인(cytokine) 분비가 증가되면서 만성 염증 상태가 된다.[89] 염증과 우울/불안 증상은 서로 악순환을 하고 있다.

파라바이오틱스

수천억에서 조 단위 유산균 균체를 섭취한다는 파라바이오틱스(parabiotics) 개념이 등장해 관심을 모으고 있다. 식품업계에 따르면 파라바이오틱스는 '~에 준한다'는 개념을 가진 접두어 para-와 프로바이오틱스를 혼합한 개념이다 잘 알려진 프로바이오틱스가 '인체에 유익한 미생물'을 의미한다면 파라바이오틱스는 '프로바이오틱스에 준하는 성분' 정도로 이해하면 된다. 파라바이오틱스는 학술적으로 불활성 유산균, 즉 스스로 생존 활동을 하지 않는 프로바이오틱스를 의미한다. 근래에 세계적으로 많은 관심을 받고 있는 프로바이오틱스 사균체를 파라바이오틱스로 보면 된다. 파라바이오틱스 개발자들은 우선 프로바이오틱스는 장까지 살아가야 한다는 기존 틀을 반박하고 있다. 프로바이오틱스의 건강증진 효과는 프로바이오틱스의 생존 활동 때문에 나타나는 것이 아니라 프로바이오틱스의 구성 성분에 의해 나타나는 것이라는 것이 파라바이오틱스의 유용성을 강조하는 측의 주장이다.[90,91] 특히 유산균의 균체 성분만 충분히 섭취하는 것이 중요하지 프로바이오틱스가 살아있는지 죽어있는지는 핵심이 아니라는 설명이다. 파라바이오틱스는 섭취 균수 측면에서도 기존 유산균 섭취와는 큰 차이를 보인다. 건강기능식품 공전에 규정된 일일 섭취량 1~100억 마리 수준이 아니라 수천억에서 조 단위 섭취를 주장하고 있기 때문이다. 체내 생존 활동이 없다는 것은 미생물로 인한 이상 반응의 우려가 없다는 것이고, 그 때문에 파라바이오틱스로 섭취할 경우 고농도로 섭취해도 안전하다는 주장이다. 포스트바이오틱스는 배양물 전체를 의미하기에 어떤 것이 유효 성분인지 확인이 어렵고 다양한 성분으로 구성되어 있다. 이 중 각 성분을 분석해 실질적인 효과를 가진 유산균 사균체만 구분해 표현한 것이 파라바이오틱스이다. 현재 파라바이오틱스는 건강기능식품(건기식)으로 등록되지 않았기 때문에 파라바이오틱스만 사용해서는 건강기능식품이 될 수 없다. 그렇기 때문에 건기식에 파라바이오틱스 성분을 첨가한 제품으로 출시하거나 주원료로 사용할 경우기타 가공품으로 판매되고 있다. 파라바이오틱스가 불활성 상태인 유산균 균체인데 이것을 유산균 사균체(고스트바이오틱스, ghost biotics)라고 한다.[91]

메타바이오틱스

메타바이오틱스(metabiotics)의 메타는 대사산물(metabolite)의 메타에서 유래한 대사산물이라는 뜻이다. 프리바이오틱스를 포함해 먹이인 프리바이오틱스, 좋은 대사산물까지 모두 포함하고 있는 차세대 프로바이오틱스라 한다.[92] 포스트바이오틱스와 다른 점은 생균 대신에 사균체를 이용하는 것이다. 생균을 단순히 사균화 하는 것이 아니라 발효 과정을 거쳐 생기는 대사산물과 프로바이오틱스의 구조 성분 및 면역 자극 성분 등을 함유한 제품이다. 메타바이오틱스의 부티르산(butyric acid, 낙산)은 장의 에너지원으로 사용되며, 뇌 건강과도 밀접하게 관련이 있어 우울증 완화에 도움을 준다. 메타바이오틱스의 1일 권장섭취량은 분말 형태의 제품으로 하루 4 g 정도이다. 포스트바이오틱스와 달리 프로바이오틱스의 구성 성분 및 면역 자극 성분이 포함되어 생균이 장에 장착했을 때와 유사한 면역반응으로 장 건강 개선에 도움을 줄 수 있으며, 프로바이오틱스 대비 소화기계를 통과하는 과정에서 안정성 문제도 최소화 한다. 메타바이오틱스는 많은 경우 사균체인 파라바이오틱스를 사용하고 있다.

이스트바이오틱스

이스트바이오틱스(yeast biotics)는 기존의 프로바이오틱스에 장 환경을 개선해 주는 볼라디 효모균(*Saccharomycess boulardii*)이 함유된 프로바이오틱스이다.[93,94] 볼라디 효모균이란 장 건강에 도움을 주는 프로바이오틱스로 위산과 담즙에 약한 일반 프로바이오틱스와 달리 강한 생존력으로 장까지 도달 가능하다고 알려져 있다. 또한 핵을 가지고 있는 진핵생물로 항생제에도 사멸하지 않아 항생제로 인한 부작용을 막을 수 있다. 그러나 볼라디 효모균은 장내 환경을 정상화하지만, 장에 정착하는 균이 아니기 때문에 추가적으로 프로바이오틱스가 필요하다. 그러므로 이스트바이오틱스는 볼라디 효모균과 프로바이오틱스가 합쳐진 것으로 장내 환경 정상화와 활발한 유익 세균 증식이 가능하다.

가장 먼저 등장한 1세대는 '프로바이오틱스'로 유익균 그 자체를 의미하고, 다음 나타난 2세대는 유익균의 먹이인 '프리바이오틱스'를 의미한다. 3세대 유산균은 '신바이오틱스'로 프로바이오틱스와 프리바이오틱스를 함께 섭취할 수 있다는 점 덕분에 가장 크게 유행했다. 다음으로 등장한 4세대 유산균은 '포스트바이오틱스'로 3세대에 유산균 대사산물이 합쳐진 형태이다. 별도의 대사 과정 없이 장에 도달하고, 유익 세균 정착에 도움을 준다고 했으나 아직 기능성을 직접적으로 인정받지는 못했다. 유산균 배양 건조물을 추가했던 4세대 포스트바이오틱스에 유산균 사균체를 포함한 제품에 5세대 프로바이오틱스이다. 이어 사균체(파라바이오틱스)를 더한 5세대 '메타바이오틱스'가 나타났지만 명성을 얻진 못했다. 메타바이오틱스에 들어 있는 균주들이 다양하게 들어 있어 각 균주 당 개체수가 적게 들어 있는 경우도 있다. 또한 다양한 균주가 들어가다 보면 값이 싼 균주가 많이 들어 있고 비싼 균주는 형식적으로 넣는 제품들도 있다. 가끔 가다 균주의 수는 적지만 최고급으로 쳐 주는 균주만 골라서 만드는 제품들도 있다. 그리고 2022년 현재 6세대 유산균이라 불리는 '이스트바이오틱스'가 새롭게 등장했다. 이스트바이오틱스는 기존의 유산균에 장 환경을 개선해주는 볼라디 효모균이 함유된 프로바이오틱스이다. 일반적으로 1세대, 2세대라는 말을 들으면 가장 늦게 나타난 제품이 가장 좋은 것으로 인식을 하는 데 프로바이오틱스의 경우 제품 개발 시기에 따라 구분한 것이지 효능이 개선되어 가장 좋다는 의미가 아니다. 프로바이오틱스, 프리바이오틱스, 포스트바이오틱스 등 수많은 바이오틱스가 계속 등장하는 시기를 살면서 일반인뿐만 아니라 의료인들도 이에 대한 명확한 정의와 지식을 따라가기 버거운 상황이다. 효과 없는 제품의 무분별한 사용을 막고 혼란을 피하기 위해서는 우선 각 용어의 명확한 정의를 명확하게 사용해야 한다. 그와 함께 회사들은 새로운 용어를 창조해 마케팅만 할 것이 아니고 엄격한 임상 연구를 통해 각 제품이 주장하는 '건강 이익'이 무엇인지 증명해 제시해야 하고, 소비자는 용어보다 그 증명된 효능을 잘 알아보는 것이 중요하다.

차세대 프로바이오틱스

차세대 프로바이오틱스(NGP, next generation probiotics)는 스마트 프로바이오틱스(smart probiotics), 4세대 강화 프로바이오틱스(fourth-generation enhanced probiotics), 디자이너 프로바이오틱스(designer probiotics), 재조합 프로바이오틱스(recombinant probiotics) 등으로 병행하여 지칭된다.[95.96] 차세대 프로바이오틱스는 계통에 관계없이 건강과 긍정적인 연관성을 보이는 장내 미생물을 포함한다. 널리 연구된 차세대 프로바이오틱스는 악커만시아 뮤니시필라(*Akkermansia muciniphila*), 유박테룸 할리(*Eubaterum hallii*), 피칼리박테리움 프로스니치(*Faecalibacterium prausnitzii*), 박테로이데스 프라길리스(*Bacteroides fragilis*) 및 클로스트리디아 클러스터(*Clostridia clusters*) IV, XIVa, XVIII의 구성원을 포함한다.[97,98] 그러나 안전 문제 때문에 식품 응용 분야에서 차세대 프로바이오틱스(NGP)를 탐구하려는 이전의 시도는 마무리되지 못하였다. 따라서 인간이 적용하기 전에 차세대 프로바이오틱스의 안전성을 평가하는 것이 중요하다.

재조합 프로바이오틱스(recombinant probiotics)나 공학 프로바이오틱스(engineered probiotics)는 차세대 프로바이오틱스의 또 다른 범주이다.[98] 유전 공학적 기법의 응용과 기존의 플라스미드 매개 재조합(plasmid-mediated recombineering) 또는 유전자 가위(genetic scissors, DNA scissors)를 이용하는 고급 Clustered regulary interspaced palindromic repeats/Caspase 9[CRISPR/Cas9] 유전자 편집 도구는 원하는 속성을 가진 재조합 프로바이오틱스를 구성할 수 있는 더 나은 플랫폼을 제공했다.[99] 또한, 생명공학적 개입은 특정 질병을 치료하거나 원하는 전통적인 프로바이오틱스 균주에서 특정 치료 분자를 과발현 시킴으로써 전통적인 프로바이오틱스의 기능을 향상시키기 위한 개인 맞춤형 의약품을 개발하는 데 도움이 되었다.[100]

주목할 점은 차세대 프로바이오틱스는 일반적으로 특정 질병이나 병원체와 싸우기 위한 식품 보충제가 아니라 약물로 사용된다는 것이다.[101] 따라서 유전체를 변형시키지 않은 차세대 프로바이오틱스는 생물치료제(LBP, live biotherapeutics)로 분류되고, 재조합 프로바이오틱스는 미국 식품의약안전처(FDA)에 따라 재조합 생물치료제(recombinant LBP)로 분류되며, 현재까지 유럽 식품안전청(EFSA) 패널은 유럽연합에서 생물치료제를 승인하지 않고 있다. 미국 식품의약안전처에 따르면, 생물치료제(LBP)는 ①박테리아, 효모[필터링 가능한 바이러스, 종양분해 박테리아(oncolytic bacteria) 또는 유전자 치료제로 의도된 제품 제외]와 같은 살아

있는 유기체를 포함하는 생물학적 제품이며, ②질병 상태의 예방 또는 치료를 목표로 해야 하며, ③백신이 아니며, ④주사로 투여되지 않는다. 기존의 프로바이오틱스와 차세대 프로바이오틱스의 주요 차이점은 표 1에 제시되어 있다. 지금까지 차세대 프로바이오틱스는 비만, 암, 발병, 염증성 장질환(inflammatory bowel disease, IBD) 등을 포함한 질병을 억제하도록 설계되었다.[97] 또한, 병리생물공학적(pathobiotechnological) 개념의 출현은 프로바이오틱스 박테리아 표면에서 특정 병원체(*L. monocytogenes*)의 특정 접착 단백질(Listeria 접착 단백질)의 발현을 촉진하여 Caco-2 세포주에 대한 *L. monocytogen*의 접착 및 집락화(colonization)를 성공적으로 방지하였다.[99] 또한 NGP는 대상 병원체에 대한 숙주 면역 반응을 유도할 수 있는 프로바이오틱스 박테리아 표면의 특정 면역원성 성분을 발현함으로써 여러 세균 및 바이러스 병원체에 대한 점막 전달로서 잠재적인 응용 가능성을 발견했다.[102] 그러나 재조합 생균제의 주요한 단점은 수십 개 국가들이 유전자 변형 미생물을 식품 재료로 사용하는 것을 확실히 금지했기 때문에 그들의 규제 승인을 받는데 있다.

파마바이오틱스

파마바이오틱스(pharmabiotics)는 "건강 또는 질병에서 약리학적 역할이 입증된 인간 기원의 세균 또는 그 제품"으로 정의될 수 있다.[103] 즉, 공생 생물학적 활성 대사산물 또는 유전자변형 공생세균을 포함하는 공생식물군에 잘 확립된 기전 작용으로 종말점(end point) 유효성과 안전성을 측정하기 위해 임상 시험을 의무적으로 받아야 한다는 것이다. 항생제는 차세대 프로바이오틱스(NGP, next generation probiotics, 우리의 장에는 1,000여 종이 넘는 다양한 세균으로 구성되어 있지만 프로바이오틱스로 허가 받은 균은 겨우 19종으로 굉장히 제한적이다. 또한 사람마다 가지고 있는 장내 미생물이 조금씩 달라 내가 먹는 프로바이오틱스가 내 몸에 필요한 균이 아닐수도 있어서 차세대 프로바이오틱스는 이런 점들을 보완래 개인 맞춤화 하는 방향을 추구한다. 즉 장의 점막에 좋은 균을 사용하고 사람마다 필요로 하는 장내 세균을 공급하는 것이다.)와 유사한 약물과 유사한 규제 승인 절차를 가지고 있다. 비록 약학이라는 용어가 살아있는 생물학적 치료법(살아있는 박테리아 세포)을 가리키지만, 그것은 또한 곰팡이, 파지(phage), 박테리오신(bacteriocin) 또는 다른 미생물을 포함할 수 있다. 곰팡이와 박테리오파지(bacteriophage)의 포함은 차세대 프로바이오틱스와 파마바이오틱스 간의 현저한 차이이다.[103.104] 반면에, 건강한 장내 세균에 의해 생성된 생체활성 지질(SCFA 및 공액 리놀산 포함), γ-아미노부티르산, 세로토닌, 카테콜아민, 아세틸콜린, 항미생물, 세포외다당류(exopolysaccharides), 비타민 등의 생체활성 분자들도 파마바이오틱스로 분류되었다.[105] 2019년 락토바실러스 루테리(Latobacillus reuteri)로부터 루테린(reuterin, 3-하이드록시프로피온알데히드, 3-hydroxypropionaldehyde))과 같은 프로바이오틱스 파생 인자를 정의하는 또 다른 관련 용어 프로바이오슈티컬(probioceuticals)/프로비오타슈티컬(probiotaceuticals)을 강조했다.[106] 종합하면, 약학적으로 유익한 미생물(프로바이오틱스 또는 공생세균, 효모, 박테리오파지) 또는 이들의 파생된 생체분자로 임상적 적용에 대한 효능과 안전성이 입증된 것으로 결론지을 수 있다.

온코바이오틱스

온코바이오틱스(oncobiotics)는 암에 대한 개선 작용을 보이는 살아있는 미생물 또는 그들의 생성된 대사산물이다. 지금까지 암 극복을 위한 프로바이오틱스 연구는 대부분 대장암 예방에 제한되어 있으며, 대장암은 암 관련 사망원인 2위를 차지하고 있다.[107] 병원성 미생물총은 장내불균형 상태에서 TLR-5(toll like receptor-5)와 관련된 장세포를 활성화하여 게놈 불안정성과 DNA 손상 반응을 촉진하는 염증을 자극할 수 있다.108) 실제로 장 독성 박테로이데스 프라길리스(*Bacteroides fragilis*), 대장균(*E. coli*), 푸소박테리움 뉴클레아튬(*Fusobacterium nucleatum*), 알리스티페스(Alistipes), 포르피로모나스 속(Porphyromonadaceae), 코리오박테리움 아강(Coriobacteridae), 스타필로코커스 아강(Staphylococaceae), 악커만시아(Ackermansia), 메타노박테리아 강(Methanobacteries)의 풍부함은 대장세포의 후성 변화 및 유전독성과 관련이 있다.[109] 대조적으로, 유산균 및 기타 생균주는 대장에서 대사, 면역 및 보호 기능을 조절함으로써 대장암 발생을 지연시키는 엄청난 능력을 받아들이며, 이러한 새로운 분야는 종종 "온코마이크로바이오틱스(oncomicrobiotics)"라고 불리기도 한다.[110,111] 암을 퇴치하기 위한 유산균의 개입은 이물질 대사 효소의 활성을 낮추는 것으로 보고되었다. 대변 샘플에서 β-글루쿠로니다아제(β-glucuronidase), β-글루코시다제(β-glucosidae), 질소환원효소(nitroreductase) 및 아조환원효소(azoreductase) 활성은 발암전구물질(procarcinogen)을 발암물질로 전환하는 데 중요한 역할을 하는 것으로 생각된다. 반면에, 프로바이오틱스 박테리아에 의한 프리바이오틱스의 혐기성 발효에 의해 생성된 단쇄 지방산(부티르산, butyrate)은 짧은사슬지방산(단쇄 지방산을 짧은사슬지방산으로)(short chain fatty acid, SCFA) 수용체를 자극하여 정상적인 대장 세포의 증식을 유발하고, COX-2 억제, caspase-3 활성화를 통해 세포자멸(apoptosis)을 유발함으로써 변형된 세포의 증식을 억제한다.[112] 이온, 미토콘드리아 막 전위의 편광, 염증성 비활성화, NF-kB의 하향조절 및 유사분열촉진 활성 단백질 인산화효소(MAPK, mitogen activated protein kinase) 신호 경로.[113] 또한 SCFA는 히스톤 탈아세틸화효소(histon deacetylase)를 억제하여 대장 구균의 후성유전학적 특징을 조절하는 것을 보고되었다.[114,115]

다양한 바이오틱스 사이의 상호관계를 그림 1에 표시하였으며 전통적인 프로바이오틱스와 차세대 바이오틱스의 특징에 대해 표 1에 나타냈다.

그림 1. 다양한 바이오틱스 개념의 상호 관계.[116)]

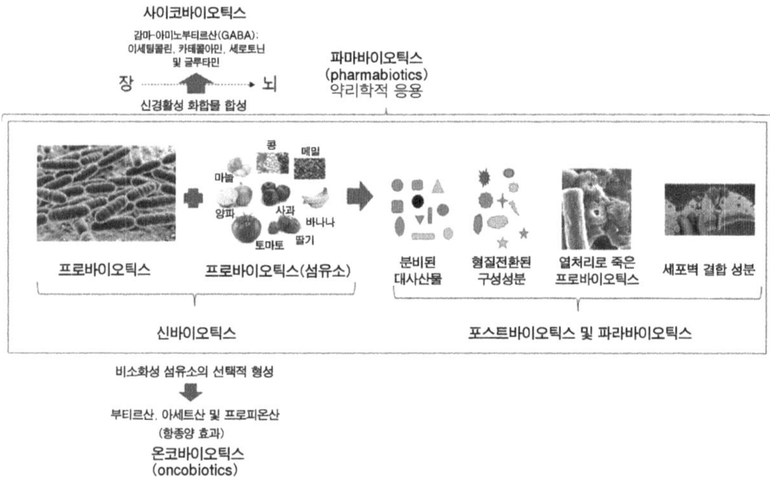

표 1. 전통적인 프로바이오틱스와 차세대 프로바이오틱스의 특징[38)]

전통적 프로바이오틱스	차세대 바이오틱스
안전 사용에 대한 이력이 있음	안전 사용에 대한 이력이 없음
그람 양성 세균	그람 양성 및 음성 세균
주로 actinobacteria, firmicutes	주로 actinobacteria, firmicutes, bacteroidetes, verrucomicrobia, proteobacteria
유전 조작이 없음	유전 조작이 있을 수 있음
배양 용이	배양 곤란
미세호기성에서 혐기성	일반적으로 유전조작 재조합 락토바실러스 프로바이오틱 균주를 제외하고 극히 산소 민감(절대 혐기성)
식이 보충제로 사용	식이 보충제와 약으로 둘 다 사용
EFSA에 의해 합의된 QPS	EFSA로부터 No QPS*
숙주효과가 일반적	유전공학 중재로 인해 숙주에 대한 효과 특이
위 점막 뮤신에 의해 파괴되지 않음	자주 뮤신에 의해 파괴(병원성 경향)
격리된 적소로 유제품 및 식품, 사람과 동물 장, 모유, 식물 등	특히 사람 장에서 격리되어 다른 인간의적소에 세균을 포함하지 않는다.

* QPS : Quality Improvement Patient Safety, 의료질 향상과 환자 안전의 합성어이다.

결론적으로, 프로바이오틱스의 이점은 원래 위장관과 관련된 질병의 예방과 치료에 국한되었다. 그러나 현대 의학은 살아있는 프로바이오틱스와 그들의 분자를 장 외의 조직에도 이용하는 방법을 발견했다. 유익한 미세 미생물총과 이들의 생체 활성 대사산물의 보호작용을 이해하면서 프로바이오틱스, 프리바이오틱스, 신바이오틱스, 포스트바이오틱스, 차세대 프로바이오틱스, 사이코바이오틱스, 온코바이오틱스, 파마바이오틱스, 스마트 프로바이오틱스, 메타바이오틱스(metabiotics) 등 다양한 기능성 생물학이 등장하고 있다. 그러한 개념들 사이의 미묘한 차이들은 종종 이해하기가 불확실하다. 현대 과학의 발전에 따라 전통적으로 사용되거나 현대 과학자들에 의해 개발된 생물 활성 화합물은 거의 없다. 그러나 이 모든 생물학적 화합물들은 인간의 건강을 통제하고 질병으로부터 자유롭게 도와준다. 또한, 상업적 규모로 제조될 때, 상이한 공정 조건에서 이러한 생체분자의 안정성을 평가하기 위한 추가적인 노력이 필요하다. 이들 분자의 수율이 상당히 낮다는 점을 고려할 때, 생체활성분자를 추출하기 위해 미생물 배양을 위한 농산물 기반 매질의 최적화를 통한 경제적 기술 개발이 중요하다. 전반적으로, 안전성, 효율성 및 효과가 보장된 건강 주장을 검증하기 위해서는 더 포괄적이고 포괄적으로 잘 설계된 무작위 위약 제어 사람 임상 시험(randomized placebo-controlled human clinical trials)이 가장 중요하다.

○ 참고 문헌

1. Dictionary.com. Biotic. Available at: https://www.dictionary.com/browse/biotical.
2. Vyas U, Ranganathan N : (2012) Probiotics, prebiotics, and synbiotics: gut and beyond. Gastroenterol Res Pract 2012:872716. doi: 10.1155/2012/872716.
3. Joint FAO/WHO Expert Consultation on Evaluation of Health and Nutritional Properties of Probiotics in Food including Powder Milk with Live Lactic Acid Bacteria. Cordoba, Argentina. 1–4 October, 2001.
4. Dong-Oh Seo, Holtzman DM : (2020) Gut Microbiota: From the Forgotten Organ to a Potential Key Player in the Pathology of Alzheimer's Disease. J Gerontol Series A, 75(7):1232–1241, doi.org/10.1093/gerona/glz262
5. O'Hara AM, Shanahan F : (2006) The gut flora as a forgotten organ. EMBO Rep 7:688-93. doi: 10.1038/sj.embor.7400731
6. Sekirov I, Finlay BB : (2006) Human and microbe: united we stand. Nature Medicine 12(7):736-737.
7. 윤복근, 이코노미뉴스 : [윤복근 칼럼] 유바이오시스(EUBIOSIS)의 비밀, 85대15. http://www.m-economynews.com/mobile/article.html?no=34340 2022.07,28.
8. Iebba V, Totino V, Gagliardi A, Santangelo F, Cacciotti F, Trancassini M, Mancini C, Cicerone C, Corazziari E, Pantanella F, Schippa S : (2016) Eubiosis and dysbiosis: the two sides of the microbiota. New Microbiol 39(1):1-12. pubmed.ncbi.nlm.nih.gov/26922981/
9. Zou Y, Xue W, Luo G, Deng Z, Qin P, Guo R, Sun H, Xia Y, Liang S, Dai Y, Wan D : (2019) 1,520 reference genomes from cultivated human gut bacteria enable functional microbiome analyses. Nat. Biotechnol. 37:179–185. doi: 10.1038/s41587-018-0008-8.
10. Armour CR, Nayfach S, Pollard KS, Sharpton TJ : (2019) A metagenomic meta-analysis reveals functional signatures of health and disease in the human gut microbiome. MSystems. 4:00332-18. doi: 10.1128/mSystems.00332-18.
11. Nataraj BH, Shivanna SK, Rao P, Nagpal R, Behare PV : (2021) volutionary concepts in the functional biotics arena: a mini-review. Food Sci Biotechnol 30(4):487–496. doi: 10.1007/s10068-020-00818-3
12. 홍익희, 조선일보 : 불가사리 연구하다가… 메치니코프, 전염병 맞설 면역세포 찾았다. www.chosun.com/opinion/specialist_column/2022/01/25/NQHVH3BJZRHIHGQQTU7SO37BPM/ 2022.01.25.
13. 한국분석시험연구원 : 항생제 스펙트럼. https://m.post.naver.com/viewer/postView.naver?volumeNo=33615833&memberNo=39141473 2022.04.12.
14. Wikipedia : Antibiotic. https://en.wikipedia.org/wiki/Antibiotic
15. Gould K : (2016) Antibiotics: from prehistory to the present day. J Antimicrob Chemother 71:572–5. doi: 10.1093/jac/dkv484
16. Selman Waksman : (2019) Famous Scientists The Art of Genius. www.famousscientists.org/

selman-waksman/
17. Encyclopedia Britannica : (2019) Selman Abraham Waksman. American Biochemist. www.britannica.com/topic/Nobel-Prize
18. Aminov RI : (2010) A brief history of the antibiotic era: lessons learned and challenges for the future. Front Microbiol 1:134. doi: 10.3389/fmicb.2010.00134
19. Cheesman MJ, Ilanko A, Blonk B, Cock IE : (2017) Developing new antimicrobial therapies: are synergistic combinations of plant extracts/compounds with conventional antibiotics the solution? Pharmacogn Rev 11:57–72. doi: 10.4103/phrev.phrev_21_17
20. Cole ST : (2014) Who will develop new antibacterial agents? Philos Transac R Soc Lond B Biol Sci 369:20130430. doi: 10.1098/rstb.2013.0430
21. Bentley R, Bennett JW : (2003) What is an antibiotic? revisited. Adv Appl Microbiol 52:303–31. doi: 10.1016/S0065-2164(03)01012-8
22. Paul V : (1890) Antibiose et symbiose. Assoc Franc Pour l'Avanc Sci 2:525–43.
23. Wallenfels K : (1945) Symbiose und antibiose. Angew Chem 58:1–16. doi : 10.1002/ange.19450580102
24. Bassett EJ, Keith MS, Armelagos GJ, Martin DL, Villanueva AR : (1980) Tetracycline-labeled human bone from ancient Sudanese Nubia (AD 350). Science 209:1532–4. doi: 10.1126/science.7001623
25. Nelson ML, Dinardo A, Hochberg J, Armelagos GJ : (2010) Brief communication: mass spectroscopic characterization of tetracycline in the skeletal remains of an ancient population from Sudanese Nubia 350–550 CE. Am J Phys Anthropol 143:151–4. doi: 10.1002/ajpa.21340
26. Martin DL, Armelagos GJ : (1985) Skeletal remodeling and mineralization as indicators of health: an example from prehistoric Sudanese Nubia. J Hum Evol 14:527–37. doi: 10.1016/S0047-2484(85)80031-2
27. Armelagos GJ, Mielke JH, Owen KH, van Gerven DP, Dewey JR, Mahler PE : (1972) Bone growth and development in prehistoric populations from Sudanese Nubia. J Hum Evol 1:89–119. doi: 10.1016/0047-2484(72)90049-8
28. Dhingra S, Rahman NAA,Peile E, Rahman M, Sartelli M, Hassali MA, Islam T, Islam S, Haque M :(2020) Microbial Resistance Movements: An Overview of Global Public Health Threats Posed by Antimicrobial Resistance, and How Best to Counter. Front Public Health 4;8:535668. doi: 10.3389/fpubh.2020.535668.
29. American Chemical Society : Discovery and Development of Penicillin. www.acs.org/education/whatischemistry/landmarks/flemingpenicillin.html
30. Bartolomeo G : (1893) Contributo all'etiologia della pellagra. Ricerche chimiche e batteriologiche sulle alterazioni del mais. G Accad Med Torino. 61:464–87.
31. Bartolomeo G : (1896) Ricerche batteriologiche e chimiche sulle alterazioni del mais. Contributo all'etiologia della pellagra. Riv d'Ig San Pubb 7:825–49.
32. Kitchin JE, Pomeranz MK, Pak G, Washenik K, Shupack JL : (1997) Rediscovering mycophenolic acid: a review of its mechanism, side effects, and potential uses. J Am Acad Dermatol 37:445–9. doi: 10.1016/S0190-9622(97)70147-6
33. Alsberg CL, Black OF, US Bureau of Plant Industry : (1913) Contributions to the study of maize

deterioration: biochemical and toxicological investigations of Penicillium puberulum and 34. Penicillium stoloniferum. 270:7-48.
34. Levy SB. The antibiotic paradox: how the misuse of antibiotics destroys their curative power. 2nd ed. Cambridge, MA: Perseus Publishing, ISBN : 0738204404, 9780738204406. 2002
35. Mann RD : (1984) The Present Century. The Beginnings of Preventive Medicine. In: Mann RD, editor. Modern Drug Use: An Enquiry on Historical Principles. Dordrecht: Springer , p.507–96. ISBN :1 0.1007/978-94-009-5586-8
36. Kourkouta L, Koukourikos K, Iliadis C, Plati P, Dimitriadou A : (2018) History of antibiotics. Sumerian J Med Healthcare 1:51–5.
37. Han's Corp. : Fermented Milk. yogurt and Beverage Products. http://www.hanscorp.kr/fermentedmilk.htm
38. Bintsis T, Papademas P : (2022) The Evolution of Fermented Milks, from Artisanal to Industrial Products: A Critical Review. Fermentation 8(12):679. doi.org/10.3390/fermentation8120679
39. to-days lecture : Fermented Dairy products and its importance. https://ugcmoocs.inflibnet.ac.in/assets/uploads/1/132/4565/et/30%20W9%20L4200302090903031313.pdf
40. Caramia G, Silvi S : Probiotics: From the Ancient Wisdom to the Actual Therapeutical and Nutraceutical Perspective. In: Malago JJ, Koninkx JFJG, Marinsek-Logar R, editors. Springer Netherlands: Probiotic Bacteria and Enteric Infections; 2011. p.3.
41. European Food Safety Authority. Scientific Opinion on the maintenance of the list of QPS biological agents intentionally added to food and feed (2012 update). (2012) EFSA J. 10:3020.
42. Bourdichon F, Casaregola S, Farrokh C, Frisvad JC, Gerds ML, Hammes WP, Harnett J, Huys G, Laulund S, Ouwehand A, Powell IB, Prajapati JB, Seto Y, Schure ET, Van Boven A, Vankerckhoven V, Zgoda A, Tuijtelaars S, Hansen EB : (2012) Food fermentations: microorganisms with technological beneficial use. Int J Food Microbiol 154:87–97. doi.org/10.1016/j.ijfoodmicro.2011.12.030.
43. Kollath W : (1953) The increase of the diseases of civilization and their prevention. Munch Med Wochenschr 95:1260–1262. https://pubmed.ncbi.nlm.nih.gov/13132859/
44. Vergin F : (1954) Anti- und Probiotika (Anti- and probiotics). Hippokrates 25(4):116– 119. https://pubmed.ncbi.nlm.nih.gov/13174124/
45. Lilly DM, Stillwell RH : (1965) Probiotics: Growth-promoting factors produced by microorganisms. Science. 1965;147:747–748. doi: 10.1126/science.147.3659.747.
46. Fujii A & Cook ES : (1973) Probiotics. Antistaphylococcal and antifibrinolytic activities of omega-guanidine acids and omega-guanidinoacyl-L-histidines. J Med Chem 16:1409 –1411. doi: 10.1021/jm00239a013.
47. Parker RB : (1974) Probiotics. The other half of the antibiotics story. Anim Nutr Health 29:4– 8.
48. Fuller R (1992) History and development of probiotics. In Probiotics – the Scientific Basis, pp.1 – 8 [R Fuller, editor]. London: Chapman & Hall. doi.org/10.1007/978-94-011-2364-8_1, ISBN : 978-94-010-5043-2
49. Zendeboodi F, Khorshidian N, Mortazavian AM, da Cruz AG : (2020) Probiotic: Conceptualization from a new approach. Curr Opin Food Sci 32:103-123. doi.org/10.1016/j.cofs.2020.03.009
50. Mallappa RH, Singh DK, Rokana N, Pradhan D, Batish VK, Grover S : (2019) Screening and

selection of probiotic Lactobacillus strains of Indian gut origin based on assessment of desired probiotic attributes combined with principal component and heatmap analysis. LWT-Food Sci. Technol. 105:272–281. doi: 10.1016/j.lwt.2019.02.002.

51. Pradhan D, Mallappa RH, Grover S : (2020) Comprehensive approaches for assessing the safety of probiotic bacteria. Food Control. 108:106872. doi: 10.1016/j.foodcont.2019.106872

52. 식품의약품안전처 공고 제2019-339호 : 식품첨가물의 기준 및 규격 일부개정고시(안) 행정예고. 2019.07.10

53. Mackowiak PA : (2013) Recycling Metchnikoff: Probiotics, the Intestinal Microbiome and the Quest for Long Life. Front Public Health 1: 52. doi: 10.3389/fpubh.2013.00052

54. Yurdakok M : (2013) History of probiotics and yogurt. Cocuk Sagligi ve Hastaliklari Dergisi 56(1):43-60.

55. Hill C, Guarner F, Reid G, Gibson GR, Merenstein DJ. Pot B, et al. : (2014). Expert consensus document: the international scientific association for probiotics and prebiotics consensus statement on the scope and appropriate use of the term probiotic. Nat. Rev. Gastroenterol. Hepatol 11:506–514. doi: 10.1038/nrgastro.2014.66

56. Anukam KC, Reid G : Probiotics: 100 years (1907-2007) after Elie Metchnikoff's Observation. Communicating Current Research and Educational Topics and Trends in Applied Microbiology, 2:466-474. www.scirp.org/reference/referencespapers?referenceid=2029064

57. Gibson GR, Hutkins R, Sanders ME, Prescott SL, Reimer RA, Salminen SJ, Scott K, Stanton C, Swanson KS, Cani PD, Verbeke K, Reid G : (2017) Expert consensus document: The International Scientific Association for Probiotics and Prebiotics (ISAPP) consensus statement on the definition and scope of prebiotics. Nat Rev Gastroenterol Hepatol 14:491–502. doi.org/10.1038/nrgastro.2017.75

58. Cummings JH, Macfarlane GT : (2002) Gastrointestinal effects of prebiotics. Br J Nutr 87(Suppl 2):S145-S151. doi: 10.1079.BJN/2002530

59. Roberfroid M, Gibson GR, Hoyles L, McCartney AL, Rastall R, Rowland I, Wolvers D, Watzl B, Szajewska H, Stahl B, Guarner F, Respondek F, Whelan K, Coxam V, Davicco M-J, Léotoing L, Wittrant Y, Delzenne NM, Cani PD, Neyrinck AM, Meheust A : (2010) Prebiotic effects: metabolic and health benefits. Br J Nutr 104(S2)S1-S63. doi: 10.1017/S0007114510003363

60. Bistas KG, Tabet JP : (2023) The Benefits of Prebiotics and Probiotics on Mental Health. Cureus 15(8):e43217. doi: 10.7759/cureus.43217

61. Ansari F, Pourjafar H, Tabrizi A, Homayouni A : (2020) The Effects of Probiotics and Prebiotics on Mental Disorders: A Review on Depression, Anxiety, Alzheimer, and Autism Spectrum Disorders. Curr Pharm Biotechnol 21(7):555-565. doi: 10.2174/1389201021666200107113812.

62. Yang Y, Zhou B, Zhang S, Si L, Liu X, Li F : (2023) Prebiotics for depression: how does the gut microbiota play a role? Front Nutr Sec. Nutrition, Psychology and Brain Health Volume 10 – 2023, doi.org/10.3389/fnut.2023.1206468

63. Whisner C, Weaver CM : (2017) Prebiotics and bone. Adv Experim Med Biol 1033:201-224. doi: 10.1007/978-3-319-66653-2_10.

64. Whisner CM, Castillo LF : (2018) Prebiotics, Bone and Mineral Metabolism. Calcif Tissue Int

102:443–479 .(2018). doi.org/10.1007/s00223-017-0339-3
65. Ilesanmi-Oyelere BL, Kruger MC : (2022) Prebiotics, Probiotics and Synbiotic for Bone Health'. Prebiotics and Probiotics - From Food to Health. IntechOpen. doi:10.5772/intechopen.100525.
66. Scholz-Ahrens KE, Adolphi B, Rochat F, Barclay DV, de Vrese M, Açil Y, Schrezenmeir J : (2016) Effects of probiotics, prebiotics, and synbiotics on mineral metabolism in ovariectomized rats — impact of bacterial mass, intestinal absorptive area and reduction of bone turn-over. NFS Journal 3:41-50. doi.org/10.1016/j.nfs.2016.03.001
67. Gibson GR, Roberfroid MB : (1995) Dietary modulation of the human colonic microbiota: introducing the concept of prebiotics. J. Nutr. 125, 1401–1412. doi: 10.1093/jn/125.6.1401
68. Ziemer CJ, Gibson GR : (1998) An Overview of Probiotics, Prebiotics and Synbiotics in the Functional Food Concept: Perspectives and Future Strategies. Int Dairy J 8(5-6):473-379.
69. Kolida S, Gibson GR : (2011) Synbiotics in health and disease. Annu Rev Food Sci Technol 2:373--393. doi: 10.1146/annurev-food-022510-133739.
70. Gibson GR, Hutkins R, Sanders ME, Prescott SL, Reimer RA, Salminen SJ, Scott K, Stanton C, Swanson KS, Cani PD, Verbeke K : (2017) Expert consensus document: The International Scientific Association for Probiotics and Prebiotics (ISAPP) consensus statement on the definition and scope of prebiotics. Nat Rev Gastro Hepat 14:491-502. doi.org/10.1038/nrgastro.2017.75
71. Swanson KS, Gibson GR, HutkinsR, Reimer RA, Reid G, Verbeke K, Scott KP, Holscher HD, Azad MB, Delzenne NM, Sanders ME : (2020) The International Scientific Association for Probiotics and Prebiotics (ISAPP) consensus statement on the definition and scope of synbiotics. Nat Rev Gastroenterol Hepatol 17:687–701. doi: 10.1038/s41575-020-0344-2
72. Roy S, Dhaneshwar S : (2023) Role of prebiotics, probiotics, and synbiotics in management of inflammatory bowel disease: Current perspectives. World J Gastroenterol 29(14):2078–2100. doi: 10.3748/wjg.v29.i14.2078
73. Song Hee Lee, Hee Sang You, Hee-Gyoo Kang, Sang Sun Kang, Sung Hee Hyun : Association between Altered Blood Parameters and Gut Microbiota after Synbiotic Intake in Healthy, Elderly Korean Women. Nutrients 12(10):3112. doi: 10.3390/nu12103112.
74. 이동희 GBSN 강원복지뉴스 : [기자수첩] "프리바이오틱스 2,500억 마리 증식 효과", http://www.gbsn.or.kr/board/board_view.php?view_id=192&board_name=sub3_opinion_01&page75.=3 2019.10.07.
75. 김용성, 메디게이트뉴스 : 새롭게 정의된 신바이오틱스 개념, 'Complementary 신바이오틱스' vs 'Synergistic 신바이오틱스' https://medigatenews.com/news/1643479754 2021.12.97.
76. Ceuppens S, Uyttendaele M, Hamelink S, Boon N, Van de Wiele Tom : (2012) Inactivation of Bacillus cereus vegetative cells by gastric acid and bile during in vitro gastrointestinal transit. Gut Pathog 4:11. doi.org/10.1186/1757-4749-4-11
77. Canadian Society of Intestinal Research : Probiotics, Prebiotics, and the Microbiome. https://badgut.org/information-centre/a-z-digestive-topics/prebiotics-probiotics/
78. Sulijaya B, Takahashi N, Yamazaki K : (2020) Lactobacillus-Derived Bioactive Metabolites for the Regulation of Periodontal Health: Evidences to Clinical Setting. Molecules 25(9): 2088. doi: 10.3390/molecules25092088
79. Salminen S, Collado MC, Endo A, Hill C, Lebeer S, Quigley EMM, Sanders ME, Shamir R,

Swann JR, Szajewska H, Vinderola G : (2021) The International Scientific Association of Probiotics and Prebiotics (ISAPP) consensus statement on the definition and scope of postbiotics. Nat Rev Gastroenterol Hepatol 18:649–667. doi.org/10.1038/s41575-021-00440-6

80. 김진선 기자, 서울경제 : 프롤린유산균 효능은? "비만 억제하고 체내 독소 유입 막는다." www.sedaily.com/NewsView/1VLNI8Q24T 2019.07.11
81. 주다영 기자, 이코노미톡뉴스 : 프롤린유산균, 건강 다이어트 이슈 때마다 화제 급부상 "아직도 놀라워".
82. Dinan TG, Stanton C, Cryan JF : (2013) Psychobiotics: a novel class of psychotropic. Biol Psychiatry 74(10):720-6. doi: 10.1016/j.biopsych.2013.05.001.
83. 한기천 기자, 연합뉴스 : '장(腸) 건강이 뇌 건강' 맞다… '장뇌 축' 작동 메커니즘 확인. www.yna.co.kr/view/AKR20220426151100009 2022.04.26.
84. 이아영, 이주엽, 정성원, 신승용, 류한승, 장승호, 권중구, 김용성 : 뇌-장-마생물 축. Korean J Gastroenterol 81(4):145-153. doi.org/10.4166/kjg.2023.028
85. Beaumont W : (1977) Experiments and observations on the gastric juice and the physiology of digestion. Nutr Rev 35:144-145. doi.org/10.1111/j.1753-4887.1977.tb06570.x
86. Piomelli D : (2003) The molecular logic of endocannabinoid signalling. Nat. Rev. Neurosci. 4:873–884. doi: 10.1038/nrn1247.
87. Del Toro-Barbosa M, Hurtado-Romero A, Garcia-Amezquita LE, García-Cayuela T : (2020) Psychobiotics: Mechanisms of Action, Evaluation Methods and Effectiveness in Applications with Food Products. Nutrients 12(12):3896. doi: 10.3390/nu12123896.
88. Li X, Chen M, Yao Z, Zhang T, Li Z : (2022) Dietary inflammatory potential and the incidence of depression and anxiety: a meta-analysis. J Health Popul Nutr 41:24. doi: 10.1186/s41043-022-00303-z
89. Felger JC, Lotrich FE : (2013) Inflammatory Cytokines in Depression: Neurobiological Mechanisms and Therapeutic Implications. Neuroscience 246:199–229. doi: 10.1016/j.neuroscience.2013.04.060
90. Yeşilyurt N, Yilmaz B, Ağagündüz D, Capasso R : (2021) Involvement of Probiotics and Postbiotics in the Immune System Modulation. Biologics 1(2):89-110. doi.org/10.3390/biologics1020006
91. Nataraj BH, Ali SA, Behare PV, Yadav H : (2020) Postbiotics-parabiotics: the new horizons in microbial biotherapy and functional foods. Microb Cell Fact 19, 168 (2020). https://doi.org/10.1186/s12934-020-01426-w
92. Biswas I, Das Mohapatra PK : (2023) Recent advancement in metabiotics: A consortium with bioactive molecules after fermentation by probiotic bacteria with multidisciplinary application potential and future solution in health sector. Bioresource Technology Reports, Volume 23, 2023:101583, ISSN 2589-014X, doi.org/10.1016/j.biteb.2023.101583.
93. Abid R, Waseem H, Ali J, Ghazanfar S, Ali G M, Elasbali AM, Alharethi SH : (2022) Probiotic Yeast Saccharomyces: Back to Nature to Improve Human Health. J Fungi(Basel) 8(5):444. doi: 10.3390/jof8050444
94. Tomičić Z, Colovic R, CabarKapa I, Vukmirovic D : (2016) Beneficial properties of probiotic yeast Saccharomyces boulardii. Food and Feed Research 43(2):103-110. DOI:10.5937/FFR1602103T
95. Alvarez-Calatayud G, Margolles A : (2016) Dual-coated lactic acid bacteria: An emerging innovative

technology in the field of probiotics. Future Microbiol 11:467–475. doi: 10.2217/fmb.15.150.
96. Martin R, Miquel S, Benevides L, Bridonneau C, Robert V, Hudault S, Chain F, Berteau O, Azevedo V, Chatel JM, Sokol H : (2017) Functional characterization of novel Faecalibacterium prausnitzii strains isolated from healthy volunteers: A step forward in the use of F. prausnitzii as a next-generation probiotic. Front Microbiol 8:1226. doi: 10.3389/fmicb.2017.01226.
97. O'Toole PW, Marchesi JR, Hill C : (2017) Next-generation probiotics: the spectrum from probiotics to live biotherapeutics. Nat Microbiol 2:1–6. doi: 10.1038/nmicrobiol.2017.57.
98. Kumar M, Yadav AK, Verma V, Singh B, Mal G, Nagpal R, Hemalatha R : (2016) Bioengineered probiotics as a new hope for health and diseases: An overview of potential and prospects. Future Microbiol 11:585–600. doi: 10.2217/fmb.16.4.
99. Koo OK, Amalaradjou MAR, Bhunia AK : (2012) Recombinant probiotic expressing Listeria adhesion protein attenuates Listeria monocytogenes virulence in vitro. PLoS One 7:e29277. doi: 10.1371/journal.pone.0029277.
100. Mays ZJ, Chappell TC, Nair NU : (2020) Quantifying and engineering mucus adhesion of probiotics. ACS Synth Biol 9:356–367. doi: 10.1021/acssynbio.9b00356
101. US Food and Drug Administration. Early clinical trials with live biotherapeutic products: Chemistry, manufacturing, and control information. Guidance for Industry. June 2016. www.fda.gov/regulatory-information/search-fda-guidance-documents/early-clinical-trials-live-biotherapeutic-products-chemistry-manufacturing-and-control-information.
102. Rosales-Mendoza S, Angulo C, Meza B : (2016) Food-grade organisms as vaccine biofactories and oral delivery vehicles. Trends Biotechnol. 34:124–136. doi: 10.1016/j.tibtech.2015.11.007.
103. LeBegue C, Love BL, Wyatt MD : (2019) Microbes as drugs: The potential of pharmabiotics. J. Human Pharm. Drug Thera. 40:102–106. doi: 10.1002/phar.2357
104. Patra F, Duary R, Ganguly S, Das A : (2017) Engineered probiotics and pharmabiotics: Application in therapeutics and prophylaxis. Indian J. Dairy Sci. 70:137–144.
105. Patterson E, Cryan JF, Fitzgerald GF, Ross RP, Dinan TG, Stanton C : (2014) Gut microbiota, the pharmabiotics they produce and host health. Proc. Nutr. Soc. 73:477–489. doi: 10.1017/S0029665114001426.
106. Langella P, Martin R : (2019) Emerging health concepts in the probiotics field: Streamlining the definitions. Front. Microbiol. 10:1047. doi: 10.3389/fmicb.2019.01973.
107. Eslami M, Yousefi B, Kokhaei P, Hemati M, Nejad ZR, Arabkari V, Namdar A : (2019) Importance of probiotics in the prevention and treatment of colorectal cancer. J. Cell. Physiol. 234:17127–17143. doi: 10.1002/jcp.28473.
108. Rutkowski MR, Stephen TL, Svoronos N, Allegrezza MJ, Tesone AJ, Perales-Puchalt A, Brencicova E, Escovar-Fadul X, Nguyen JM, Cadungog MG, Zhang R : (2015) Microbially driven TLR5-dependent signaling governs distal malignant progression through tumor-promoting inflammation. Cancer Cell. 27:27–40. doi: 10.1016/j.ccell.2014.11.009.
109. Pares-Bofill I. The oncomicrobiotics and the influence of the microbiota in the carcinogenesis. Undergraduate thesis, University Barcelona, Spain, (2019)
110. Kumar M, Kumar A, Nagpal R, Mohania D, Behare P, Verma V, Kumar P, Poddar D, Aggarwal

PK, Henry CJ, Jain S, Yadav H : (2010) Cancer-preventing attributes of probiotics: An update. Int. J. Food Sci. Nutr. 61:473–496. doi: 10.3109/09637480903455971.

111. Kumar M, Nagpal R, Verma V, Kumar A, Kaur N, Hemalatha R, Gautam SK, Singh B : (2013) Probiotic metabolites as epigenetic targets in the prevention of colon cancer. Nutr. Rev. 71:23–34. doi: 10.1111/j.1753-4887.2012.00542.x.
112. Wollowski I, Rechkemmer G, Pool-Zobel BL : (2001). Protective role of probiotics and prebiotics in colon cancer. Am. J. Clin. Nutr. 73:451–455. doi: 10.1093/ajcn/73.2.451s.
113. Ambalam P, Raman M, Purama RK, Doble M : (2016) Probiotics, prebiotics and colorectal cancer prevention. Best Pract. Res. Cl. Ga. 30:119-131
114. Fellows R, Varga-Weisz P : (2019) Chromatin dynamics and histone modifications in the intestinal microbiota-host crosstalk. Mol. Metab. 27:30951–30956.
115. Shimazu T, Hirschey MD, Newman J, He W, Shirakawa K, Le Moan N, Grueter CA, Lim H, Saunders LR, Stevens RD, Newgard CB : (2013) Suppression of oxidative stress by β-hydroxybutyrate, an endogenous histone deacetylase inhibitor. Science. 339:211–214. doi: 10.1126/science.1227166.
116. Nataraj BH, Shivanna SK, Rao P, Nagpal R, Behare PV : (2021) Evolutionary concepts in the functional biotics arena: a mini review. Food Sci Biotechnol 30(4): 487-496. https://doi.org/10.1007/s10068-020-00818-3

Chapter 2

프로바이오틱스

사촌이 땅을 사면 왜 배가 아플까?

신문 기사의 한 토막이지만 영국 의학학술지(British Medical Journal, BMJ)에 실린 연구 결과를 보니 우리 속담의 "사촌이 논 사면 배가 아프다"는 맞는 말 같다. 임상 통계에 의하면 사촌이 땅을 샀다는 말을 듣고 실제로 배가 아픈 사람이 많았다. 실제로 연구에서 유능한 동료 앞에서 위축되는 경우도 이와 비슷하다 할 수 있다.[1] 이 연구에 따르면 팀에서 동료 중에 자기보다 유능한 사람이 있으면, 해당 팀의 다른 구성원들은 그 동료로 인해 심리적 위축감을 느끼고 스트레스를 받는다고 한다. 남이 잘되는 것을 시기하는 사람은 남이 잘되는 것을 같이 반기지를 못한다. 그래서 남이 잘난 체하는 말을 들으면 몸에서 아드레날린이 분비되어 질투심과 시기심이 샘솟고, 마음에서 분노가 일어난다. 심리적 갈등이 있으면, 이 갈등으로 인해 신체 부위에 이상 현상이 나타날 수 있는데, 이를 심리학에서 신체화(somatization)라 한다. 사촌이 논을 사면 자신과 비교되면서 마음이 불편해지고 갈등이 유발되기 때문이다. 신체화란 의사의 진단 또는 병리학적 소견과 상관없이 건강에 대해 과도하게 반응하거나 부적응적인 반응을 나타내는 것이다. 쉽게 말해 심리적 갈등으로 통증, 소화기계의 불편함, 성적 무관심, 가성 신경계적 증상이 조합되어 나타난 결과로 배가 아프거나 머리가 아프고, 호흡곤란이 유발되거나, 소변이 잘 나오지 않는 등의 증상이 나타난다. 즉 이러한 신체화 증상(또는 신체화 증후군)은 심리적 문제가 몸의 병으로 나타나는 것을 말한다. 최근에는 이 증상을 '신체형 장애(somatoform disorder, somatic symptom disorder)'라고 부른다.[2,3] 신체형 장애는 신체 질환처럼 보이는 정신 장애로, 환자가 다양한 신체 증상을 호소하지만 이에 합당한 검사 소견이 발견되지 않고, 기존의 신체 질환으로 환자가 호소하는 증상을 설명할 수 없는 상태를 말한다. 환자가 울렁거리고 소화가 안 되어서 병원에 방문해 여러 가지 검사를 했는데도 검사 결과상 아무런 이상 소견이 없는 경우에 신체형 장애로 진단될 수 있다. 신체형 장애는 환자의 심리적 상태가 뇌 기능에 변화를 주어 다양한 신체 증상을 유발함으로써 발생한다. 환자가 호소하는 증상에 따라 신체화 장애, 전환 장애, 건강염려증, 신체 이형 장애, 통증 장애로 나누어진다. 환자가 호소하는 증상에 맞는 검사 소견, 신체 질환이 없다고 하여 환자가 꾀병을 부리는 것은 아니다. 환자는 실제 신체 질환과 동일한 신체 증상을 느끼고 있다. 그러므로 환자가 느끼는 좌절과 절망을 우선적으로 이해해야 한다.

장-뇌축 이론

미국의 컬럼비아대학 신경생리학자인 마이클 거숀(Michael Gershon)은 '장은 제2의 뇌'라고 하였다.[4] 행복 호르몬인 세로토닌, 쾌감 호르몬인 도파민, 불안과 초조를 관장하는 에피네프린(또는 아드레날린)을 한쪽으로 치우치지 않게 평형을 유지하는 역할을 한다. 장내미생물이 소화기질환, 비만, 암, 치매, 우울증, 자폐증과 직접 또는 간접적으로 연관되어 있다는 장-뇌축(brain-intestine axis)의 중요성이 강조되고 있다. 이러한 장-뇌축 이론은 장내세균(또는 마이크로바이옴, microbiome)이 장 신경망이나 뇌에 직접 영향을 주는 과정, 또는 뇌의 활성이 면역 세포를 통해 마이크로바이옴에 영향을 주는 과정까지 포괄하는 개념이다.[5] 따라서 장과 뇌 사이를 돌아다닐 수 있는 매개체가 혈류를 통해 이동하며 빠르게 신호를 전달하는 과정으로 이해하면 좋다. 뇌가 장에 영향을 미친다는 것은 별로 특별한 일이 아닐 수 있다. 우리 몸은 전체가 뇌의 지배를 받기 때문이다. 그러나 이와 반대로 장이 뇌에 영향을 미친다는 것은 좀 특별해 보인다. 우리는 일상에서 '건강한 육체에 건강한 정신이 깃든다[라틴어, mens sana in corpore sano(a healthy mind in a healthy body)]'라는 말을 자주 듣는다. 우리 누구나 잘 아는 명언이지만 이 문구는 로마의 데키무스 유니우스 유베날리스[(라틴어, Decimus Iunius Iuvenalis, 영어, Juvenal, 1세기 후반에서 2세기 초반에 활동한 고대 로마의 시인이다. 도미티아누스(Domitianus, 기독교를 박해한 폭군으로, 유능한 장군으로 네로가 자살하자 그 뒤를 이어 황제가 된 베스파시아누스의 둘째 아들로 태어나 로마제국 제11대 황제로 팔라티노 항궁에서 일하는 해방 노예들에 의해 암살되었다. 황제를 비롯해 수많은 황제들과 로마의 귀족들, 당시의 사회상에 대한 통렬하지만 유쾌한 풍자시로 유명하며 당시의 라틴 문학은 물론 후대의 풍자작가들에 많은 영향을 끼쳤다.)]의 시구인 '건강한 육체에 건강한 정신이 깃들게 하소서(orandum est ut sit mens sana in corpore sano)'가 근대 유럽 사람들이 오역하여 왜곡된 의미로 전파된 것으로 밝혀졌다.[6] 근대 유럽인은 정신을 뜻하는 'mens; 대신 영혼을 의미하는 'anima'로 바꾸어 'anima sana in corpore sano'라고도 표기하였다. 이 문장에서 각 단어 첫 글자를 따서 ACICS라는 스포츠 브랜드가 만들어졌다. 이러한 오역은 왜 일어났을까? 'mens sana in corpore sano'라는 문장은 356어구로 이루어진 유베날리스의 시 10번째 구절을 인용한 것이다. 그 원문은 다음과 같다.

> Nil ergo optabunt homines? si consilium via,
> permittes ipsis expendere numinibus quid
> conveniat nobis rebusque sit utile nostris.

ut tamen et poscas aliquid voveasquid voveasque
…orandum est ut sit mens sana in corpore sano.
portem posce animum nortis terrorecarentem,

시의 원문을 보면 그 원문은 "…orandum est ut sit mens sana in corpore sano"라고 되어 있다. 자주 인용되는 "mens sana in corpore sano"에는 접속사 "그리고 나서(orandum est)"를 제외하고, "ut sit"가 빠져 있다. 라틴어 "ut sit"은 소망, 바람, 희망 등을 나타내는 단어이다. 소망과 바람의 대상은 일반적으로 현실에 없는 것이 거기에 속하는 경우가 더 많다. 유베날리스는 단순한 육체적 건강이 정신적 건강, 나아가 건강 전체를 보장할 수 없다는 점을 잘 알고 있었다. 그래서 그는 "건강한 신체에 건강한 정신이 깃든다!"고 단정하지 않고 "건강한 신체에 건강한 정신이 깃들게 하소서"라고 말함으로써 소망과 바람을 나타냈던 것이다. 근대 유럽인은 정신을 뜻하는 'mens; 대신 영혼을 의미하는 'anima'로 바꾸어 'anima sana in corpore sano'라고도 표기하였다. 이 문장에서 각 단어 첫 글자를 따서 아식스(ACICS)라는 스포츠 브랜드가 만들어졌다. 요약하면 신체적 건강이 정신적 건강, 나아가 건강 그 자체를 보장한다는 생각은 유베날리스의 시를 잘못 인용한데서 생겨난 오해일 뿐이다. 많은 사람이 몸의 상태가 마음에 영향을 주는 경험을 해 보았기 때문일 것이다. 맛있는 음식을 먹은 후에 스트레스가 해소되거나 기분이 좋아지는 것을 느낀다. 가벼운 운동을 한 후 마시는 한잔의 음료로 마음까지 개운해 짐을 느끼기도 한다. 그래 이루어진 여러 연구들에서 적어도 '건강한 장에 건강한 정신이 깃든다.'라는 명제는 맞는 것 같다. 장-뇌축 이론은 장과 뇌 사이에 생체 신호를 주고받는 정보 고속도로가 있다고 한다. 다시 말해 장내 미생물과 뇌 사이의 소통이 이루어지고 있다는 의미이다.

장과 뇌를 연결해 주는 매개 물질 중 하나로 세로토닌이 있다. 세로토닌은 뇌에서 행복감을 조절하는 호르몬으로 잘 알려져 있다. 장내 미생물이 세로토닌 분비량에 영향을 준다는 연구 결과가 보고되었다.[7] 장내 미생물을 완전히 제거한 무균 쥐에서 세로토닌 생산이 줄어들고, 특정 미생물 균을 주입하면 세로토닌 분비량이 늘어나는 것을 확인하였다. 이 실험 결과는 결국 장내 미생물의 구성에 따라 우리는 행복해 지거나 우울해질 수 있다는 것을 알 수 있다. 또한 알츠하이머 치매 환자의 장내 미생물을 분석한 결과 정상인과 차이가 있음이 발견되어, 이 질환을 프로바이오틱스(probiotics) 제제를 통해 치료할 수 있다는 가능성이 제기되었다.[8-12] 2016년 파키슨병[13]이나 2019년 자폐 스펙트럼 장애 14) 대상으로도 동물모델 실험 및 대변 이식술을 통해 장내 미생물 구성의 유의한 차이를 밝힌 연구들이 발표되었다. 그럼에도 불구하고 과학자들은 지금까지 이 이론을 입증할 만큼 명백한 근거를 제시하지 못하였다. 장-뇌축이 실제로 어떻게 작동하는 지 설명할 수 없었다. 2022년 프랑스 과학자들이 뇌와 장내 미생물 사이의 신호 교환 기전을 밝혀냈다.[15] 이 논문에서 장 생태계에 변화가 일어나면 뇌의 시상하부 신경이 곧바로 이를 감지해 식욕, 체온 등을 조절한다는 것이다. 즉 뇌가 장내 세균과 직접 의사를 소통한다는 것이다. 파스퇴르 연구소 과학자들이 주도한 이 연구엔 프랑스 국립 보건의료연구소(Inserm)와 국립과학연구원(CNRS)과학자들이 참여하였다. 세로토닌 같은 매개물질은 혈류를 통해 장과 뇌 사이를 오가면서 빠르게 신호를 전달한다. 이 연구에서 뇌와 장 사이에서 이런 연결 축이 실제로 작동한다는 것을 입증하였다. '장이 튼튼해야 뇌도 건강해진다'라는 주장에 충분한 근거가 있는 것을 보여 주었다.

파스퇴르 연구팀이 초점을 맞춘 건 보통 면역세포 내에 존재하는 NOD2[Nucleotide-binding oligomerization domain 2, NLR(nucleotide-binding domain and leucine-rich repeat) 계열에 속하며 그람 양성균과 그람 음성균의 펩티도글리칸(PGN)에서 파생된 세포내 패턴 식별 수용체(PRRs)이다.]라는 수용체다.[16] NOD를 풀이하면 '뉴클레오타이드 저중합체화 도메인'(nucleotide-binding oligomerization domain)이란 뜻이 된다. 이 수용체는 세균의 세포벽 구성 요소 중 하나인 펩티도글리칸(peptidoglycan)을 감지한다. 펩티도글리칸은 다당류에 짧은 펩티드 고리가 결합한 걸 말한다. NOD2 수용체 코드를 가진 유전자의 돌연변이가 크론병(Chron's disease), 감정 장애(mood disorders), 소화불량 등과 연관돼 있다는 건 이미 알려져 있다. 하지만 이 정도로는 뇌와 장의 직접적 상관관계를 입증하기 어려웠다. 연구팀은 생쥐 모델의 뇌를 fMRI(funtional ferromagnetic resonance, 기능적 자기공명 영상법, 혈류와 관련된 변화를 감지하여 뇌 활동을 측정하는 기술이다.) 같은 영상 기술로 관찰했다. NOD2는 뇌의 여러 영역에 존재했다. 하지만 특히 시상하부(hypothalamus, 체온, 수분균형, 대사조절에 작용하는 자율신경계 중추이다.)에 많다. 그런데 장에서 혈류를 타고 온 펩티도글리칸과 접촉하면 NOD2가 있는 시상하부 뉴런의 전기적 활성이 억제된다. 반대로 시상하부 뉴런에 NOD2가 발현하지 않을 경우 펩티도글리칸과 접촉해도 전기 활동이 둔화하지 않는다. NOD2가 없는 생쥐는 뇌가 음식 섭취와 체온을 제대로 조절하지 못해 체중이 증가한다. 이런 생쥐는 제 2형 당뇨병에 걸릴 위험이 커지는데 특히 나이 든 암컷이 더 위험하다. 장과 혈액, 뇌 등에 펩티도글리칸이 존재한다는 것은 장내 세균의 급격한 증식을 알리는 생물지표라고 과학자들은 지적했다. 뇌의 시상하부 신경이 장내 세균의 세포막에서 떨어진 펩티도글리칸을 직접 감지한다는 건 놀라운 일이었다. 특히 시상하부가 체온, 시장기, 갈증, 생식 기능 등을 조절하는 뇌의 핵심 중추라는 점에서 더 그랬다. 과학자들은 면역세포가 이런 기능을 하는 것으로 알았는데, 알고 보니 뇌가 직접 하는 것이다. 뇌는 장내 세균의 증식, 사멸 등을 감지해 음식물 섭취가 장의 생태계에 어느 정도 충격을 주는지 곧바로 알아냈다. 파스퇴르 연구소의 '미세환경 면역 유닛(unit)' 책임자인 제라 에벨(Gérard Eberl) 박사는 "어떤 음식을 너무 많이 먹으면 장에서 특정 병원체나 세균의 성장만 자극해 전체 미생물 총의 균형을 위협할 수 있다"라고 조언했다.[17] 프랑스 파스퇴르연구소 과학자들이 주도한 이 연구에는 프랑스 국립보건의료연구소(Inserm, L'Institut national de la santé et de la recherche médicale)와 프랑스 국립과학연구센터(CNRS, Centre national de la recherche scientifique) 과학자들이 참여했다.

세균과 바이러스

친구들과 이야기를 하다보면 유산균은 무엇이고 프로바이틱스가 무엇인지 차이를 묻거나 유산균이 프로바이틱스하고 같은 말 아니냐고 묻는 일이 자주 있다. 엄밀히 말하면 유산균은 유산(lactic acid, 젖산)을 생성하는 균주를 말하며, 프로바이오틱스는 인체(숙주)에 이로운 균을 말한다. 즉 유산균은 프로바이오틱스 중 하나의 균주를 지칭하는 것이다. 유산균의 역할을 알기위해서는 장내 미생물총, 즉 마이크로바이옴(microbiome)을 알아야 한다. 장내 미생물총은 장내에 존재하는 박테리아, 바이러스, 곰팡이 등 유전자를 함유하고 있는 모든 미생물을 통칭하며, 실제 우리 몸을 구성하는 세포 수보다 더 많은 수의 미생물이 장내에서 군집을 이루며 살고 있으며, 숙주인 인간과 공생하고 있다. 유산균을 포함하는 프로바이오틱스는 식품 산업뿐만 아니라 다양한 화장품 및 제약 산업 분야에 이르기까지 아주 폭넓고 다양하다. 만약 특정 조건에서 장내 미생물총의 변화가 유발되어 유해균의 증식이 커져 정상적인 장내 미생물총이 깨지면 숙주의 건강에도 심각한 영향을 주게 된다. 이럴 경우 단순히 장내 문제를 유발할 뿐만 아니라 여러 질환의 원인이 될 수도 있다. 특히 최근에 많이 보고되는 것으로 장내 문제는 면역체계, 대사체계 또한 중추신경계의 병리적 증상을 야기하는 직접적인 원인이 될 수 있다는 것이다. 주변 사람에게 세균하면 떠오르는 것이 무엇이냐 물어보면 한결같이 '더럽다', '불쾌하다' 또는 '무섭다'고 한다. 세균은 우리 대부분이 두려워했던 단세포 생물이다. 그러나 이러한 두려움은 잘못된 것이다. 당연히 대장균(*E. coli*)이나 녹농균(pseudomonas)처럼 건강에 해롭고 질병을 일으키는 세균도 있다.

세균 또는 박테리아(bacteria)는 생물의 주요 분류군으로 '단세포의 미생물로 세포 소기관을 가지지 않은 대부분의 원핵생물이 여기에 속한다.'라는 사전적 의미를 가진다. 눈에 보이지 않지만 항상 우리와 같이 살며, 일부는 사람의 건강에 도움이 되기도 하고 괴롭히기도 한다, 미생물의 일종인 세균, 곰팡이, 장내 세균, 대장균, 식중독균, 전염병균 참 다양하다. 하지만 우리가 세균이라는 단어를 들었을 때 떠오르는 것은 불쾌한 감정이다. 이 감정은 자동반사적이다. 다시 말하면 세균이라는 단어에는 미세한 단세포 생활체라는 의미 대신 더럽고, 지정분하고, 불결하고, 꼬물거리는 생물체라는 의미가 달라붙어 있다. 그렇다고 세균(germ)이라고 해서 모두 다 해로운 것은 아니다.[18] 세균 중에는 우리의 신체에 살면서 우리의 몸 대신 해로운 세균을 저지하는 좋은 세균도 존재한다. 제시카 스나이더 색스(Jessica Snyder Sachs)가 쓴 『좋은 균 나쁜

균 : 세균 세상에서 건강하게 살아남기(Good germs, bad germs : health and survival in a bacterial world)』이란 책은 세균이라는 단어에 기생하는 부정적인 고정관념을 떨쳐내려는 시도를 다룬 책이다.[19] 이 책은 각종 사례와 전문적인 정보를 독자에게 제시하면서 세균에서 느끼는 감정 대신 세균 자체에 집중하고 있다. 세균은 어디에나 산다. 공기 중에서도 세균(미생물)을 찾을 수 있다. 음식, 식물과 동물, 토양과 물에서 그리고 몸을 포함한 거의 모든 표면에서 찾을 수 있다. 대부분의 세균은 사람에게 해를 끼치지 않는다.[18] 면역체계가 전염병으로부터 우리를 보호한다. 그렇지만 어떤 세균들은 면역체계의 방어를 깨기 위해 끊임없이 돌연변이를 일으키기 때문에 방어가 쉽지 않다.[18] 세균이 어떻게 작용하는지 아는 것은 감염을 피할 수 있는 기회를 증가시킨다. 감염(infection)과 질병(disease) 사이에는 차이가 있다. 첫 번째 단계인 감염은 질병을 일으키는 세균(bacteria), 바이라스 또는 다른 미생물이 우리 몸에 들어와 증식하기 시작할 때 발생한다. 질병은 감염의 결과로 신체의 세포가 손상되고, 질병의 징후와 증상이 나타날 때 발생한다. 감염에 대한 반응으로 면역체계기 작용하기 시작한다. 백혈구, 항체 및 기타 기전을 통해 감염의 원인이 무엇이든 간에 신체를 보호하기 위해 작동한다. 예를 들어 일반적인 감기에 걸리면 우리 몸은 열, 기침, 재채기 등 반응을 나타낸다. 1677년 안토니 반 레이휀후크(Antonie van Leeuwenhoek)가 현미경을 발견했다. 1800년대에는 더 진보된 현미경이 개발되어 과학자들이 빛이 왜곡이 훨씬 적고 훨씬 더 선명한 이미지를 볼 수 있었다. 1857년 루이 파스퇴르(Loui Pasteur)의 연구에 따르면 공업용 알코올을 발효시키는 과정에서 사탕무가 썩는 것은 세균 때문이라 하였다. 그는 계속해서

공기 중에 세균이 있다는 것을 증명했다. 그는 닫힌 플라스크에서 살균된 물이 멸균 상태를 유지하는 반면, 열린 플라스크에서 멸균된 물은 세균이 번식함을 보여주었다. 1861년에 루이 파스퇴르가 세균이론(germ theory)을 발표하여 의학 발달의 전환점이 되었다. 그는 공기 중의 미생물이 부패를 일으킨다고 주장하였다. 그당시 일반적으로 믿는 것과는 동떨어진 이야기라 많은 논쟁을 나았다. 그는 나아가 특정한 세균이 질병을 일으킨다고 제안하였다. 1867년 파스퇴르는 누에에서 세균이 질병을 일으킨다는 것을 증명함으로써 세균과 질병 사이에 연관성이 있음을 증명하는 증거를 발표하였다. 1876년 로버트 코흐(Robert Koch)는 루이 파스퇴르의 연구를 기반으로 특정 미생물이 특정 질병을 일으킨다는 것을 증명하였다. 로버트 코흐는 미생물을 찾기 이해 정말 열심히 일하였는데, 이것을 '미생물 사냥(microbe hunting)'이라 한다. 그는 탄저병(anthrax, 1876년) 패혈증(Septicaemis, 1878년), 결핵(tuberculosis, 1882년), 콜레라(cholera, 1883년)를 일으킨 박테리아를 성공적으로 확인했다.[20] 로버트 코흐는 이를 증명하기 위해 그 당신 혁명적인 과학적 방법을 사용하였다. 그는 고체 배양을 만들기 위해 한천 젤리(agar jelly)를 사용하여 많은 세균을 번식시킬 수 있었으며, 세균을 염색하기 위해 염료를 사용하여 현미경으로 더 잘 볼 수 있었으며, 자신의 발견을 기록하기 위해 새로 발명된 사진을 이용하였다. 특정 미생물이 특정 질병을 일으킨다는 사실을 코흐와 파스퇴르가 증명하자 이에 자극을 받은 신세대 의학 연구자들은 세균 박멸을 목표로 세균과의 전면전을 벌이기 시작했다. 이 과정에서 이들은 세균에 대한 파스퇴르의 부차적 관점을 간과했다. 파스퇴르는 모든 세균이 해로운 것은 아니며, 대부분은 아니더라도 많은 세균이 이로울 가능성이 있다고 생각했다.

코로나 바이러스도 세균일까? 세균은 온도, 습도, 영양성분이 적절하면 자체 증식이 가능하나 바이러스(virus, 라틴어 비루스 또는 여과성 미생물 병독)는 다른 유기체의 살아있는 세포 안에서만 살 수 있는 전염성 감염원이자 생물과 미생물의 중간적 존재(비세포성 반생물)이다. 즉, 바이러스는 자체 증식이 불가능하며 반드시 숙주가 존재해야 증식이 가능하다. 세균이 병을 일으키기 위해서는 일정량(수백~수백만) 이상의 세균이 존재해야 발병이 가능하지만, 바이러스는 미량(10~100개) 개체로도 발병이 가능하다. 세균의 경우 항생제 등을 사용하여 치료가 가능하며, 일부 균의 경우 백신이 개발되었으나, 바이러스 경우 일반적인 치료법이나 백신이 없는 경우가 많다. 세균은 2차 감염되는 경우가 거의 없지만, 바이러스는 대부분 2차 감염이 된다.

바이러스는 유전 물질을 운반하고, 생식하고, 자연선택을 통해 진화하기 때문에 생명체의 한 형태라고 간주하기도 하지만 일반적으로 생명체로 분류하는데 필요한 주요 특성(예를 들어 세포 구조)을 가지고 있지 않다.[21] 이와 같이 바이러스는 생명체로서의 특성을 모두 지니고 있는 것이 아니라 일부만을 지니고 있기 때문에 "생명의 가장자리에 있는 유기체" 및 복제 물질로 묘사되어 왔다.

몸에는 얼마나 많은 미생물이 살고 있을까?

우리 대장에는 무려 39조(3.9×10^{13}) 마리의 미생물이 살고 있고,[22-25] 그 중 대부분은 세균이다. 우리 몸속에 살고 있는 세균의 무게는 무려 3~4 ㎏이나 된다. 질병을 일으키는 세균도 있지만 대부분 세균들은 아무런 해가 없거나 없어서는 안 되는 생명 유지에 꼭 필요하고 도움이 되는 존재다. 2001년 영국의 미생물학자인 줄리안 데이비스(Julian Davies) 교수는 사이언스(Science)에 보낸 서한에서 우리 몸에는 1천여 종 이상의 세균이 서식하며 우리 삶에 중요한 영향을 미치기 때문에 인간 게놈을 해독하는 것으로는 인체 생물학을 이해하기에 충분하지 않다고 경고했다.[21] 2018년 웡(Wong M-W) 연구팀의 논문에서 2006년까지 장내 미생물의 60%는 일반 배양접시에서 배양되지 않았기 때문에 인간의 장에 서식하는 200여 종의 세균만 알고 있었지만,[22] 2007년 프랭크(Frank DN)의 논문에서 이후 15,000종의 세균을 확인했고,[23] 현재는 무려 36,000

여 종에 달하는 세균이 서식할 것으로 추정하고 있다. 성인의 몸 세포는 약 100조 개로 보는데, 우리 몸속에 공생공존 하면서 함께 사는 세균 수는 적어도 그 10배 이상인 1,000조 마리가 넘는다. 우리 몸은 10%만 인간이고, 90%는 세균이라 할 수 있다. 우리 몸속에서 가장 많은 세균이 사는 곳이 바로 대장이다. 2016년 센더(Sender R)의 논문에서 대장엔 39조 마리의 미생물이 살고 있어 장(腸)의 내용물 1g에는 1조 마리의 미생물이 살고 있는 것으로 보고 있다.[24] 장속 내용물 1g 속에는 무려 지구 인구 전체보다 많은 생명체가 살고 있다. 태아가 산모의 몸속에 있을 때는 미생물이 전혀 없는 무균 상태인데, 세상에 나와 음식물을 섭취하기 시작하면서부터, 출생 하루만 지나도 아기의 대변에 이미 여러 종류의 미생물이 나타나기 시작한다.[25-28] 그러나 최근 여러 연구 결과에서 보면 태아가 양수를 통해 세균을 받아들일 수 있으며, 출산 시 산도를 통해 많은 균을 받아들이는 것으로 보고 있다.[29-33] 출생 직후부터 평생 인간의 대장으로 끊임없이 여러 종의 미생물이 들어가고 나온다. 우리 대장에선 몸에 유익한 유익세균과 유해한 유해세균이 끊임없이 영역 확장을 위해 싸운다. 우리가 일정한 수의 미생물과 함께 살아야 한다면 몸에 좋은 미생물이나 해가 없는 미생물들과 함께 사는 게 건강에 좋다. 유익세균이 없어지면 그 부분을 유해세균인 병원성 세균들이 채울 수 있기 때문이다.

유산균이란

사람에서 건강기능 증진 효과에 대한 연구가 가장 많이 되고, 상용화된 세균은 유산균(젖산균) 주라 할 수 있다. 유산균이란 탄수화물을 분해해서 유산(lactic acid, 즉 젖산)을 생성하면서 에너지를 만드는 세균의 총칭이다.[39] 넓게 보면 락토바실러스(Lactobacillus)목의 락토바실러스와 젖산균 속 세균을 총칭하며, 좁게 본다면 대장, 구강, 성기 등의 신체 기관에서 사람과 공생하는 유익한 균을 의미한다. 당질을 발효시켜 에너지를 얻고 최종산물로 유기산을 생성하는 균을 유산균이라 하며,[39] 우리가 섭취하는 식품과 장내에서 유해한 물질인 인돌, 페놀, 암모니아, 아민의 생성을 억제하며, 부패 방지와 병원세균으로부터 건강을 지키고 우리 몸의 항상성 유지를 돕는다.[40] 유산균은 식품공학, 발효공업 분야에서 김치, 치즈, 요구르트, 유산균 발효 음료 등의 식품을 발효하며, 제품을 생산하는데 이용되는 등 우리들 생활 다방면에 이용되고 있으며,[39] 일부는 우리 몸 안의 소화기관이나 질에 존재한다.100여 년 전에 유산균에 대해 과학이 관여되어, 1899년 헨리 티시어(Henry Tissier)에 의해 유산균의 한 종류인 비피더스균이 발견되고,[41] 20세기 초에 건강과 노화에 크게 관여하는 것이 알려졌다.[42] 유산균은 장내 세균의 균형을 회복하는 정장작용, 설사, 변비 등의 증상 개선과 면역력 증진, 발암 억제 작용, 콜레스테롤 저하 등 다방면에서 사람에게 유익하다. 비피도박테리움(Bifidobacterium)은 비피둠(*B. bifidum*), 비피도박테리움 아니말리스 락티스(*B. animalis* spp. Lactus), 롱굼(*B. longum*), 브레베(*B. breve*), 인판티스(*B. infantis*) 등이 있다. 이들 유산균에는 철과 아연을 함유하고 있어 아이들이 섭취하기 좋은 유산균이다.[43] 효능으로는 딱딱한 변을 부드럽게 만들어 주기 때문에 과민성 대장증후군을 앓고 있거나 설사가 잦은 경우 주기적으로 섭취할 경우 장내 환경 개선 및 장 건강에 효과를 볼 수 있다.[44,45] 비피더스균은 사람의 장내 세균총을 구성하는 세균의 한 종류로 모유를 먹은 아기 변속에서 다른 세균보다 많은 양(약 90% 이상)을 차지하고,[46] 비피더스균총을 형성하지만 분유를 먹는 아기의 변속에는 대장균이 많고, 비피더스균은 적다.[47] 비피더스균은 당을 분해해서 젖산, 산소, 포름산(formic acid, 개미산) 등을 생산하기 때문에 모유를 수유하는 아기의 장내는 산성으로 바뀌게 되고, 대장균과 같은 병원성 장내세균이 증식하기 어렵게 된다.[47-49] 또한 비피더스균은 그 자체가 대장균 등의 증식을 억제하기 때문에 모유 수유하는 아이의 장내 감염으로 그 자체가 대장균과 같은 병원성 장내 세균이 증식하기 어렵게 된다. 그러므로 장내 감염으로 인한 발병률, 사망률을 낮추는데 도움을 준다고 알려져 있다. 모유에는 젖당

(lactose, 락토오스)이 대량으로 포함되어 있지만, 이 젖당의 일부는 소장에서 분해되지 않고 대장에 이르러 비피더스균총의 효소작용에 의해 분해되어 장내의 산성 환경을 돕는 역할을 하고,[50] 모유 속의 비피더스 인자가 비피더스균의 증식을 촉진하여 모유의 락토페린(lactoferrin), 라이소자임(lysozyme) 등이 대장균의 증식을 저지하는 등 몇 가지의 인자가 겹쳐서 모유 수유를 하는 아기의 장내에는 비피더스균총이 우위를 점하게 된다.[51,52] 락토바실러스(Lactobacillus)는 애시도필러스(*L. acidophilus*), 루테리(*L. ruteri*), 람노서스(*L. rhamnosus*), 카제이(*L. casei*), 플란타룸(*L. plantarum*), 헬베티쿠스(*L. helveticus*), 불가리쿠스(*L. delbrueckii subsp.* bulgaricus), 살리바리우스(*L. salivarius*), 가세리(*L. gasseri*), 퍼멘툼(*L. fermentum*), 파라카제이(*L, paracasei*) 등이 있다. 락토바실러스는 유산균 및 다이어트에 효과를 볼 수 있어 최근 들어 유명해진 유산균 종류이다.[48-50] 볼라디 효모균(*Saccharomyces boulardii*)은 특이하게도 효모에 속한다.[56,57] 즉 세균이 아니라 진균에 속한다. 다른 유산균과는 달리 종이 아니라 계통 자체가 다른 유산균으로, 진균에 속하기 때문에 항생제로 사멸하지 않는 특징을 가지고 있다. 그렇기 때문에 항생제로 인한 장내세균 이상에 많이 사용되고 임상시험도 많이 이루어져 있다. 실제로 병원, 특히 소아과에서 아주 흔하게 처방하는 편이며 항생제 처방에 거의 항상 따라오는 유산균의 일종이다. 국내에서는 비오플(Bioflor 250)이라는 이름으로 처방되고 있다.

유산균하면 메치니코프

프로바이오틱스의 시작은 우크라이나의 생물학자로 광고에서 많이 보던 메치니코프(Iilya Mechinikov, 프랑스어, 엘리 메치니코프, Elie Metchijkoff, 러시아어 일리야 일리치 메치니코프, ИльяИльич Мечников, 우쿠라이니어 일랴 일리치 메치니코프, Ілля Ілліч Мечников) 박사이다. 장수하는 불가리아 농부의 대변 속에 질 좋은 유익 세균이 많은 것을 관찰하고, 이들이 장수하는 이유가 이 요구르트 때문이라 주장하였다. 즉, 요구르트 속에 다량으로 함유된 세균이 오늘날 프로바이오틱스의 원조라 할 수 있다. 1873년 폐결핵으로 아내가 죽자 메치니코프는 다량의 모르핀을 먹고 자살을 시도하였으나, 모르핀을 워낙 많이 삼킨 탓에 바로 토해버려 자살은 실패로 끝났다. 그 이후 30년이지나 프랑스 파리의 한 강연장에서 '유산균이 든 요구르트를 많이 마시면 대장 속의 유해 세균을 죽여 140세까지도 장수할 수 있다'는 내용에 대한 것을 이야기하였다. 이 강연 내용은 뉴욕타임스 등을 통해 전 세계로 타전되었고, 미국에서 요구르트 신드롬(syndrome)이 일어났다. 아내가 죽은 지 2년 후 그는 14살 연하의 부잣집 딸과 결혼했다. 러시아의 정치적 혼란으로 오데사 대학(Odesa Mechinikov National University)에 사표를 내고 시칠리아(Sicilia)로 간 그는 개인 실험실을 차리고 평소의 연구 주제였던 무척추동물의 발생학 연구에 매진했다. 부잣집 딸과 결혼한 그는 연구비를 걱정하지 않고 연구를 계속하였다. 메치니코프가 유산균을 연구하게 된 계기는 파스퇴르 연구소의 루이 파스퇴르(Louis Pasteur) 때문이다. 자신을 환대하는 파스퇴르 때문에 연구소에 들어갔다. 나이가 들어 점차 건강이 나빠지고 있는 파스퇴르의 모습을 보고 인간의 장수 비결과 노화 원인을 밝히는 노인학 연구에 빠져들게 된다. 동물들의 수명에서 아이디어를 얻은 그는 '생명 연장(Life extension)'이란 논문을 발표하고 '대장 무용론'이란 새로운 이론을 주장했다. 대장에서 일어나는 부패 현상이 노화의 원인이라는 것이다. 그는 대장이 없는 거북은 수명이 175년인데 비해, 대장의 길이가 긴 소나 양은 수명이 짧다는 사례를 실례로 들기도 했다. 또한 그는 불가리아에 장수하는 사람들이 유난히 많은 이유가 유산균 때문이라는 사실을 접하고, 유산균이 대장의 부패를 막아준다고 주장했다. 당시 그가 발견한 락토바실러스 불가리쿠스(*Lactobacillus bulgaricus*)는 불가리아 지역에만 자생하는 채소에서 분리할 수 있는 독특한 유산균으로, 특정 지명에서 그 이름이 유래된 유일한 유산균이다. 락토바실러스 불가리쿠스의 발견은 1905년 제네바(Geneva)의 마솔(Masole) 교수 실험실에서 요구르트에서 종을 분리한 불가리아의 미생물학자 스타멘 그리고로프(Stamen Grigorov)에서 기인한 것으로, 이후 불가리아의 이름을 따서 미생물로 명명되었다. 락토바실러스 불가리쿠스는 1919년 시구르 오를라-젠센(Orla-Jensen S)에 의해 공식적으로 기술되었으며,[53] 1971년 로고사(Rogosa M)와 한센(Hansen PA)의 연구로 검증되었다.[54] 메치니코프는 약 20년간 좋은 유산균을 장복했으나, 1916년 7월 16일 71세의 나이에 동맥경화증으로 사망했다. 당시 유럽인의 평균 수명보다는 훨씬 오래 살았지만, 그는 죽는 순간까지도 자신이 주장한 유산균 가설에 대해 염려했다. 유산균을 먹으면 140살까지 장수한다고 했는데, 정작 유산균을 장복한 자신이 일찍 죽으면 반론이 난무할 것이라는 생각에서였다. 1908년 독일인 의학자 파울 에를리히(Paul Ehrlich)와 공동으로 유기체 내의 세포에 의해 미생물이 파괴된다는『식세포 작용(phagocytosis)』을 밝혀내 노벨 생리의학상을 수상하였다.[55]

티벳 버섯

티벳 버섯(Tibetan mushroom, Kefir)은 유산균이 우위를 점하고 효모, 초산균 등이 공생한 결과로, 몽글몽글 뭉쳐있는 덩어리 모양을 하고 있다. 틀로 모양 잡기 전의 두부, 혹은 튀겨진 팝콘 등과 유사한 형태다.[61] 티벳 버섯이라는 이름을 가지고 있어서 식용 버섯으로 착각하는 사람들이 있는데 자실체인 버섯과는 관련이 없다. 그냥 세균과 생체막으로 형성된 덩어리다. 케플러(또는 케피어, Kefir, кефир, 카프카스 산악지대에서 음용되는 발포성 발효우유이다. -락토오스를 발효시키는 효모와 젖산균이 함유된 케피어 종균에 유즙을 가하면 알코올, 이산화탄소, 젖산을 생상하고 특유한 향미를 낸다.)라는 이름으로서 러시아와 동유럽 등지에서 유명한 우유 발효산물이다. 케피어의 어원은 터키어의 케프(kef: 편안하다는 뜻)을 갖고 있다. 케피어는 과일을 오래 보관하면 과일 표면의 유산균 효모균들에 의하여 시큼한 맛의 발효음료가 만들어 지는데 이 발효음료를 워터 케피어(water kefir)라고 한다. 워터 케피어를 마시면 1% 미만의 알콜 성분이 혈행을 원활하게하고 위를 편안하게 해주며 장이 좋아지기 때문에 속이 편안하다는 뜻을 갖고 있다. 워터 캐피어는 주로 과일을 이용하여 만들고, 우유 캐피어(milk kefir)는 염소젖, 양젖, 소젖 등의 우유로 만드는데, 유사한 것으로 동유럽의 '우르다[Urda; Alabanian Urdha; Bulgarian урда(urda), извара(Izvara), Macedonian урда(urda), изварка(izvaraa), Romanian Urda, Serbian вурда/vurda, Ukrainian вурда(vurda), Hungarian orda, zsendice]', 칠레의 '스쿠타(Skuta)' 우리나라의 '타락' 등이 있으며, 말 젖으로 만든 '쿠미스(kumys)'는 알코올 성분이 강하다. 캐피어란 우유를 발효시킨 것을 뜻하고, 워터 캐피어란 일반 생수를 이용하여 과일 및 채소 허브 등을 발효한 것을 뜻한다. 티베트 버섯이란 명칭은 한국에서만 쓰는 것이 아니고 해외에서도 널리 쓰여 논문에서도 언급되는 용어이다. 그리고 주로 이 덩어리를 먹기보다는 이를 이용해 우유를 발효시킨 요구르트를 먹는다. 이 균으로 우유를 발효시키면 요구르트의 일종인 케피르(Kefir)가 된다. 웰빙과 관련된 식품들이 으레 그렇듯이 티베트 버섯도 일각에선 만병통치약처럼 취급되기도 하는데, 사실은 그냥 요구르트일 뿐이다. 무설탕 및 무가당 요플레라고 생각하면 간단하게 이해할 수 있다. 다만, 시중에서 파는 플레인 요구르트(plain yogurt)처럼 밍밍한 맛이 아니라 시금털털한 맛이 난다. 매일유업 상하목장에서 2017년 9월경에 이 유산균이 든 '케피어12'라는 발효유를 출시한 바 있다. 인터넷 블로그에서는 매우 섬세한 균이라서 금속성 물질에 닿으면 죽어서 효능이 사라진다는 주장도 있다. 하지만 스테인리스 재질의 숟가락이나 용기는 상관이 없으며, 따라서 그릇에 담거나 수저로 떠먹지 말라고 하는 것은 근거가 없는 주장이다. 식품회사에서 유산균이나 효모를 대량으로 배양할 때 사용하는 기자재부터가 스테인리스로 제작된 것들이기 때문에 모순된 이야기다. 무엇보다 액체가 산성이라서 장기보관 시 금속과의 반응이 문제인 것이지, 균이 스테인리스에 닿는다고 죽지는 않는다. 그냥 먹을 때 정도는 쇠숟가락으로 먹어도 플라스틱 숟가락으로 먹을 때와 차이가 없다. 개인이 오랫동안 계대배양을 하고 분양하기도 하는데, 이런 케이스가 제법 그렇듯이 오랫동안 사용하다 보면 균을 구성하는 균 조성이나 성질이 바뀔 수도 있으니 주의가 필요하다. 실험실 같은 청정 환경이 아니기 때문이다.

야쿠르트

외부에서 섭취한 프로바이오틱스가 효과를 내기가 어려운 가장 큰 이유는 사람의 몸에 정착하기가 쉽지 않다는 것이다. 사람의 소화기관은 음식물을 분해하기 위해 위산뿐만 아니라 다양한 효소를 분비한다. 위장에서 분비하는 위산(염산)은 강산으로 pH가 2이다. 1일 분비량은 1.5~2.5L 정도이다. 야쿠르트는 교토 대학 의학부에서 미생물을 연구하고 있던 의학 박사 시로타 미노루(Shirota Minoru, 代田稔)가 1930년에 발효된 우유와 유산균의 일종인 락토바실러스 카세이의 시로타 균주(*Lactobacillus casei* Shirota, 나중에 *Lactobacillus paracasei* Shirota로 재분류됨)의 강화 배양에 성공해,[62,63] 1935년에 후쿠오카현[福岡県(ふくおかけん), Fukuoka-ken] 후쿠오카시(福岡市)에서 다이타보호균연구소(代田保護菌研究所)에서 음료로 제조하여 판매를 개시한 것이 시작이다. '야쿠르트(Yakult)'라는 상품명은 요구르트를 뜻하는 에스페란토 낱말 '야후르토'(

에스페란토: jahurto)를 일본어식으로 변형한 조어이다. 우리나라에서 볼 수 있는 요쿠르트는 유산균을 이용하여 우유를 발효시킨 식품이고, 야쿠르트는 유산균을 이용하여 탈지분유에 설탕물을 타서 발효시킨 음료수이다. 요쿠르트와 야쿠르트는 우유를 발효시켜 만든 유산균 발효유로 근본은 같다. 요구르트는 일본에서 처음 발명된 유산균 발효유 음료를 일컫는 말이다. 반면 야쿠르트는 일본 야쿠르트 회사에서 만든 요구르트 브랜드 이름이다. 요구르트와 야쿠르트는 유산균이 들어있는 것은 같지만, 제조방법이 완전히 다른 별개의 음료이다. 맛에 있어서도 야쿠르트는 단맛이 강하지 않다. 요구르트는 제조사에 따라 단맛은 천차만별이다. 요구르트는 진열대에서 판매하기 때문에 매일 배달해 주는 야쿠르트에 비해 유통기간이 길어질 수 있다. 유산균 발효유의 유통기한은 통상 10일 정도이다. 주황색 요구르트는 유산균을 배양시킨 탈지분유에 설탕을 넣어서 만든다. 흰색 요구르트는 요구르트용 유산균(불가리스균과 서모필러스균)으로 발효시켜 만든다. 야쿠르트는 요구르트보다는 쿨피스(동원 F&B에서 만들어서 파는 음료이다.)나 쥬시쿨(빙그레에서 생산하는 음료수이다.)과 유사하다. 쿨피스는 야쿠르트처럼 탈지분유로 만들고 유산균이 들어가지만, 요쿠르트라고 생각하지 않는 것처럼 야쿠르트와 요쿠르트는 다르다. 야쿠르트는 한국의 기업에서 처음 요구르크 제품을 상품권으로 등록할 때의 명칭이다. 요플레(Yoplait)는 미국의 제너럴 밀스와 프랑스의 소디알이라는 두 회사가 공동 생산하여 파는 호상 발효유(떠먹는 발효유)이다. 우리나라에서는 소디알과 제휴를 맺은 빙그레에서 출시되고 있다. 요거트(yogurt)는 터키 단어로 고대부터 사람들이 소, 양, 산양, 낙타 등의 젖을 발효 과정을 거쳐 응고시켜 먹던 음식이다.

프로바이오틱스

프로바이오틱스(probiotics)는 체내에 들어가 건강에 좋은 영향을 주는 생균을 의미하며, 유익세균의 증식, 유해세균의 억제에 탁월한 도움을 준다. 장의 상황이 기분을 좌우하지 않도록 정신과 연관된 장의 건강을 위해 프로바이틱스의 중요성이 강조되어 많은 사람이 유산균이라는 이름과 혼용하며 건강을 챙기고 있다. 유산균은 최종대사산물로 짧은 사슬 지방산인 유기산을 내놓는 균을 말한다. 유산균(lactic acid bacteria)은 포도당 또는 유당(lacose, 락토오스)과 같은 탄수화물을 먹이로 하여 최종적으로 젖산(lactic acid, 유산)을 만들어 내는 세균의 일종이다. 그렇다고 모든 유산균이 프로바이오틱스는 아니다. 유산균 중 인체에 긍정적인 작용을 하는 세균만이 프로바이오틱스에 속한다. 유산균과 프로바이오틱스가 모두 세균이라는 사실에 혹시라도 몸에 좋지 않을까 염려할 수 있다. 유산균이나 프로바이오틱스는 모두 세균의 종류인 것은 사실이지만, 세계보건기구(WHO)에서 프로바이오틱스를 '충분한 양을 섭취했을 때 건강에 유익한 효과를 나타내는 살아 있는 균(live microorganisms which when administered in adequate amounts confer a health benefit on the host)'으로 정의하였다.[64] 개념을 잡기 위해 프리바이오틱스(prebiotics)는 프로바이오틱스의 먹이라 생각하면 이해하기가 쉬운데, 프리바이오틱스는 대장 내 유용 미생물에 의해 이용되어 미생물의 생육이나 활성을 촉진함으로써 숙주 건강에 좋은 효과를 나타내게 하는 비소화성 식품 성분을 의미한다. 쉽게 말해 유익세균인 프로바이오틱스의 증식을 도와주는 먹이 역할을 수행한다. 요즘 많이 대두되는 신바이오틱스(synbiotics)는 프로바이오틱스와 프리바이이틱스를 함께 아우르는 말이다. 많은 사람들이 신바이오틱스를 새로나온 신(新)바이오틱스로 오해하기도 한다. 또한 포스트바이오틱스(postbiotics)는 장내 세균이 우리가 소화를 시키지 못하는 섬유소나 올리고당을 먹이로 대사하여 최종적으로 생성되는 대사산물이라 생각할 수 있다. 엄밀한 의미에서 여기에서 정의한 것은 이해를 돕기 위한 것으로 정확한 정의는 『바이오틱스 시대 101』와 각각에 대해 다룰 때 설명할 것이다.

여러 미생물학자에 의해 유산균이 인체 소화기관에서 오랫동안 생존하지 못한다는 사실이 증명되었다. 많은 사람들이 유산균=프로바이오틱스로 널리 통용되고 있지만 엄밀히 말해 이 둘이 정확히 같은 것은 아니다. 유산균은 당류를 발효해 에너지를 획득하는 세균을 통틀어 부르는 넓은 의미로 쓰인다. 젖산을 생성하는 모든 균주를 포함하는데, 그 종류가 아주 많고, 용도 역시 다양하지만, 몸에 도움이 되지 않는 균도 있다. 간혹 면역 결핍자에게 패혈증을 일으킬 수 있다. 프로바이오틱스는 몸에 좋은 균이라는 뜻인데, 유산균이 대표적으로 면역력이 낮은 사람이 과다 복용했을 경우 몸에 해로운 균이 될 수 있다. 통계를 살펴보니 이미 지난 2009년부터 2017년까지 '건강기능식품 이상사례 신고센터'에 모 접수된 프로바이오틱스 이상 사례는 모두 652건이나 되었다.[65] 설사나 변비, 복통과 두드러기 등의 증상을 호소하는 사례가 많았다. 모든 프로바이오틱스가 유산균은 아니고, 반대로 모든 유산균이 프로바이이틱스로 인정받는 것도 아니다.

이후 장에 도달하여 오랫동안 생존함으로써 장 건강에 도움을 주는 유산균이 등장하게 되었다. 섭취 시에 체내 건강증진 효과를 가져 올 수 있는 '살아있는' 세균을 프로바이오틱스(probiotics)라 한다. 장내 세균총을 유익세균이 우세하도록 하는 요법이 프로바이오틱스(probiotics) 요법이다. 유산균, 효모, 바실러스, 광합성균 등 몸에 좋은 미생물이 많은 요구르트나 된장, 청국장, 고추장, 김치 같은 발효음식을 섭취하면 건강에 좋다. 유산균이 바로 프로바이오틱스라고 생각하는 사람들이 많지만 사실은 그렇지가 않다. 언제부터 프로바이오틱스란 단어는 사용한 것일까? 라틴어 pro와 그리스어로 생명을 위한의 뜻을 갖는 *βιοσ*가 합쳐진 'probiotics'는 'for life'라는 의미로 1953년 독일계 세균학자 베르너 콜라스(Werner Kollath)가 "고도로 정제된 음식을 너무 많이 섭취해서 발생한 영양불량 상태로 고통 받는 환자의 건강을 회복하는 데 필요한 유기 및 무기 보충제"를 기술하기 위해 처음 사용하였다.[66] 1958년 페튜리(Peturly F)가 비피도제닉 인자(bifidogenic factor)에 대해 발표한 이래[67] 관련 연구가 계속되어 프로바이오틱스와 프리바이오틱스 및 신바이오틱스에 대한 개념이 대두되었다. 프로바이오틱스는 세균을 죽이는 항생제라는 의미의 안티바이오틱스(antibiotics)의 반대 의미로 만들어진 신조어이다. 이후 이 용어는 1965년 릴리(Lilly DM)와 스틸웰(Stillwell RH)이 "한 미생물이 분비해 다른 미생물의 성장을 자극하는 물질"이라 하였으며,[68] 1973년 후지(Fujii A)와 쿡(Cook ES)은 "실험실에서는 미생물의 성장을 억제하지 않지만 숙주 내에서는 감염에 대한 내성을 만들어주는 화합물"이라 하였고,[69] 1974년 파커(Parker RB)는 "장내 미생물 균형에 기여하는 유기체 및 물질"이라 하였으며,[70] 1992년 하베나르(Havenaar R)와 벨드(Huis inm't Veld)는 우드(Wood B)가 편찬한 『건강과 질병에 있어 유산균(Lactic Acid Bacteria in Health and Disease)』 책의 '프로바이오틱스 ; 일반적인 종설(Probiotics; A general Review)에서' 사람 또는 동물에 대해 장내 균종의 성질을 개선시켜 숙주에게 유익한 효과를 주는 살아 있는 미생물의 단독 또는 혼합 배양물'이라 정의하였다.[71] 1992년 풀러(Fuller R)는 그가 편찬한 『프로바이오틱스: 과학적 기초(Probiotics : the Scientific Basis)』 라는 책에서 프로바이오틱스를 "장내미생물 균형을 개선함으로써 숙주에게 건강한 영향을 주는 살아있는 미생물 보충제" 라고 좀 더 구체적으로 현대의개념과 유사하게 정의했다.[72] 1999년 살미넨(Salminen S) 등이 발표한 논문에서 '숙주에 유익한 작용을 갖는 미생물 제제 또는 미생물의 구성성분'으로 정의를 내려 사균체까지 프로바이오틱스의 범위를 확대시켰다.[73] 이렇게 애매한 개념으로 사용되던 프로바이오틱스라는 용어는 그 시장이 커지면서 정확히 용어를 정의할 필요성이 대두되었다.[74-78] 2001년 10월 1~4일 아르헨티나(Argentina)

코로도바(Corodoba)와 2002년 4월 30일에서 5월 1일에 캐나다 온타리오(Ontario) 런던(London)에서 국제연합식량농업기구(FAO)와 세계보건기구(WHO)의 전문가들이 모여 프로바이오틱스를 "충분한 양을 투여했을 때 숙주에게 건강 이익을 주는 살아있는 미생물"로 정의했다.[79-81] 2020년에 프로바이오틱스의 정의에 대해 국제식량농업기구(FAO)와 세계보건기구(WHO) 전문가위원회에서 '살아 있는 형태로 적당량 섭취할 경우 건강에 도움이 되는 작용을 하는 미생물'이라 정의하였다.[82] 국제 프로바이오틱스 프리바이오틱스 과학자 협회[The International Scientific of Probiotics and Orebiotics(ISAPP)]라는 과학자 단체는 이런 용어의 혼란을 피하기 위해 2013년부터 전문가 합의를 통해 여러 가지 용어에 대한 정의를 내리고 국제학술지 네이처에 출간하고 있다. 우리나라 식품의약안전처에서는 '프로바이오틱스가 유산균 증식 및 유해균 억제, 배변 활동 원활에 도움을 줄 수 있다.'라고 설명하고 있다.[83] 이러한 정의에 의해 내산성과 담즙산 내성을 보유하고 소장까지 이동, 증식 및 부착할 수 있어야 한다. 나아가 '장에서 유효한 효능을 나타내며, 비병원성 및 독성이 없어야 한다.'고 제안하였다. 2018년 현재 국내 식약처에서 건강기능식품공전에 따른 기준 및 규격으로 허가된 프로바이오틱스로 사용 가능한 균주는 19종이다(표 1). 락토바실러스(Lactobacillus) 속 11종, 락토코커스(Lactococcus) 속 1종, 엔테로코커스(Enterococcus) 속 2종, 스트렙토코쿠스(Streptococcus) 속 1종, 비피더스 또는 비피도박테리움(Bifidobacterium) 속 4종이다.[84] 참고로 프로바이오틱스로 분류되는 미생물 종을 표 2에 나타냈다.[85]

표 1. 우리나라 식약처 인증 프로바이오틱스 균주
(출처:식품의약안전처 건강기능식품공전)[86)]

구분	종류
락토바실러스(Lactibacillus) 속	*L. acidophilus, L. casei, L. gasseri, L,delbruekii ssp. bvulgaricus L. helveticus, L. fermentum, L. paracasei, L. plantarum, L. ruteri, L. rhamnosus, L. salivarius*
락토코코스(Lactococcus) 속	*Lactobacillus lactis*
엔테로코커스(Enterococcus) 속	*Enterococcus faecium, Enterococcus faecalis*
스트랩토코커스(Streptococcus) 속	*Streptococcus thermophilus*
비피도박테리움(Bifidobacterium) 속	*Mifidobacterium bifidum, Bifidobacteriun breve, Bifidobacterium longum, Bifidobacterium anamalis ssp. lactis*

표 2. 프로바이오틱스로 분류되는 미생물 균주[87)]

구분	균주
락토바실러스 속 *Lactobacillaceae*	*L. rhamnosus(Lacticaseibacillus rhamnosus*), L. acidophilus, L. plantarum(Lactiplantibacillus plantarum*), L. casei(Lacticaseibacillus casei*), L. delbrueckii subsp. bulgaricus, L. brevis(Levilactobacillus brevis*), L. johnsonii, L. fermentum(Limosilactobacillus fermentum*), L. reuteri(Limosilactobacillus reuteri*), L. gasseri, L. paracasei(Lacticaseibacillus paracasei*) L. salivarius(Ligilactobacillus salivarius*)*

비피도박테리움 *Bifidobacterium*	B. infantis. B. animalis subsp. lactis, B. bifidum, B. longum, B. breve, B. animalis subsp. animalis, B. adolescentis
바실러스 *Bacillus*	*B. coagulans, B. subtilis, B. cereus, B. clausii,* *B. licheniformis, B. pumilus,* *B. velezensis, B. amyloliquefaciens*
기타	*Saccharomyces boulardii,* *Lactococcus lactis subsp. lactis* *Enterococcus durans, Enterococcus faecium, Entero-coccus faecalis,* *Streptococcus thermophilus,* *Pediococcus acidilactici,* *Leuconostoc mesenteroides,* *Escherichia coli Nissle 1917*

* Zheng J, Wittouck S, Salvetti E, Cmap FHMB, Harris P, Mattarelli PW, O'Toole B, Pot P, Vandamme J. Walter K, et al. : (2020) A taxonomic note on the genus Lactobacillus: Description of 23 novel genera, emended description of the genus Lactobacillus Beijerinck 1901, and Union of Lactobacillaceae and Leuconostocaceae. I J Syst Evol Microbiol 70:2782–2858.

신경전달물질, 직감과 gut feeling

스트레스는 면역 반응과 밀접한 관련이 있다. 우리 몸이 스트레스를 받으면, 코르티솔(cortisol), 에피네프린(epinephrine, 또는 adrenaline)과 같은 신경전달물질이 분비된다.[88] 이러한 신경전달물질은 알레르기 반응을 약화시킨다.[89] 만성 스트레스에 시달릴 경우 우리 몸은 이와 같은 신경전달물질에 과도하게 노출되어 알레르기에 대응하는 능력이 약해진다.[90] 장 속에 있는 세균이 스트레스 발생에 일정 부분 관여한다고 알려져 있다.[91,92] 이미 앞에서 장-뇌축에 대해 기술하였듯이 연구에 따르면 스트레스 발생 시 뇌가 장에 신호를 보내기 때문에 위장 증상을 악화시킬 수 있는데, 반대로 신호가 거꾸로 장에서 뇌로 갈 수도 있다. 일반적으로 뇌에서 장으로 명령이 가는 것이 대부분이지만, 사촌이 땅을 사게 되면 뇌로부터 명령을 받기 전에 마음이 앞서 장에서 에피네프린, 코르티솔과 같은 불안 호르몬의 분비를 증가시켜 배가 아플 수 있다. 행복 호르몬으로 알려진 세로토닌의 90%가 이상이 장에서 분비된다.[92,93] 결과적으로 뇌에서 분비되는 세로토닌은 10% 밖에 안 된다는 이야기이다. 세로토닌은 기분을 조절하는 신경전달물질이다. 그러므로 세로토닌이 부족할 경우 우울증이 일어난다.[94,95] 그래서 미국 컬럼비아의 신경생리학자 마이클 거숀(Michael D Gershon) 교수는 『제2의 뇌(The Second Brain)』란 책을 저술하기도 하였다.[4] 장 속에는 1억 개 이상의 신경세포가 존재한다. 이 신경세포들이 장의 움직임과 효소 분비와 같은 소화를 직접 관장한다. 대뇌가 바쁘기 때문에 소화까지 신경 쓰지 않도록 조물주가 배려한 것이다. 장에서 세균을 모두 제거하면 세로토닌 분비량이 60%나 감소한다.[96-98] 여기에 다시 세균을 주입하면 세로토닌 분비량이 원상 복구된다. 장에서 대량 분비된 세로토닌은 혈액 중 혈소판에 흡수되어 혈관을 통해 전신에 전달된다.[99] 대장에만 영향을 주는 것이 아니라 자폐증이나 아이들의 주의력 결핍장애도 장내 세균과 관련이 있다는 보고가 많다.[100,101] 영어로 직감(直感)을 'gut feeling'이라 하는데 서구에서 직감을 장의 느낌으로 표현한 것은 우연이 아닐 것 같다. 장에서 유익세균과 유해세균이 끊임없이 싸우면서 균형을 이룬다. 균형이 깨지면 몸에 이로운 유익 세균이 죽고 유해 세균이 늘어난다. 평소 속이 더부룩하고 배에 가스가 자주 차거나 온종일 배에서 '꾸르륵 꾸르륵' 소리가 난다면 장 건강을 의심해야 한다. 장 건강은 장내 미생물의 균형 여부에 달렸다. 유해세균보다 유익세균이 많아야 건강한 장이다. 유익세균은 사람이 섭취한 음식을 먹이 삼아 갖가지 유익한 대사산물을 생산한다. 쉽게 말해 밭에 해당하는 장에서 농부인 유익세균이 씨앗인 유익세균의 먹이를 뿌려 생산하는 열매가 대사산물이다. 대사산물은 장 환경을 개선해 유익세균의 활성화를 돕는다. 하지만 인스턴트식품을 많이 섭취하고 술이나 담배를 가까이하면 이 같은 환경이 무너진다.

이미 기술하였듯이 장내 미생물총의 상태가 장에서 가장 멀리 떨어진 뇌 기능에 영향을 미칠 수 있다. 장내 미생물총이 뇌에 미치는 영향은 크게 뇌기능의 발달 과정과 퇴행 과정에서의 역할로 구분해 볼 수 있다.[102] 뇌가 발달할 때 장내 미생물이 왜 중요한지 알아내는 가장 쉬운 방법은 장내 미생물총이 전혀 없는 무균 쥐에서 정상 쥐와 비교해 뇌가 어떻게 달라지는지 살펴보는 것이다. 2004년 큐슈대학(Kyushu University)의 수도(Nobuyuki Sudo) 연구팀에서 무균 쥐를 작은 통에 꼼짝 못하게 넣어놓는 구속 스트레스(restraint stress)를 가하면 스트레스 호르몬인 코르티코스테론이 정상 쥐에 비해 훨씬 높게 상승하는 과장된 스트레스 반응이 관찰되었다.[103] 흥미로운 점은 유익세균으로 알려진 비피도박테리움(Bifidobacterium)을 이식하면 이런 과장된 스트레스 반응이 정상화됐지만, 장 병원성 대장균(Enteropathogenic E. coli)을 투여한 경우 회복되지 않았다. 또 무균 쥐가 생후 6주가 됐을 때 정상 쥐의 대변을 이식하면 스트레스 반응이 정상화됐지만, 생후 8주나 14주에 이식하면 회복되지 않았다. 이러한 실험 결과에서 뇌기능(이 연구에서는 스트레스 반응)이 발달하기 위해서는 유익세균이 필요하고, 특히 어린 시절 장내 미생물총의 역할이 중요하다는 것을 알 수 있다. 이후 보고된 연구들을 통해 장내 미생물총의 뇌의 혈액-뇌 장벽(blood-brain barrier, BBB) 발달, 신경계 형성, 뇌 면역세포인 소교세포(microglia)의 발달, 신경의 수초화(myelination) 등 여러 발달 과정에 관여하는 것이 밝혀졌다.[104-107]

미주신경을 포함한 자율신경계가 장까지 연결되어 있어 장신경계와 신호를 주고받거나 장내 미생물이 생산하는 대사산물이나 신경전달물질에 반응해 뇌기능을 조절한다.[5] 또 장내 미생물총이 생산하는 여러 대사산물은 직접 혈중으로 이동한 후 혈액-뇌 장벽을 통과해 뇌 기능에 영향을 주기도 한다.[108] 장내 미생물이 좋아야 행복 호르몬인 세로토닌 생성이 많아지고, 정신 건강에 좋다는 주장을 들을 수 있는데, 이는 정확한 얘기는 아니다. 왜냐하면 세로토닌의 대부분인 90%가 장에 존재하고, 미생물이 장의 세로토닌 생성에 영향을 주는 것은 사실이지만, 대부분의 신경전달물질은 분자량이 커서 혈액-뇌 장벽을 통과하지 못하기 때문에 혈중으로 이동한다고 하더라도 뇌에 직접적인 영향을 미치기 어렵기 때문이다. 대신 장내 미생물총이 생산하는 신경전달물질의 전구물질이 혈액-뇌 장벽을 통과해 신경전달물질로 변환되어 영향을 줄 수 있다고 생각한다. 또한 장내 미생물총이 면역계를 자극하고 조절하는 기전을 통해 뇌기능에 영향을 주기도 한다.

장내 세균과 맹장의 중요성

예전에는 맹장염(맹장의 약간 아래 끝에 늘어진 가는 맹관으로 손가락 같이 생긴 부속기관인 충수돌기에 염증이 발생한 것으로 정식 명칭은 충수염)이 걸린 경우 수술 시 기능이 없다 생각하여 맹장을 덤으로 수술로 제거해 버리는 서비스를 병행하였다. 그러나 요즘 맹장의 중요성 중 하나로 장에 거주하는 프로바이오틱스의 비상 저장고로 작용하는 일이다.[109-111] 2007년 10월 5일에 MSNBC News에 따르면 '쓸모없는 것으로 여겨졌던 기관이 소화관을 위해 유익 세균을 만들어 내고, 보호할 수 있다'는 것이다.[112,113] 맹장은 진화론적 과거로부토 남겨진 단 하나의 쓸모없는 기관이 아니라는 것이다. 쓸모없는 것으로 여겨졌던 기관이 소화관을 위해 유익세균을 만들어내고 보호할 수 있다는 것이다. 이 이론에 따르면 "벌레 같은 모양의 이 기관은 질병과 다이어트 등으로 결장(colon)에서 세균의 개체수가 감소했을 때, 소화기관이 의존하는 유익세균(good germs)들을 배양하는 세균공장과 같은 역할을 한다는 것이다. 맹장은 소장과 대장에 미생물을 공급하고, 소장에서 장내 유익세균에 의해 분해된 영양소가 체내로 흡수되나 만약 유해저개발 국가의 주민들은 확실히 맹장염(appendicitis, 충수염)의 발병률이 낮다. 선진국 주민들에서 맹장염의 발병률이 높은 것은 과도한 위생(excessive hygine)에 의한 면역계의 과잉반응의 결과일 수도 있다고 제안하였다. 맹장의 염증은 치명적일 수 있고, 신속하게 제가할 필요가 있다. 그렇다고 이것이 맹장이 소용없는 장기라는 의미가 아니다. 진화론자들은 오랫동안 맹장을 우리 조상들로부터 남겨진 쓸모없는 흔적기관(vestigal organ)의 전형적인 예로 간주했다. 사람이 맹장이 없어도 살아갈 수 있다는 사실이 이런 견해를 지지하는 것처럼 보인다. 또한 사람의 맹장은 다른 포유류와 비교해서 더 작고, 더 오그라들어 보인다. 세균이 많다면 음식의 부패에 의한 독소가 체내로 흡수된다. 맹장이 프로바이오틱스의 노아의 방주인 셈이다. 대부분의 장내 세균은 맹장이라 불리는 대장의 시작 위치에서 발견된다. 듀크대(Duke University) 볼링거(Randal Bollinger)와 파커(William Parker) 연구팀은 2007년 맹장이 몸에 이로운 유익 세균의 생존을 도우며, 약물치료나 감염의 결과로 이 같은 균이 소멸된 후에 다시 대장에서 유익 세균이 살도록 하는 기능이 있다고 보고하였다.[114] 이 연구팀은 심한 설사 후 대장 내 세균이 사라진 후 맹장에 저장된 유익 세균이 다시 장으로 이주 해 장에서 자라면서 인체 기능을 돕는다고 하였다. 염증이 심할 경우 우리나라 경우 항생제를 처방하는 경우가 많고, 바이러스 감염인데도 세균을 죽이는 항생제를 당연하게 복용하니 몇 번의 항생제 복용은 장내 세균의 다양성을 없애 버린다. 또한 아무리 항생제를 복용하지 않으려 해도 우리는 자신도 모르는 사이에 사료로 먹인 가축을 식재료를 사용함으로써 항생제를 접하게 된다. 가축의 살을 찌우기 위해 항생제를 사용하기 때문이다. 미시간대학의 한 과학자는 1895년 당시 인체에 전혀 쓸모없는 흔적기관이 86여개라 발표(나중에 180개 흔적기관으로 확대)한 독일 진화론자 비더스하임(Robert Ernst Wiedersheim)의 목록에 올라 있는[115] 또 다른 소용없는 기관에 대해서 말하였는데, 편도선(tonsils)에서도 같은 종류의 기능을 발견할 것이라 생각한다 하였다. 목 입구에 위치한 편도선은 감기를 유발하기나 하지 불필요하다고 하여 서구에서는 한 때 제거 수술이 유행한 적도 있다. 그런데 어릴 때 편도선 제거 수술을 받은 환자에서 소아마비 환자가 급증하였고,[116] 나중에 알고 보니 편도선은 특히 소아기에 면역 기능을 담당하는 꼭 필요한 기관이라는 사실이 밝혀졌다.[117] 아직까지 편도선이 프로바이오틱스의 노아의 방주일지에 대하여는 어느 누구도 언급한 적이 없지만 그렇다고 아니라는 증거도 아직 없다. 맹장이 기능을 가지고 있다는 것은 더 이상의 새로운 뉴스가 되지는 않지만[118], 이 새로운 논문은 이전까지 밝혀지지 않았던 맹장의 새로운 역할, 즉 소화관의 정상세균총(군)을 "재부팅(reboot)" 시키는 신체의 기관임을 암시하고 있는 것이다. 미시간대학의 한 과학자는 비더스하임의 목록에 올라있는 또 다른 소용없는 기관에 대해서 말하고 있었다. "나는 편도선(tonsils)에서도 같은 종류의 기능을 발견할 것이라고 생각한다." 비더스하임이 주장했던 180가지의 흔적기관 목록은 점점 줄어들어서 오늘날 단지 소수의 몇 가지 밖에 남지 않았다.[112] 1890년대에 180개에서 1999년 0개로 축소되었다.[120]

축산에서 항생제 사용과 장내 세균

항생제로 인한 체중 증가 이슈는 사람보다 가축에서 먼저 논란이 시작되었다. 십 수 년 간 항생제가 가축의 체중을 증가 시킨다고 알려지면서 가축 사료에 항생제를 섞어주는 행위가 빈번히 보고되었고, 결국 이로 인한 항생제 내성 문제도 수면 위로 떠올랐다. 미국 식품의약국(FDA)이 가축의 성장을 목적으로 항생제 투여를 금지한 것은 당연한 조치였다. 그렇다면 항생제가 체중 증가를 유발하는 원인은 무엇일까? 체내에 투여한 항생제가 장관에 상주하는 미생물 군집(microbiome) 조성을 바꿔 지방축적을 늘린다는 게 현재 가장 유력한 원인으로 꼽힌다.[121-125] 항생제는 인체에 존재하는 유해세균과 유익세균 모두를 제거하는데, 장기간 항생제를 복용한 결과로 미생물 환경이 변화되고, 음식물 소화에 영향을 미쳐 체중 증가로까지 이어질 수 있다는 분석이다. 또 체중 증가에 영향을 미치는 미생물이 아니라 체중 증가를 억제하는 미생물을 제거해 체중이 증가한다고 예상할 수 있다. 문제는 사람에서도 이와 같은 현상이 일어난다는 것이다. 많은 연구를 통해 항생제 투여가 소아 비만의 원인이 될 수 있다는 근거들이 속속 포착되었는데, 이를테면 지난 2012년 네이처[126]나 국제비만학회지 등에도[127,128] 항생제 투여가 아이들의 체중에 미치는 영향을 조사한 연구들이 논란 속에 발표된 바 있다.

상반된 결과를 내보이긴 했지만 '항생제 사용과 소아 비만 사이의 연관성'을 밝힌 대규모 연구 결과 두 편이 그 주인공이다. 먼저 2016년 미국 콜로라도 의대(University of Colorado Anschutz Medical Campus) 스코트(Frank Irving Scott) 연구팀이 진행한 연구는 위장관학(Gastroenterology) 저널 3월 19일 자 온라인 판에 게재되며 주목받았다.[129] 2세 이전에 3회 이상의 항생제를 투여 받은 소아에서는 추후 소아 비만의 위험이 증가한다는 결과였다. 흥미로운 점은 항생제 복용을 자주 한 아이일수록 향후 비만이 될 가능성이 높다는 것이었다. 스코트 연구팀의 후향적 코호트 연구를 살펴보면, 2세 이전에 항생제에 노출된 소아에서는 2년 뒤인 4세 시점에서 비만 발생과의 연관성을 평가하기 위해, 영국에서 21,714명의 소아를 대상으로 1995~2013년까지 18년간의 전자의무기록 자료를 분석했다. 출생 3개월부터 4세까지의 신장과 체중을 추적 관찰했고, 산모와 형제자매의 당뇨 병력, 분만 방법, 사회경제 상태, 출생년도와 국가, 도시 거주 등이 로지스틱 회귀분석법(Logistic regression, 로지스틱 회귀분석은 반응변수가 "성공", "실패"로 나타나는 이항변수인 경우 사용하는 분석법으로 변수 간 연관성을 확인하는 방법)으로 평가됐다. 연구 결과에 따르면 참여 연구 인원의 6.4%에 해당하는 1,306명이 4세 시점에서 비만으로 판정받았다. 더욱이 항생제를 복용한 경험이 있는 소아에서는 그렇지 않은 소아에 비해 비만의 위험비가 21% 상승했다. 또 항생제의 투여 횟수가 늘수록 위험 비율은 더욱 크게 증가했다. 항생제를 1~2회 처방받은 경우 비만의 위험 비율은 7% 증가했지만, 3~5회로 증가하자 위험 비율 역시 41%로 껑충 뛰었다. 6회 이상 투약한 소아에선 비만 위험비율이 절반에 가까운 47%까지 높아졌다. 다만 세균을 죽이는 항생제와는 달리 곰팡이를 죽이는 항진균제는 위험비율이 19% 감소해 비만과 연관성이 없는 것으로 나타났다.

비슷한 시기에 이를 부정한 연구 결과도 공개되었다. 2016년 미국 의학협회잡지(JAMA) 3월 22, 29일자 온라인 판에 게재된 필라델피아 어린이병원 거버(Jeffrey Gerber) 연구팀은 출생 후 6개월 내에 항생제를 사용한 경우 소아 비만 발생과의 어떠한 연관성도 찾지 못했다고 밝혔다.[128] 연구를 주도한 거버 박사는 "당초 예상과는 달리 출생 후 첫 6개월간 항생제에 노출된 경험을 가진 신생아와 그렇지 않은 신생아 사이에는 7세 때까지 통계적으로 유의한 체중증가가 없었다."며 "소아를 비롯한 젊은 연령대에서 불필요한 항생제의 사용을 제한해야 하는 이유는 많지만, 체중 증가에 대한 위험 때문에 항생제의 사용을 제한해서는 안 된다"고 견해를 밝혔다. 미국의 펜실베이니아, 뉴저지, 델라웨어에 위치한 30개 소아과의원에서 실시된 후향적 종단연구(longitudinal study)는 20만 명 이상의 소아를 대상으로 진행되었다. 연구에는 항생제에 노출된 총 38,522명의 단일 태아 출생자를 비롯해 92명의 쌍둥이가 등록됐는데, 이들은 2001년 11월 1일~2011년 12월 31일 태어난 소아로 다양한 인종적 특징과 사회경제적 배경을 가진 것으로 나타났다. 또 대상이 된 소아는 35주 이상의 임신 기간과 출생 시 체중이 2kg 이상이었지만, 복잡한 만성질환으로 장기간 항생제를 복용했거나 수차례 전신적인 코르티코스테로이드(corticosteroid)를 처방받은 이력이 있는 아이들은 연구에서 제외되었다. 출생 후 첫 6개월 동안 전신 항생제(systemic antibiotics)를 사용한 소아를 대상으로 7세 때까지의 체중 변화를 살펴본 결과, 총 38,522명의 단일 태아 가운데 14%에 해당하는 5,287명이 생후 평균 4.3개월 시점에 항생제를 복용한 경험이 있었다. 주목할 점은 기존 우려와는 달리 항생제를 처방받은 아이에서도 이후 체중의 변화가 없었다는 것이다. 단일 태아 외에 92명의 쌍둥이에서도 결과는 같았다. 쌍둥이 46명은 생후 평균 4.5개월 시점에 항생제를 투여 받았지만, 이후 체중 변화에는 차이가 없었다.

왜 장내세균이 부각되는 것일까?

2018년 국제학술지 셀(Cell)에 실린 이스라엘 와이즈만 연구소(Weizmann Institute of Science)의 한 연구는 프로바이오틱스 효능을 상세히 기술한 것으로 소개된다.[130] 이 연구에서 참가자 19명을 2 그룹으로 나누어 14명에게는 프로바이오틱스 제품 11종을, 5명에게는 위약(플라시보)을 주어 매일 섭취하도록 하였다. 참가자들의 변화는 섭취 전, 섭취 중, 섭취 한 달 후 등 3번에 걸쳐 대변검사, 위내시경, 대장내시경, 미생물총(마이크로바이옴, microbiome)과 인체 숙주 전사체 분석(각 생명체가 발현 중인 유전자를 폭넓게 파악할 수 있는 분석으로, 이를 통해 어떤 생명체가 특정 환경에서 어떻게 대응하는지를 파악할 수 있다.) 등을 통해 심도 있게 관찰하였다. 결과에서 프로바이오틱스 섭취 그룹은 절반 정도에서 장내에 세균이 정착하고, 마이크로바이옴과 유전자 발현에 변화가 있었으나. 나머지 절반은 사실상 플라시보 그룹과 별 차이를 보이지 않았다. 이러한 사실은 상업화된 균주가 모든 사람에서 동일한 효과를 나타내지 않는다는 증거이다. 그간 누적된 프로바이오틱스 연구는 특정 조건 하에서 사람에게 세균이 어떤 효과를 줄 수 있는지 기술하였다. 즉, 항생제 치료로 장내 세균총이 붕괴된 일반적인 부작용을 개선하는 데 도움을 주거나, 미숙아로 태어난 신생아의 장 질환이나 과민성 대장증후군 개선에 도움을 준다는 유용한 결과도 있다.

장내세균의 중요성

프로바이오틱스의 중요성을 알 수 있는 예를 들어 보자. 아이를 임신하여 출산할 때 정상 분만을 하는 경우보다, 제왕절개를 통해 출산된 경우 자폐증, 아토피, 주의력 결핍과잉행동 장애(adult attention-deficit hyperactivity disorder, ADHD), 면역결핍증 등이 더 많이 발생한다.[131-135] 산모의 산도는 산성을 유지하면서 항문에서 질로 들어온 세균 가운데 유해 세균을 죽이고, 유익 세균만 생존할 수 있게 만든다.[136,137] 태아의 장은 원래 무균상태이다. 분만 시 아기의 머리가 산도를 통과해 입술이 질 벽과 접촉하면서 산모의 유익세균이 아기의 장으로 최초로 전달이 된다.[42,138] 엄마가 아기에게 주는 생애 첫 선물이 바로 프로바이오틱스이다. 그러나 제왕절개를 하면 공기 중에 있는 유해세균이 아기의 입을 통해 장에 먼저 자리를 잡게 된다. 인간이 태어나면서 어떤 미생물에 처음 노출이 되는지는 장내 미생물총의 초기 형성에 영향을 미치는 결정적인 인자이다. 그러므로 질식 분만으로 태어난 경우와 제왕 절개로 태어난 경우 장에 정착하기 시작하는 균의 종류가 달라진다. 질식 분만으로 태어난 아이는 엄마의 산도에 있는 균에 먼저 노출되고 분변에는 비피도박테리움(Bifidobacterium)이 많이 존재하는데 비해,[138-140] 제왕 절개로 태어난 아이는 피부에 상주하는 균에 먼저 노출되고 분변에 클렙시엘라(Klebsiella)와 엔테로코쿠스(Enterococcus) 같은 병원성, 염증 유발성 균들이 더 우세하다.[141-142] 생후 100일 동안은 인간의 대사기능, 내분비계, 신경계, 면역계 등이 성숙하는 중요한 시기다.[143] 이때 장내 미생물총이 이런 기능의 발달과정에서 필수적인 역할을 한다. 이런 이유로 제왕 절개로 태어나 장에 비피도박테리움의 정착이 늦어지는 것은 신생아의 면역 발달을 비롯한 향후 건강 상태에 영향을 준다. 최근 이 시기의 장내 미생물총이 뇌 기능 발달에도 중요한 역할을 한다는 것이 알려지면서 장내 미생물 불균형(dysbiosis)이 과잉행동증후군이나 자폐스펙트럼 질환과 같은 발달장애의 한 원인으로 추정된다.[144]

장내 세균 다양성의 중요성

가장 간단한 생명체인 대장균은 단지 세포 하나로 되어 있는 생명체이다. 생명체가 정상적 기능을 위해서는 유전자가 있어 필요한 영양소를 받아들이고, 필요할 경우 영양소를 대사하여 에너지를 얻어야 한다. 대장균의 경우 유전자가 4,401개 있으며, 116개의 RNA와 4,285 단백질을 코딩한다.[145] 하나의 세포로 이루어진 대장균이 이렇게 많은 유전자를 가지고 있는데, 생명체 중 가장 고등한 사람의 경우 얼마나 많은 유전자를 가지고 있을까? 전에는 적어도 300,000개 이상의 유전자가 있다고 생각하였다.[146] 그러나 최근 유전자에 대한 연구가 진행되어, 최종 발표된 휴먼 레퍼런스 게놈 버전인 GRCh38에서 사람의 경우 전체 유전자는 58,037개이고, 단백질을 코딩하는 유전자는 19,950개가 있다는 것이 밝혀졌다.[147] 참고로 마우스 경우 GRCm38에서 전체 유전자는48,709개이고, 단백질을 코딩하는 유전자는 22,018개이다. 막연하게 인간은 다른 동물이나 식물에 비해서 훨씬 복잡하고 월등하기 때문에 당연히 유전자 수가 훨씬 많을 것이라 생각해 왔다가 이런 사실을 접하니 충격을 받을 수밖에 없다. 이렇게 복잡한 인간이 왜 마우스와 꼬마선충(nematodes, 20,000개 유전자, 세포 수 1,000개)과[147] 비교해 유전자 수가 비슷하고, 옥수수(32,000개),[148,149] 쌀(50,000개 이상),[150] 밀(120,000개)[151]보다 훨씬 적은 유전자 수를 가지고 있을까? 어떻게 이렇게 소수의 유전자로 모든 생명체 중 최고가 되었을까? 2010년 크레이그 벤터 연구소(J Craig Venter Institute)가 세상에서 가장 작은 게놈을 가진 합성 박테리아(Syn 3.0)를 만들어 낸 결과를 사이언스(Science) 저널에 발표를 했다.[152] 놀랍게도 이 생명체의 유전자 수는 473개이며, 전체 DNA 염기 수는 530,000개 밖에 안 되는 이 합성 세포는 살아가는데 아무런 문제가 없다는 것이다. 이 합성 박테리아 생명체는 약 130배 이상 콤팩트하게 구성되어 있다. 즉, 인간 게놈의 대부분 영역에는 이 합성 박테리아가 가지지 못한 다른 것들로 130배나 채워져 있다는 것이다. 사람은 진화 과정 중에 우리 몸에 같이 공생하고 있는 세균들과 겹치는 유전자 경우 과감하게 세균의 유전자를 이용하면 되기 때문에 중복유전자를 제거하는 고도의 진화 과정 속에 최소의 유전자를 가지게 된 것이라 생각된다.

오늘날 사람은 항생제 남용 등으로 장내에 서식하는 유익 세균을 다 몰아내고 항생제에도 잘 살아남는 유해세균이 유익세균이 차지하고 있던 적소(niche, 아주 편한 꼭 맞는 자리)를 차지하게 됨으로써, 원래는 소수의 집단이었던 유해세균이 우세세균으로 바뀜으로써, 소수였을 적에는 나타내지 않던 나쁜 유전형질이 발현될 기회가 많아져 많은 질병을 유발한다. 유해세균이 일단 적소에 들어가면 우리가 유익세균인 프로바이오틱스를 많이 섭취하여 인해전술로 적소를 되찾을 정도가 되어야 하니 어느 정도 집락소를 보장하는 프로바이오틱스의 중요성이 또 한 번 중요함을 알 수 있다. 유익세균이 많아져야 우리 몸에 필요한 여러 물질을 최종 대사산물로 만들 수 있으니, 장내 세균의 다양성이 중요하다.

장내 미생물 불균형(dysbiosis)

장내 미생물의 불균형으로 인해 장내 미생물의 균형이 깨지면 장의 투과성이 증가하여 유해세균의 내독소가 분비된다.[153] 이를 장내 미생물 불균형(dysbiosis)이라 한다. 장의 벽은 어떤 물질이 혈액에 접근하지 못하도록 통제하는 일종의 물리적 방어벽으로 기능을 한다. 우리 몸 중 외부에 가장 많이 노출되는 곳이 장이다. 입에서 항문까지 전부 외부에 노출되어 있다. 그래서 혈액-장벽이 보호 역할을 하여 혈액내로 내독소 등 나쁜 것이 들어가지 못하도록 하는 데, 장벽에 구멍이 생길 경우 세균 내독소와 같은 독성물질이나, 세균, 항원 등이 장벽을 통과하여 면역체계가 활성화 될 수 있다. 장 누수라 부르는 장의 투과성 증가는 세포가 서로 연결된 상태로 유지하도록 하는 치밀 결합단백질(tight junction protein)이 분해되어 세포 사이에 틈이 생겨 일어난다. 부티르산(butyric acid, 또는 낙산)은 치밀 결합단백질의 발현을 증가시켜 장 누수를 예방하고 내독소 분비를 감소시킨다.[154] 장의 투과성이 증가되어 장 누수가 일어나면 신경과 근육을 포함하여 장 내막에도 영향을 준다. 설사, 변비, 복부팽만, 복통을 유발할 수 있다. 과민성대장증후군의 특징은 장 운동성의 변화와 장의 과민성 증가이다. 부티르산은 장 운동성을 증가시키고 장 과민성을 감소시키기 때문에 과민성대장증후군으로 고생할 경우 부티르산이 필요하다.[155]

장누수증후군

장내 세균은 우리 몸에 질병을 일으키는 유해세균과, 이러한 유해세균의 번식을 억제하는 물질을 분비하는 유익세균, 그리고 조건부 중간 세균이 있다. 중간 세균은 장 속에 유익세균이 많으면 유익세균 쪽으로 작용하고, 유해세균이 많으면 유해세균으로 작용하는 박쥐와 같은 존재이다. 이러한 유익세균과 유해세균의 균형이 깨지면 유해세균이 과도하게 증식하여 면역체계 이상을 초래한다.[156,157] 그러므로 몸에 좋지 않은 유해세균은 줄이고 몸에 좋은 유익세균을 늘려야 한다. 프로바이오틱스의 역할은 장내 유익세균을 늘리고, 유해세균을 억제하여 민감한 장 점막을 보호하며, 배변 활동을 원활하게 한다. 또한 호르몬의 분비를 조절하고 우리 몸에 필수인 일부 비타민을 생합성 하여 공급한다. 유해세균이 많아지면 유해세균들이 장 점막을 뚫고 우리 몸속을 침투할 기회를 노린다. 그러므로 면역세포가 최전방 초소에서 밀집함으로써 대장에서 장 점막을 뚫고 인체로 들어가려는 유해세균을 차단해준다. 장누수증후군[leaky gut syndrome, 장이 나빠지면 장을 둘러싸고 있던 점막 세포가 느슨해져서 장 속에 있던 유해 세균이나 음식물 분자들이 혈액으로 흘러 들어가 내독소(endotoxin)를 발생한다. 이 유해 세균들이 혈액을 타고 온몸을 돌아다니면서 염증이나 알레르기를 일으키게 되는데 이 현상을 장누수증후군이라고 한다.] 환자에서 천식, 만성 또는 계절성 알레르기, 아토피 알레르기, 류마티스, 각종 면역질환의 원인으로 지목되고 있다.[158)]

프로바이오틱스로 이용되는 세균

프로바이오틱스에 사용되는 세균으로는 여러 가지가 있다. 락토바실러스 카제이(*Lactobacillus casei*)는 유해 세균을 억제하고, 면역조절 기능과 설사에 도움이 되며,[159] 락토바실러스 람노서스(*L. rhamnosus*)는 유산균 중 가장 많이 연구된 균종이며, 그에 따라 임상시험 자료가 가장 많은 편이다.[160] 장의 정착성이 우수하고 위산과 담즙에도 잘 견딘다고 알려져 있다.[161-163] 많은 임상 데이터를 기반으로 일반 의약품으로 허가되어 있기도 하고 병원에서 처방으로 주는 대표적인 유산균 중 하나이다. 면역조절 효과가 뛰어날 뿐만 아니라, 내산성이 강해 장 정착력이 높아 유해세균의 침입을 억제한다.[161] 락토바실러스 플란타룸(*L. plantarum*)은 항균 물질을 만들어 면역 기능 조절과 독소 제거 능력이 뛰어 나고,[164-168] 락토바실러스 애시도필러스(*L. acidophilus*)는 생존력이 우수하고, 항생물질을 생성해 포도상구균, 살모넬라균, 헬리코박터균을 억제하며,[169] 락토바실러스 불가리쿠스는 면역, 항균 물질 생성 외에도 변비와 설사에 도움을 주며,[170] 락토바실러스 살리바리우스(*L. salivarius*)는 장내 정상 세균총의 균형에 도움이 되고,[171] 락토바실러스 루테리(*L. reuteri*)는 위산에 강하고,[172] 락토바실러스 브레비스(*L. brevis*)는 항염 작용을 갖는다.[173] 락토바실러스 가세리(*L. gasseri*)는 일명 모유 유산균이라고도 하며, 특이하게도 포도당, 말토오스 등의 단당류나 이당류를 녹말로 합성하는 기능이 있다.[174,175] 말 그대로 소화효소인 아밀라아제(amylase)와 반대 작용을 한다. 이 때문에 다이어트용 식품으로 각광을 받는다.[176] 비피도박테리움 락티스(*Bifidobacterium lactis*)는 면역 물질을 생성하도록 자극하고, 과민성 대장증후군, 염증성 질환에 효과적이며,[177] 비피도박테리움 브레브(*B. breve*)는 세균성 설사에 도움이 되며,[178] 비피도박테리움 롱검(*B. longum* 또는 *B. infantis*)은 위산에 강해 설사와 알레르기 예방에 도움이 된다.[179] 신생아의 장에서 자주 발견되는 균으로, 모유에 있는 다당류를 분해해서 먹고 산다.[180] 젖산을 생성해서 장내 유해 세균 번식을 억제해주는 순기능이 있다.[181,182] 비피도박테리움 비피둠(*B. bifidum*)과 같이 장 기능 강화에 도움을 준다고 여겨진다.[183] 요구르트 등의 우유 발효음료 제조에 자주 사용된다. 또한 이 세균은 장내 세균으로서 비타민 B 복합체와 비타민 K를 합성하고 건강한 장을 구축한다.[184] 그람 양성균으로, 항생제를 복용할 때 마구잡이로 죽어나가기 쉽다. 이럴 땐 비피도박테리움 비피둠을 따로 복용해서 보충해 줄 수 있다. 비피도박테리움 비피둠은 소화를 촉진하여 간의 무리를 줄여줌으로써 간경변이나 간염에 도움이 된다. 이런 이유로, 비피도박테리움 비피둠은 락토바실러스 애시도필러스에 비해 어린이나 간 질환 환자에게 적당한 박테리아로 인기를 얻고 있다. 우리나라에서 장 건강에 도움을 주는 기능성 원료로 고시하고 있는 균주로는 락토바실러스, 락토코쿠스(Lactococcus) 등 19종이 있으며, 균종별로 섭취 방법이나 효능 등에는 차이를 두고 있지 않다. 이처럼 프로바이오틱스의 범주에 들어가는 유익 세균은 대단히 많지만, 특히 락토바실러스(lactobacillus)와 비피더스(bifidus) 두 종류가 주종을 이루고 있다. 프로바이오틱스의 중요성을 이해하고자 하면 장을 제대로 알 필요가 있다. 장에는 백혈구 등 사람 면역 세포의 70~80%가 몰려 있는 장소이다. 이렇게 장에 면역 세포가 몰려 있는 이유는 음식물 찌꺼기가 소화와 발효, 부패 과정을 거치면서 수없이 많은 세균을 만들기 때문이다. 장 속에 있는 세균 수는 무려 100조가 넘어서, 대변 무게의 절반가량을 세균이 차지한다. 무게로 치면 거의 1~2 kg이나 된다.[185] 무려 고기 2근 반 정도의 세균이 우리 뱃속에 살고 있다. 연구에 따르면 장에는 100~1,000종 이상의 박테리아가 있다고 한다. 정확한 숫자를 말하기는 어렵지만, 장에 있는 모든 박테리아의 총 무게는 약 1~2 kg이다. 위에 있는 박테리아는 훨씬 적은 양이다. 우리는 소화 과정을 돕기 위해 위에 박테리아를 가지고 있다. 무게는 2~4 kg(4.4~8.8 파운드)으로 추정된다. 우리 몸 g당 약 5억 마리의 박테리아가 살고 있고, 무게는 약 1.5 그램이다. 입안에 가장 많은 박테리아를 가지고 있고, 위는 이 모든 박테리아가 생성되는 곳이다.

어떤 프로바이오틱스를 구매해야 할까?

시중에는 정말 셀 수 없을 정도의 다양한 종류의 프로바이오틱스가 나와 있고, 가격도 천자 만별이니 일반인이 어떤 프로바이오틱스를 구매하여야 할지 알 길이 없다. 프로바이오틱스는 살아 있는 균으로 입안에 들어가자마자 이물질로 인식되어 일부 제거가 되고, 식도를 통해 서식지인 장으로 가야 하는데, 위에서 분비되는 염산(HCl)으로 인해 대부분 분해된다. 그러므로 이러한 험난한 여로를 통과하여 서식지로 가 안착하기 위해서는 인해전술로 임해야 겨우 소수의 생균이 서식지에 도달하게 된다. 서식지에 도달하기 위해서는 최종적으로 서식지에 도달하는 균의 수가(프로바이오틱스의 기능성은 인정하고 있음에도 불구하고) 100만 집락소가 넘어야 가능성이 높아지니, 구매 시 얼마 이상을 보장하는지가 중요한 구매 조건 중 하나이다. 시중에 판매하는 많은 제품에 이러한 정보가 표시되지 않은 것들이 많이 있어 일단 정보가 없는 것은 값의 고하를 따질 필요 없이 구매에서 제외하는 것이 좋겠다.

프로바이오틱스 제품의 일일섭취량은 1억~10억 CFU(colony-forming unit, 배양한 균이 자라나 형성한 집락을 확인하여 균의 숫자를 측정하는 단위로 제품에서 표시하는 보장균수는 일반적으로 CFU를 의미한다.)이며, 장내 미생물 균총의 균형 및 개선을 통해 장내 유익 세균 증식과 유해 세균 억제에 도움을 주어야 하고, 배변활동을 원활하게 유지할 수 있도록 도움을 주어야 한다. 이러한 프로바이오틱스는 커닝엄 런들(Cunninghan-Rundles S) 등의 연구결과에 따르면 면역계를 자극하여 장 질환을 억제하며, 장내 병원 미생물과 영양소에 대한 경쟁적 이용을 통해 우위를 점한다고 보고되었다.[186] 프로바이오틱스는 유해세균보다 먼저 장 점막 결합부위(niche, 적소)를 미리 선점하여 유해세균이 장 점막에 부착하지 못하도록 억제하거나, 장 상피세포로의 침투도 억제한다. 프로바이오틱스는 항균 펩티드인 박테리오신, 유기산, 짧은사슬지방산, 과산화수소 등을 생성하여 유해세균(특히 병원성 세균)의 생육을 저해하거나, 내독소 생산의 억제를 통해 장 건강을 증진한다. 오늘날 프로바이오틱스는 전 세계적으로 널리 사용되고 있다. 그러나 과다 복용할 경우 복부팽만감, 소화불량, 설사, 변비, 복통 등이 일어날 수 있으며, 피부 홍반 및 가려움증과 같은 피부 부작용도 보고되었다. 중증 부작용으로는 면역억제제 사용 환자 경우 패혈증, 진균혈증 및 균혈증 등이 보고되었으며, 구조적 심장 질환자 경우 심장 내막염이 보고되었다. 또한 기저질환이 있는 영아, 어린이 및 성인에서 허혈성질환을 유발하기도 하며, 소장에서 염증반응 및 이와 관련된 합병증이 일어난 사례도 있다.

식약처가 인정한 프로바이오틱스는 원료마다 기능성이 다르기 때문에 원료를 살펴보고 제품을 구매하는 것이 도움이 된다. '*Lactobacillus gasseri* BNR17', 'Lactobacillus 복합물 HY7601+KY1032'은 체지방 감소에 도움을 줄 수 있다. 과채 유래 유산균(*L. plantarum* CJLP133)과 '*L. sakei* Probio65'는 면역 과민 반응에 의한 피부 상태 개선에 도움을 줄 수 있다. '프로바이오틱스 HY7714'는 피부 보습과 자외선 피부 손상으로부터 피부건강 유지에 도움을 줄 수 있다. 'UREX 프로바이오틱스'는 유산균 증식을 통해 여성의 질 건강에 도움을 줄 수 있다. '리스펙타(Respecta®) 프로바이오틱스'는 질 내 유익세균 증식과 유해 세균 억제에 도움을 줄 수 있다. '*Lactobacillus acidophilus* YT1'는 갱년기 여성 건강에 도움을 줄 수 있다. '*L. plantarum* IM76'과 '*B. longum* IM55 복합물(NVP1703)'은 면역 과민 반응에 의한 코 상태 개선에 도움을 줄 수 있다. 이처럼 이제는 프로바이오틱스도 질환별, 장기별로 선택의 폭이 넓어지고 있으니 스스로에게 맞는 제품을 찾을 수 있는 날이 빨리 왔으면 좋겠다.

프로바이오틱스의 불편한 진실

프로바이오틱스가 오히려 위험 요소로 작용할 가능성은 여전히 남아 있다. 2006년 스웨덴의 50대 여성은 매일 다량의 유산균 식품을 먹다 패혈증으로 사망했다. 2004~07년 네덜란드 프로바이오틱스 임상연구에서 유산균을 투여한 사람 가운데 24명이 사망했다.187) 국내에서도 2018년 5월 11일자 CBS 김현정의 뉴스쇼[훅! 뉴스] '프로바이오틱스 먹고 패혈증? 50대 女, 20일 만에 사망'이 보고되었다.65) 학계 일부에서는 프로바이오틱스의 과잉 복용은 패혈증, 심내막염, 폐렴 등으로 이어질 수 있다고 경고했다. 국내에서도 프로바이오틱스 이상 사례가 2009~17년 사이에 652건 보고됐다.187) 식품의약품안전처에 따르면, 설사, 변비, 복통, 두드러기 등의 증상이 많았다. 과총 자문포럼에서 이주훈 경희대 식품공학과 교수는 '장기 출혈이 있거나 천공이 생긴 경우 또는 면역 체계가 약화된 사람이 프로바이오틱스를 과다 섭취할 경우 패혈증 등 생명에 위협을 줄 수 있는 감염성 질환을 유발할 수 있다'고 하였다. 2014년 디다리(Didari T)은 약품 안전성 전문가 의견(Expert Opinion on Drug Safety)에 현존하는 프로바이오틱스 관련 안전성 분석연구를 총괄적으로 평가하였고, 연구 결과 프로바이오틱스 관련 주요 위해 효과는 패혈증, 균혈증, 장 허혈 등으로 중환자실에 입원한 환자, 위독한 신생아, 수술 후 입원환자, 면역력이 약한 환자에서 가장 심각하게 발생할 수 있다고 보고하였다.[188)]

프로바이오틱스 섭취 시 알아야 할 것들

프로바이오틱스는 몸속에서 서서히 증식해 시간이 지나면 우리 몸 밖으로 다시 빠져나간다. 대개 프로바이오틱스를 먹은 날로부터 48~72시간 후에는 급격히 감소되고, 4~5일이 지나면 대부분 장 밖으로 나간다.[189] 따라서 유산균은 꾸준히 섭취하는 것이 바람직하다. 그러므로 일주일에 3일에 한 번 정도는 섭취하는 것이 좋겠다. 식약처에선 프로바이오틱스가 장까지 생존해 도달하기 위해 위산이 중화된 식후에 섭취할 것을 권장한다. 다만 위산에 잘 견딜 수 있도록 겉면 처리를 한 장용성 코팅 제품 등은 식전, 식후 모두 섭취해도 된다. 프로바이오틱스는 꾸준히 섭취해야 기능성을 나타낼 수 있다. 장기적으로 섭취했는데도 별다른 개선이 없거나 불편한 증상을 느낀다면 섭취를 중단하거나 다른 제품으로 바꾸어 섭취할 필요가 있다. 항생제와 함께 먹으면 유익 세균이 사멸될 수 있어 항생제 복용이 끝난 이후에 섭취하는 게 좋다. 식중독 등으로 장 건강이 좋지 않은 경우 프로바이오틱스를 섭취하는 것은 오히려 위험을 초래할 수 있어 주의를 기울여야 한다. 면역력이 약한 유아나, 임산부, 고령층은 설사, 복통 등이 발생할 수 있다. 섭취 후에 설사, 불편함, 발진 등 이상 증상이 발생하면 섭취를 중단하거나 빈도를 줄여야 한다. 현재까지 치명적인 부작용은 없는 편이지만 2018년 '건강기능식품 재평가' 결과 프리바이오틱스 중 하나인 프락토올리고당 섭취 주의 사항에 '섭취 시 가스 참, 트림, 복통, 복부팽만감 등이 발생할 수 있음'이 추가 되었다. 유산균이 몸에 이로운 작용을 하는 것은 사실이나, 간혹 면역 결핍자에게 패혈증을 일으킬 수도 있다. 패혈증의 증상으로 고열, 심박 수 증가, 저혈압, 어지럼증, 집중력 저하, 구토, 수포 등의 증상이 나타나면 즉시 유산균 섭취를 중단해야하고, 기타 비교적 흔한 부작용으로는 여드름, 건선과 같은 알레르기 반응도 일으킬 수 있다. 또한 최근 일부 연구에서는 유산균이 브레인 포그(brain fog, '뇌에 낀 안개'라는 뜻으로, 머릿속이 뿌옇고 멍한 느낌이 지속되어 사고력과 집중력, 기억력이 저하되고 피로감과 우울감을 느끼는 현상을 총칭한다.)에 영향을 끼칠 수도 있다. 만약 본인이 브레인 포그 증상(머리가 혼란스럽고 안개같이 뿌옇게 돼 분명하게 생각하거나 표현하지 못하는 상태)을 겪고 있다면 유산균 복용을 중지해보는 것이 도움이 될 수도 있다. 2018년 미국 오거스트대 조지아의대 라오(Rao SSC) 연구팀은 기능성 위장관 장애(functional gastrointestinal disorder)로 명확히 분리할 수 없지만 복부팽만, 가스 생성, 브레인 포그를 갖고 있는 환자 가운데 '소장 내 세균 과잉증식'인 경우, 프로바이오틱스를 복용하면 증상이 악화될 수 있다고 보고한 바 있다.[190] 소장 내 세균 과잉증식(small intestinal bacterial overgrowth. SIBO)은 인체의 대장에 사는 장내 미생물이 어떠한 이유로 소장에 과도하게 존재하는 현상이다. 그 결과 미처 소화가 안 된 음식물이 세균에 의해 발효하면서 가스가 발생하게 되는데, 이는 속을 불편하게 만드는 것은 물론이고 브레인 포그를 유발할 수 있다. 그로 인해 환자는 집중력 부족, 불안 등의 증상을 느끼게 되며, 심할 경우 영양소 흡수 장애와 면역 불균형이 발생할 수 있다. 연구진들은 환자 42명 가운데 브레인 포그 증상이 있는 34명이 평소 프로바이오틱스를 섭취하고 있다는 사실을 알아냈다. 연구진은 환자들에게 항생제를 처방하고 복용 중인 프로바이오틱스나 요구르트를 잠시 끊으라고 권했다. 3개월 후 브레인 포그가 있는 환자의 85%가 증상이 사라졌고, 또한 70% 환자는 복부팽만, 복통, 가스 생성, 설사 등의 위장관 장애 증상이 확연히 개선됐다. 전문가들은 "프로바이오틱스 섭취가 브레인 포그의 직접적인 원인이라고 보기는 어렵다."면서도 "브레인 포그가 나타난 환자 다수가 평소 복부팽만, 복통, 가스 생성, 설사 등의 장애를 겪고 있었던 것으로 봐서 프로바이오틱스가 상황을 더 나쁘게 만들었을 수도 있다."고 말했다.

"사촌이 땅을 사면 배가 아프다"가 질투가 나기 때문이라기보다 "사촌이 땅을 사면 배라도 아파야 할 텐데"라는 속담이 잘 못 전해진 것이었음 좋겠다. 사촌이 땅을 샀는데 그 땅에 거름이라도 보태주고 싶은 선량한 마음에 생긴 속담이 일제 강점기에 바뀌었다는 이야기를 믿고 싶은 건 순전히 나의 욕심일지 모르겠다.

○ 참고 문헌

1. Cleveland C, Blascovich J, Gangi C, Finez L : (2010). When good teammates are bad: Physiological threat on recently formed teams. Small Group Research42(1):3-31. doi.org/10.1177/1046496410386245
2. Mayo Clinic : Somatic symptom disorder. www.mayoclinic.org/diseases-conditions/somatic-symptom-disorder/symptoms-causes/syc-20377776.
3. American Psychiatric Association : What is Somatic Symptom Disorder? www.psychiatry.org/patients-families/somatic-symptom-disorder/what-is-somatic-symptom-disorder
4. Michael Gershon : The Second Brain: A Groundbreaking New Understanding of Nervous Disorders of the Stomach and Intestine. Harper Perennial. 1999.11.17. ISBN-10 : 0060930721, ISBN-13 : 978-0060930721
5. Carabotti M, Scirocco A, Meselli MA, Severi C : (2015) The gut-brain axis: interactions between enteric microbiota, central and enteric nervous systems. Ann Gastroenterol 28(2):203–209. www.ncbi.nlm.nih.gov/pmc/articles/PMC4367209/
6. 계명대신문 : mens sana in corpore sano? http://gokmu.mediaon.co.kr/news/article.html?no=11744 2012.10.16.
7. Yano JM, Yu K, Donaldson GP, Shastri GG, Ann P, Ma L, Nagler CR, Ismagilov RF, Mazmanian SK, Hsiao EY : (2015) Indigenous bacteria from the gut microbiota regulate host serotonin biosynthesis. Cell 161(2):264–276. doi: 10.1016/j.cell.2015.02.047.
8. Leblhuber F, Steiner K, Schuetz B, Fuchs D, Gostner JM : (2018) Probiotic Supplementation in Patients with Alzheimer's Dementia - An Explorative Intervention Study. Curr Alzheimer Res 15(12):1106-1113. doi: 10.2174/1389200219666180813144834.
9. Naomi R, Embong H, Othman F, Ghazi HF, Maruthey N, Bahari H : (2021) Probiotics for Alzheimer's Disease: A Systematic Review. Nutrients 14(1):20. doi: 10.3390/nu14010020.
10. Chandra S, Sisodia SS, Vassar RJ : (2023) The gut microbiome in Alzheimer's disease: what we know and what remains to be explored. Mol Neurodegeneration 18:9. doi.org/10.1186/s13024-023-00595-7
11. Guo L, Xu J, Du Y, Wu W, Nie W, Zhang D, Luo Y, Lu H, Lei M, Xiao S, Jun L : (2021) Effects of gut microbiota and probiotics on Alzheimer's disease. Translational Neuroscience 12(1):573-580. doi.org/10.1515/tnsci-2020-0203
12. Kaiyrlykyzy A, Kozhakhmetov S, Babenko D, Zholdasbekova G, Alzhanova D, Olzhayev F, Baibulatova A, Kushugulova AR, Askarova S : (2022) Study of gut microbiota alterations in Alzheimer's dementia patients from Kazakhstan. Sci Rep 12:15115. doi.org/10.1038/s41598-022-19393-0

13. Sampson TR, Debelius JW, Thron T, Janssen S, Shastri GG, Ilhan ZS, Challis C, Schretter CE, Rocha S, Gradinaru V, Chesselet M-F, Keshavarzian A, Shannon KM, Krajmalnik-Brown R, Wittung-Stafshede P, Knight R, Mazmanian SK : (2016) Gut Microbiota Regulate Motor Deficits and Neuroinflammation in a Model of Parkinson's Disease. Cell 167(6):1469-1480.e12. doi: 10.1016/j.cell.2016.11.018.
14. Sharon G, Cruz NJ, Kang D-W, Gandal MJ, Wang B, Kim Y-M, Zink EM, Casey CP, Taylor BC, Lane CJ, Bramer LM, Isern NG, Hoyt DW, Noecker C, Sweredoski MJ, Moradian A, Borenstein E, Jansson JK, Knight R, Metz TO, Lois C, Geschwind DH, Krajmalnik-Brown R, Mazmanian SK : (2019) Human Gut Microbiota from Autism Spectrum Disorder Promote Behavioral Symptoms in Mice. Cell 177(6):1600-1618.e17. doi: 10.1016/j.cell.2019.05.004.
15. Gabanyi I, Lepousez G, Wheeler R, Vieites-Prado A, Nissant A, Wagner S, Moigneu C, Dulauroy S, Hicham S, Polomack B, Verny F, Rosenstiel P, Renier N, Boneca IG, Eberl G, Lledo P-M : (2022) Bacterial sensing via neuronal Nod2 regulates appetite and body temperature. Science 376(6590):eabj3986. doi: 10.1126/science.abj3986
16. Levy A, Stedman A, Deutsh E, Dannadieu F, Virgin HW, Sansonetti PJ, Nigro G : (2020) Innate immune receptor NOD2 mediates LGR5+ intestinal stem cell protection against ROS cytotoxicity via mitophagy stimulation. Proc Natl Acad Sci U S A 117(4):1994-2003. doi: 10.1073/pnas.1902788117.
17. 김여리 기자, 트리니티메디컬뉴스 : 장((腸) 건강이 뇌 건강'... '장뇌 축' 작동 메커니즘 확인. https://blog.naver.com/cskw11/222716209428 2022.04.27.
18. Mayo Clinic Staff : Germs: Understand and protect against bacteria, viruses and infections. www.mayoclinic.org/diseases-conditions/infectious-diseases/in-depth/germs/art-20045289
19. Jessica Snyder Sachs : Good Germs, Bad Germs: Health and Survival in a Bacterial World. Hill and Wang. 2008.09.30. ISBN-10 : 0809016427, ISBN-13 : 978-0809016426 [좋은 균 나쁜 균 세균 세상에서 건강하게 살아남기. 제시카 스나이더스 색스 저, 김정은 역. 글항아리. 2012.07.23. ISBN-13 : 9788967350031, ISBN-10 : 8967350031.]
20. Health and the People : Germ Theory. https://healthandthepeople.ncl.ac.uk/germ-theory/
21. 위키백과 : 바이러스 https://ko.wikipedia.org/ wiki/바이러스
22. effendorf : Bacteria Versus Body Cells. https://www.eppendorf.com/us-en/beyond-science/health-medicine/bacteria-versus-body-cells-a-11-tie/ January 10, 2022.
23. Nicholas Bakalar, The New York Times : 40 Trillion Bacteria on and in Us? Fewer Than We Thought. Feb. 15, 2016. https://www.nytimes.com/2016/02/16/science/40-trillion-bacteria-on-and-in-us-fewer-than-we-thought.html
24. Elizabeth Lee, VOA : We're Only About 43% Human, Study Shows. https://www.voanews.com/a/research-estimates-we-are-only-about-43-percent-human/4932876.html
25. Conexus Healthcare : [Digestive Health Series] The Gut Microbiome 'Our Own Little Universe Inside Us' https://conexus-healthcare.org/uncategorised/digestive-health-series-the-gut-microbiome-our-own-little-universe-inside-us/
26. Davies J : (2001) In a map for human life, count the microbes, too. Science. 291(5512):2316. doi: 10.1126/science.291.5512.2316b.
27. Wong M-W, Yi C-H, Liu T-T, Lei W-Y Hung JS, Lin C-L, Lin S-Z, Chen C-L : (2018) Impact of vegan

diets on gut microbiota: An update on the clinical implications. Ci Ji Yi Xue Za Zhi. 30(4):200-203. doi: 10.4103/tcmj.tcmj_21_18.

28. Frank DN, St Amand AL, Feldman RA, Boedeker EC, Harpaz N, Pace NR : (2007) Molecular-phylogenetic characterization of microbial community imbalances in human inflammatory bowel diseases. Proc Natl Acad Sci U S A 104(34):13780-5. doi: 10.1073/pnas.0706625104.
29. Sender R, Fuchs S, Milo R : (2016) Are We Really Vastly Outnumbered? Revisiting the Ratio of Bacterial to Host Cells in Humans. Cell. 164(3):337-40. doi: 10.1016/j.cell.2016.01.013.
30. Milani C, Duranti S, Bottacini F, Casey E, Turroni F, Mahony J, Belzer C, Palacio SD, Montes SA, Mancabelli L, Lugli GA, Rodriguez JM, Bode L, de Vos W,d, Gueimonde M, Margolles A, van Sinderen D, Ventura M : (2017) The First Microbial Colonizers of the Human Gut: Composition, Activities, and Health Implications of the Infant Gut Microbiota. Microbiol Mol Biol Rev 81(4):e00036-17. doi: 10.1128/MMBR.00036-17
31. Tanaka M, Nakayama J : (2017) Development of the gut microbiota in infancy and its impact on health in later life. Allergology International 66(4):515-522. doi.org/10.1016/j.alit.2017.07.010
32. Houghteling PD, Walker WA : (2015) Why is initial bacterial colonization of the intestine important to the infant's and child's health? J Pediatr Gastroenterol Nutr 60(3):294–307. doi: 10.1097/MPG.0000000000000597
33. Perez-Muñoz ME, Arrieta M-C, Ramer-Tait AE, Walter J : (2017) A critical assessment of the "sterile womb" and "in utero colonization" hypotheses: implications for research on the pioneer infant microbiome. Microbiome 5:48. doi.org/10.1186/s40168-017-0268-4
34. Coscia A, Bardanzellu F, Caboni E, Fanos V, Peroni DG : (2021) When a Neonate Is Born, So Is a Microbiota. Life(Basel) 11(2):148. doi: 10.3390/life11020148
35. Walker RW, Clemente JC, Peter I, Loos RJF : (2017) The prenatal gut microbiome: Are we colonized with bacteria in utero? Pediatr Obes 12(Suppl 1):3–17. doi: 10.1111/ijpo.12217
36. Jiménez E, Marín ML, Martín R, Odriozola JM, Olivares M, Xaus J, Fernández L, Rodríguez JM : (2008) Is meconium from healthy newborns actually sterile? Res Microbiol 159(3):187-193. doi.org/10.1016/j.resmic.2007.12.007
37. Ardissone AN, de la Cruz DM, Davis-Richardson AG, Rechcigl KT, Li N, Drew JC, Murgas-Torrazza R, Sharma R, Hudak ML, Triplett EW, Neu J : (2014) Meconium Microbiome Analysis Identifies Bacteria Correlated with Premature Birth. PLOS ONE 9(6):e101399. doi.org/10.1371/journal.pone.0101399
38. Stinson LF, Boyce MC, Payne MS, Keelan JA : (2019) The Not-so-Sterile Womb: Evidence That the Human Fetus Is Exposed to Bacteria Prior to Birth, Front Microbiol Sec. Systems Microbiology Volume 10 – 2019, doi.org/10.3389/fmicb.2019.01124
39. Wang Y, Wu J, Lv M, Shao Z, Hungwe M, Wang J, Baim X, Xie J, Wang Y, Geng W : (2021) Metabolism Characteristics of Lactic Acid Bacteria and the Expanding Applications in Food Industry. Front Bioeng Biotechnol 9:612285. doi: 10.3389/fbioe.2021.612285
40. Ibrahim SA, Ayivi RD, Zimmerman T, Siddiqui SA, Altemimi AB, Fidan H, Esatbeyoglu T, Bakhshayesh RV : (2021) Lactic Acid Bacteria as Antimicrobial Agents: Food Safety and Microbial Food Spoilage Prevention. Foods10(12):3131. doi: 10.3390/foods10123131.

41. Wikipedia : Bifidobacterium. https://en.wikipedia.org/wiki/Bifidobacterium
42. Liu R, Sun B : (2023) Lactic Acid Bacteria and Aging: Unraveling the Interplay for Healthy Longevity. Aging and disease. 2023 doi.org/10.14336/AD.2023.0926
43. Han X, Liu F, Zhang Q, Mao B, Tang X, Huang J, Guo R, Zhao J, Zhang H, Cui S,i Chen W : (2022) Effects of Zn-Enriched Bifidobacterium longum on the Growth and Reproduction of Rats. Nutrients 14(4):783. doi: 10.3390/nu14040783
44. Hyang Mi An, Eun Hye Baek, Seok Jang, Do Kyung Lee, Mi Jin Kim, Jung Rae Kim, Kang Oh Lee, Jong Gi Park, Nam Joo Ha : (2010) Efficacy of Lactic Acid Bacteria (LAB) supplement in management of constipation among nursing home residents. Nutr J 9:5. doi: 10.1186/1475-2891-9-5
45. Iancu MA, Profir M,2 Oana Alexandra Roşu OA, Ionescu RF, Cretoiu SM, Gaspar BS : (2023) Revisiting the Intestinal Microbiome and Its Role in Diarrhea and Constipation. Microorganisms 11(9):2177. doi: 10.3390/microorganisms11092177
46. Saturio S, Nogacka AM, Alvarado-Jasso GM, Salazar N, de Los Reyes-Gavilán CG, Gueimonde M, Arboleya S : (2021) Role of Bifidobacteria on Infant Health. Microorganisms 23;9(12):2415. doi: 10.3390/microorganisms9122415.
47. Mueller NT, Bakacs E, Combellick J, Grigoryan Z, Dominguez-Bello MG : (2015) The infant microbiome development: mom matters. Trends Mol Med21(2):109-17. doi: 10.1016/j.molmed.2014.12.002.
48. Mazzola G : The role of bifidobacteria in newborn health and the intestinal microbial balance. ALMA MATER STUDIORUM – UNIVERSITY OF BOLOGNA. https://amsdottorato.unibo.it/6832/1/mazzola_giuseppe_tesi.pd
49. Brian JB Wood (ed) : The Lactic Acid Bacteria:Volume 1, The Lactic Acid Bacteria in Health and Disease. Springer New York, NY, 2012.12.06. ISBN : 978-1-4615-3522-5, doi.org/10.1007/978-1-4615-3522-5
50. Boudry G, Charton E, Le Huerou-Luron I, Ferret-Bernard S, Le Gall S, Even S, Blat S : (2021) The Relationship Between Breast Milk Components and the Infant Gut Microbiota. Front Nutr 8:629740. doi: 10.3389/fnut.2021.629740.
51. Lyons KE, Ryan CA, Dempsey EM, Ross RP, Stanton C : (2020) Breast Milk, a Source of Beneficial Microbes and Associated Benefits for Infant Health. Nutrients 12(4):1039. doi: 10.3390/nu12041039.
52. Minami J, Odamaki T, Hashikura N, Abe F, Xiao JZ : (2016) Lysozyme in breast milk is a selection factor for bifidobacterial colonisation in the infant intestine. Benef Microbes 7(1):53-60. doi: 10.3920/BM2015.0041.
53. Crovesy L, Ostrowski M, Ferreira DMTP, Rosado EL, Soares-Mota M : (2017) Effect of Lactobacillus on body weight and body fat in overweight subjects: a systematic review of randomized controlled clinical trials. Int J Obes(Lond) 41(11):1607-1614. doi: 10.1038/ijo.2017.161.
54. Goldin BR, Swenson L, Dwyer J, Sexton M, Gorbach S : (1960) Effect of Diet and Lactobacillus acidophilus Supplements on Human Fecal Bacterial Enzymes. JNCI 64:255-261. doi: 10.1093/jnci/64.2.255
55. Woo Jin Choi, Hye Jin Dong, Hyun Uk Jeong, Dong Wook Ryu, Soo Min Song, Yu Ri Kim, Hyun Ho Jung, Tai Hoon Kim, Yeung-Hyen Kim : (2020) Lactobacillus plantarum LMT1-48 exerts anti-

obesity effect in high-fat diet-induced obese mice by regulating expression of lipogenic genes. Sci Rep 10:869 doi.org/10.1038/s41598-020-57615-5

56. Pais P, Almeida V, Yılmaz M, Teixeira MC (2020) Saccharomyces boulardii: What Makes It Tick as Successful Probiotic? J Fungi(Basel) 6(2):78. doi: 10.3390/jof6020078.
57. Kaźmierczak-Siedlecka K, Ruszkowski J, Fic M, Folwarski M, Makarewicz W : (2020) Saccharomyces boulardii CNCM I-745: A Non-bacterial Microorganism Used as Probiotic Agent in Supporting Treatment of Selected Diseases. Curr Microbiol 77(9):1987-1996. doi: 10.1007/s00284-020-02053-9.
58. Orla-Jensen S : (1919) The Lactic Acid Bacteria; Andr Fred Host and Sons imp: Copenhagen, Denmark.
59. Rogosa M, Hansen PA : (1971) Nomenclatural considerations of certain species of Lactobacillus Beijerinck: Request for an opinion. Int. J. Syst. Bacteriol. 1971, 21, 177–186.
60. Lokaj J, John C. Ilja Iljic Mecnikov a Paul Ehrlich : (2008) laureáti Nobelovy ceny v r. 1908 za práce o imunite [Ilya Ilich Metchnikov and Paul Ehrlich: 1908 Nobel Prize winners for their research on immunity]. Epidemiol Mikrobiol Imunol 57(4):119-24. Czech.
61. 라온 : 티벳버섯(Tibetan mushroom, Kefir)에 대하여. https://blog.naver.com/PostView.naver?blogId=rhdydtjr99&logNo=222615004568&parentCategoryNo=&categoryNo=210&viewDate=&isShowPopularPosts=true&from=search 2022,01.07.
62. Yakult : Background. www.yakult.co.jp/english/ir/management/profile.html
63. Kato-Kataoka A, Nishida K, Takada M, Suda K, Kawai M, Shimizu K, Kushiro A, Hoshi R, Watanabe O, Igarashi T, Miyazaki K, Kuwano Y, Rokutan K : (2016) Fermented milk containing Lactobacillus casei strain Shirota prevents the onset of physical symptoms in medical students under academic examination stress. Benef Microbes 7(2):153-6. doi: 10.3920/BM2015.0100.
64. Food and Agriculture Organization and World Health Organization Expert Consultation. Evaluation of health and nutritional properties of powder milk and live lactic acid bacteria. Córdoba, Argentina: Food and Agriculture Organization of the United Nations and World Health Organization; 2001. ftp://ftp.fao.org/es/esn/food/probio_report_en.pdf.
65. 김정훈의 훅 뉴스, CBS 노컷뉴스 : [훅!뉴스] 프로바이오틱스 먹고 패혈증? 50대女, 20일만에 사망. https://v.daum.net/v/20180511103002608 2018.05.11.
66. Kollath W : (1953) Ernahrung und Zahnsystem (Nutrition and the tooth system. general review with special reference to vitamins). Dtsch Zahnarztl Z 8(11):Suppl 7–16.
67. Petuely F : (1958) Der Bifidofaktor. Dtsch Med Wochenschr 82:1957-1960.
68. Lilly DM, Stillwell RH : (1965) Probiotics: Growth-Promoting Factors Produced by Microorganisms. Science 147:747-748. https://doi.org/10.1126/science.147.3659.747.
69. Fujii A, Cook ES : (1973) Probiotics. Antistaphylococcal and antifibrinolytic activities of omega-guanidino acids and omega-guanidinoacyl-L-histidines. J Med Chem 16(12):1409-11. doi: 10.1021/jm00270a023.
70. Parker RB : (1974) Probiotics, the other half of the antibiotic story. Anim Nutr Health 29:4-8.
71. Havenaar R, Huis in't Veld JHJ :(1992) Probiotics; A General Review in the Lactic Acid Bacteria in Health and Disease. In: Wood, B(Ed) Elsevier, London, pp.151~170. 1992. http://dx.doi.

org/10.1007/978-1-4615-3522-5_6.

72. Fuller R(Ed.) : Probiotics: The Scientific Basis. Chapman & Hall, London. 1992, http://dx.doi.org/10.1007/978-94-011-2364-8
73. Salminen S, Ouwehand A , Benno Y, Lee YK : (1999) Probiotics: how should they be defined? Trends Food Sci Technol 10(3):107-110. https://doi.org/10.1016/S0924-2244(99)00027-8
74. FAO/WHO (2006) Probiotics in Food: Health and Nutritional Properties and Guidelines for Evaluation. Report of a Joint FAO/WHO Expert Consultation on Evaluation of Health and Nutritional Properties of Probiotics in Food Including Powder Milk with Live Lactic Acid Bacteria, Cordoba, Argentina, 1-4 October 2001 [and] Report of a Joint FAO/WHO Working Group on Drafting Guidelines for the Evaluation of Probiotics in Food, London, Ontario, Canada, 30 April-1 May 2002. FAO Food and Nutrition Paper 85, Food and Agriculture Organization of the United Nations, World Health Organization, Rome. p.85.
75. WHO : Diet, Nutrition, and the Prevention of Chronic Diseases. WHO Technical Report Series No. 916. 2002. https://www.who.int/publications/i/item/924120916X
76. Hutkins RW, Krumbeck JA, Bindels LB, Cani PD, Fahey G, JrGohY J, Hamaker B, Martens EC, Mills DA, Rastal RA, Vaughan E, Sanders ME : (2016) Prebiotics: Why definition matter. Curr Opin Biotechnol 37:1-7. doi: 10.1016/j.copbio.2015.09.001.
77. Food and Agriculture Organization of the United Nations/World Health Organization [FAO/WHO] : Food and Agriculture Organization of the United Nations/World Health Organization health and nutritional properties of probiotics in food including powder milk with live lactic acid bacteria. http://www.who.int/foodsafety/publications/fs_ management/probiotics
78. Food and Agriculture Organization of the United Nations/World Health Organization [FAO/WHO]. Guidelines for the evaluation of probiotics in food. In joint FAO/WHO working group on drafting guidelines for the evaluation of probiotics in food; WHO: London, Ontario, Canada, 2002.
79. Report of a Joint FAO/WHO Expert Consultation on Evaluation of Health and Nutritional Properties of Probiotics in Food including Powder Milk with Live Lactic Acid Bacteria. Cordoba, Argentina, 1-4 October 2001, Food and Agriculture Organization of the United Nations, World Health Organization. Food and Agriculture Organization of the United Nations, 2001
80. Report of a Joint FAO/WHO Working Group on Drafting Guidelines for the Evaluation of Probiotics in Food. London Ontario, Canada 30 April-1 May 2002. https://www.mhlw.go.jp/file/05-Shingikai-11121000-Iyakushokuhinkyoku-Soumuka/0000197343.pdf
81. FAO Food and Nutrition Paper 85 : Probiotics in Food. Health and Nutritional Properties and guidelines for evaluation. www.fao.org/3/a0512e/a0512e.pdf
82. Swanson KS, Gibson GR, Hutkins R, Reimer RA, Reid G, Verbeke K, Scott KP, Holscher HD, Azad MB, Delzenne NM, Sanders ME : (2020) International Scientific Association for Probiotics and Prebiotics (ISAPP) consensus statement on the definition and scope of synbiotics. Nat Rev Gastroenterol Hepatol 17:687–701. doi.org/10.1038/s41575-020-0344-2
83. 성진규, 하이닥 : 장의 균형을 지켜주는 '프로바이오틱스', 그 효능은? [비타민 바이블] https://v.daum.net/v/20220906135114598 2022.09.06.
84. 최희주 기자, 소셜타임스 : 식약처 고시 '프로바이오틱스' 기능성 원료 따로 있나...종류별 특징은.

www.esocialtimes.com/news/articleView.html?idxno=30719 2022.11.07.
85. 농림식품기술기획평가원 : 2022년 식품 R&D 이슈 4. 포스트바이오틱스 분야 동향 보고서. file:///C:/Users/user/Downloads/2022년%20식품R&D%20이슈%204_포스트바이오틱스%20분야.pdf
86. 식품의약품안전처 식품분야 공전 온라인 서비스 : 건강기능식품공전. https://various.foodsafetykorea.go.kr/fsd/#/ext/Document/FF
87. Zheng J, Wittouck S, Salvetti E, Franz CMAP, Harris HM, Mattarelli P, O'Toole PW, Pot B, Vandamme P. Walter J, Watanabe K, Wuyts S, Felis GE, Gänzle MG, Lebeer S : (2020) A taxonomic note on the genus Lactobacillus: Description of 23 novel genera, emended description of the genus Lactobacillus Beijerinck 1901, and Union of Lactobacillaceae and Leuconostocaceae. I J Syst Evol Microbiol 70(4):2782–2858. doi: 10.1099/ijsem.0.004107.
88. Mayo Clinic Staff : Chronic stress puts your health at risk. www.mayoclinic.org/healthy-lifestyle/stress-management/in-depth/stress/art-20046037
89. Dave ND, Xiang L, Rehm KE, Marshall GD Jr. : (2011) Stree and Allergic Disease. Immunol Allergy Clin North Am 31(1):55–68. doi: 10.1016/j.iac.2010.09.009
90. Harvard Health Publishing : Is stress making your allergy symptoms worse? www.health.harvard.edu/diseases-and-conditions/is-stress-making-your-allergy-symptoms-worse, 2021.04.19.
91. Appleton J : (2018) The Gut-Brain Axis: Influence of Microbiota on Mood and Mental Health. Integr Med(Encinitas) 17(4):28-32. www.ncbi.nlm.nih.gov/pmc/articles/PMC6469458/
92. Foster JA, Rinaman L, Cryan JF : (2017) Stress & the gut-brain axis: Regulation by the microbiome. Neurobiology of Stress 7:124-136. doi.org/10.1016/j.ynstr.2017.03.001.
93. Terry N, Margolis KG : (2017) Serotonergic Mechanisms Regulating the GI Tract: Experimental Evidence and Therapeutic Relevance. Handb Exp Pharmacol 239:319–342. doi: 10.1007/164_2016_103
94. Bektaş A, Erdal H, Ulusoy M, Uzbay IT : (2020) Does Serotonin in the intestines make you happy? Turk J Gastroenterol 31(10):721–723. doi: 10.5152/tjg.2020.19554
95. Joanna Thompson, Quanta magazine : The Cause of Depression Is Probably Not What You Think. www.quantamagazine.org/the-cause-of-depression-is-probably-not-what-you-think-20230126/
96. Moncrieff J, Cooper RE, Stockmann T, Amendola S, Hengartner MP, Horowitz MA : (2023) The serotonin theory of depression: a systematic umbrella review of the evidence. Mol Psychiatry 28:3243–3256. doi.org/10.1038/s41380-022-01661-0
97. Caltech : Microbes Help Produce Serotonin in Gut. www.caltech.edu/about/news/microbes-help-produce-serotonin-gut-46495 2015. 04.09.
98. Yano JM, Yu K, Donaldson GP, Shastri GG, Ann P, Ma L, Nagler CR, Ismagilov RF, Mazmanian SK, Hsiao EY : (2015) Indigenous bacteria from the gut microbiota regulate host serotonin biosynthesis. Cell 161(2):264-76. doi: 10.1016/j.cell.2015.02.047.
99. Bakshi A, Tadi P, National Library of Medicine StatPearls : Biochemistry, Serotonin. www.ncbi.nlm.nih.gov/books/NBK560856/ 2022.10.05.
100. Israelyan N, Margolis KG : (2019) Serotonin as a link between the gut-brain-microbiome axis in autism spectrum disorders. Pharmacol Res 140:115–120. doi: 10.1016/j.phrs.2018.12.023
101. Garcia-Gutierrez E, Narbad A, Rodríguez JM : (2020) Autism Spectrum Disorder Associated With Gut Microbiota at Immune, Metabolomic, and Neuroactive Level. Front Neurosci Sec.

Neuropharmacology Volume 14 – 2020, doi.org/10.3389/fnins.2020.578666

102. Dinan TG, Cryan JF : (2017) Gut instincts: microbiota as a key regulator of brain development, ageing and neurodegeneration. J Physiol 595(2):489–503. doi: 10.1113/JP273106
103. Sudo N, Chida Y, Aiba Y, Sonoda J, Oyama N, Yu XN, Kubo C, Koga Y : (2004) Postnatal microbial colonization programs the hypothalamic-pituitary-adrenal system for stress response in mice. J Physiol. 558(Pt 1):263-75. doi: 10.1113/jphysiol.2004.063388.
104. Dash S, Syed YA, Khan MR : (2022) Understanding the Role of the Gut Microbiome in Brain Development and Its Association With Neurodevelopmental Psychiatric Disorders. Front Cell Dev Biol 10:880544. doi: 10.3389/fcell.2022.880544
105. Sharon G, Sampson TR, Geschwind DH, Mazmanian SK : (2016) The Central Nervous System and the Gut Microbiome. Cell 167(4):915-932. doi: 10.1016/j.cell.2016.10.027.
106. Gun-Ha Kim, Jung-Ok Shim : (2023) Gut microbiota affects brain development and behavior. Clin Exp Pediatr 66(7):274-280. doi.org/10.3345/cep.2021.01550
107. Wang Y, Wang Z, Wang Y, Li F, Jia J, Song X, Qin S, Wang R, Jin F, Kitazato K, Wang Y : (2018) The Gut-Microglia Connection: Implications for Central Nervous System Diseases. Front Immunol Sec. Multiple Sclerosis and Neuroimmunology Volume 9 – 2018, doi.org/10.3389/fimmu.2018.02325
108. Carabotti M, Scirocco A, Maselli MA, Severi C : (2015) The gut-brain axis: interactions between enteric microbiota, central and enteric nervous systems. Ann Gastroenterol 28(2):203-209. www.ncbi.nlm.nih.gov/pmc/articles/PMC4367209/
109. Fard NA, Armstrong H, Perry T, Wine E : (2023) Appendix and Ulcerative Colitis: a Key to Explaining the Pathogenesis and Directing Novel Therapies? Inflamm Bowel Dis 29(1):151–160. doi: 10.1093/ibd/izac106
110. Petruzziello C, Saviano A, Ojetti V : (2023) Probiotics, the Immune Response and Acute Appendicitis: A Review. Vaccines(Basel). 11(7):1170. doi: 10.3390/vaccines11071170
111. Lana Bandoim, Very Well Health : What Does the Appendix Do? www.verywellhealth.com/what-does-the-appendix-do-5270731, Medically reviewed by Jane Kim, 2023.02.05.
112. 한국창조과학회 : 흔적기관으로 주장되던 맹장의 기능이 발견되었다(Appendix to the vestigial organ story : Whoops Function Found). 미디어위원회 진화론-교과서. 2007.10.17. https://creation.kr/Textbook/?idx=1289640&bmode=view
113. Science Daily : Appendix Isn't Useless At All: It's A Safe House For Good Bacteria. October 8, 2007. Source : Duke University Medical Center. https://www.sciencedaily.com/releases/2007/10/071008102334.htm
114. Bollinger R, Barbas AS, Bush EL, Lin SS, Parker W : (2007) Biofilms in the normal human large bowel: fact rather than fiction. Gut 56(10):1481-2. https://pubmed.ncbi.nlm.nih.gov/17872584/
115. Wiedersheim R : (1893) The Structure of Man: An Index to His Past History. Second Edition. Translated by H. and M. Bernard. London: Macmillan and Co. 1895. ISBN-10 : 1163775193, ISBN-13 : 978-1163775196
116. Kohanzadeh A, Somogyi DZ, Krovitz MB : (2022) Tonsillectomy and poliomyelitis: Development of causality. Int J Pediat Otorhinolaryngol 162:111290. doi.org/10.1016/j.ijporl.2022.111290
117. Radman M, Ferdousi A, Khorramdelazad H, Jalali P : (2020) Long-term impacts of tonsillectomy on children's immune functions. J Family Med Prim Care 9(3):1483–1487. doi: 10.4103/jfmpc.

jfmpc_935_19
118. Ham K, Wieland C : (1997) Your appendix ... it's there for a reason. Creation 20(1):41-42. https://creation.com/your-appendix-its-there-for-a-reason
119. Bergman J : (2000) Do any vestigial organs exist in humans? J Creation 14(2):95-98. https://dl0.creation.com/articles/p027/c02765/j14_2_95-98.pdf
120. Jerry Bergman : Do any vestigial organs exist in humans? https://creation.com/do-any-vestigial-organs-exist-in-humans. Original article : J Creation 14(2):95–98, August 2000
121. Vallianou N, Dalamaga M, Stratigou T, Karampelam I, Tsigalou C : (2021) Do Antibiotics Cause Obesity Through Long-term Alterations in the Gut Microbiome? A Review of Current Evidence. Curr Obes Rep 10(3):244–262. doi: 10.1007/s13679-021-00438-w
122. Cox LM, Blaser MJ : (2015) Antibiotics in early life and obesity. Nat Rev Endocrinol 11(3):182–190. doi: 10.1038/nrendo.2014.210
123. Leong KSW, Derraik JGB, Hofman PL, Cutfield WS : (2017) Antibiotics, gut microbiome and obesity. Clin Endocrinol 88(2):185-200. doi.org/10.1111/cen.13495
124. Tyrta O, Rautava S : (2016) Antibiotics, obesity and the link to microbes - what are we doing to our children? BMC Med 14:57 doi.org/10.1186/s12916-016-0605-7
125. Klancic T, Reimar RA : (2020) Gut microbiota and obesity: Impact of antibiotics and prebiotics and potential for musculoskeletal health. J Sports Health Sci 9(2):110-118. doi.org/10.1016/j.jshs.2019.04.004
126. Ray K : (2012) Gut microbiota: Adding weight to the microbiota's role in obesity--exposure to antibiotics early in life can lead to increased adiposity. Nat Rev Gastroenterol Hepatol. 9(11):615. doi: 10.1038/nrgastro.2012.175.
127. Trasande L, Blustein J, Liu M, Corwin E, Cox LM, Blaser MJ : (2013) Infant antibiotic exposures and early-life body mass. Int J Obes (Lond). 37(1):16-23. doi: 10.1038/ijo.2012.132.
128. Gerber JS, Bryan M, Stallings VA : (2016) Early Antibiotic Exposure and Childhood Weight Gain-Reply. JAMA 316(5):542. doi: 10.1001/jama.2016.7309.
129. Scott FI, Horton DB, Mamtani R, Haynes K, Goldberg DS, Lee DY, Lewis JD : (2016) Administration of Antibiotics to Children Before Age 2 Years Increases Risk for Childhood Obesity. Gastroenterology. 151(1):120-129.e5. doi: 10.1053/j.gastro.2016.03.006.
130. Zmora N, Zilberman-Schapira G, Suez J, Mor U, Dori-Bachash M, Bashiardes S, Kotler E, Zur M, Regev-Lehavi D, Brik R B-Z, Linevsky R, Rothschild D, Ben-Moshe S, Harmelin A, Itzkovitz S, Maharshak N, Shibolet O, Pevsner-Fischer M, Sharon I, Halpern Z, Segal E : (2018) Personalized Gut Mucosal Colonization Resistance to Empiric Probiotics Is Associated with Unique Host and Microbiome Features. Cell 174(6):1388-1405. doi: 10.1016/j.cell.2018.08.041.
131. Lin P-Y, Chen Y-L, Hsiao RC, Chen H-L, Yen C-F : (2023) Risks of attention-deficit/hyperactivity disorder, autism spectrum disorder, and intellectual disability in children delivered by caesarean section: A population-based cohort study. Asian J Psychiatr 80:103334. doi: 10.1016/j.ajp.2022.103334.
132. Curran EA, O'Neill SM, Cryan JF, Kenny LC, Dinan TG, Khashan AS, Kearney PM : (2015) Research review: Birth by caesarean section and development of autism spectrum disorder and

attention-deficit/hyperactivity disorder: a systematic review and meta-analysis. J Child Psychol Psychiatry 56(5):500-8. doi: 10.1111/jcpp.12351.
133. Whitehouse A, Spectrum : Cesarean sections tenuously tied to autism. www.spectrumnews.org/news/cesarean-sections-tenuously-tied-to-autism/ 29 August 2019.
134. Xu Y, Wang J, Zhu W, Li P : (2020) Childhood atopic dermatitis as a precursor for developing attention deficit/hyperactivity disorder. Int J Immunopathol Pharmacol 2020:34. doi:10.1177/2058738420962902
135. Chen M-H, Su T-P, Chen Y-S, Hsu J-W : (2014) Is atopy in early childhood a risk factor for ADHD and ASD? A longitudinal study. J Psychosomatic Res 77(4) doi:10.1016/j.jpsychores.2014.06.006
136. Cribby S, Taylor M, Reid G : (2008) Vaginal microbiota and the use of probiotics. Interdiscip Perspect Infect Dis. 2008:256490. doi: 10.1155/2008/256490.
137. Flint JF, Garner MR : (2009) Feeding beneficial bacteria: A natural solution for increasing efficiency and decreasing pathogens in animal agriculture. Papers from the Current and Future Prospects for Natural and Organic Poultry Symposium were presented at the Poultry Science Association's 97th Annual Meeting in Niagara Falls, Ontario, Canada. J Applied Poultry Res 18(2):367-378. doi.org/10.3382/japr.2008-00133. ISSN 1056-6171.
138. Makino H : (2018) Bifidobacterial strains in the intestines of newborns originate from their mothers. Biosci Microbiota Food Health. 37(4):79-85. doi: 10.12938/bmfh.18-011.
139. Yang L, Sakandar HA, Sun Z, Zhang H : (2021) Recent advances of intestinal microbiota transmission from mother to infant. J Functional Foods 87:104719. doi.org/10.1016/j.jff.2021.104719
140. Mikami K, Kimura M, Takahashi H : (2012) Influence of Maternal Bifidobacteria on the Development of Gut Bifidobacteria in Infants. Pharmaceuticals 5(6):629-642. doi.org/10.3390/ph5060629
141. Saeed NK, Al-Beltagi M, Bediwy AS, El-Sawaf Y, Toema O : (2022) Gut microbiota in various childhood disorders: Implication and indications. World J Gastroenterol 28(18):1875-1901. doi: 10.3748/wjg.v28.i18.1875.
142. Di Domenico M, Ballini A, Boccellino M, Scacco S, Lovero R, Charitos IA, Santacroce L : (2022) The Intestinal Microbiota May Be a Potential Theranostic Tool for Personalized Medicine. J Pers Med 12(4):523. doi: 10.3390/jpm12040523.
143. Hou, K., Wu, ZX., Chen, XY, Wang JQ, Zhang D, 타메 C, Zhu D, Koya JB, Wei L, Li J : (2022) Microbiota in health and diseases. Sig Transduct Target Ther 7:135 doi.org/10.1038/s41392-022-00974-4
144. Francavilla R, Cristofori F, Tripaldi ME, Indrio F : Intervention for Dysbiosis in Children Born by C-Section. Ann Nutr Metab 73(Suppl. 3):33–39. doi.org/10.1159/000490847
145. Arrieta M-C, Stiemsma LT, Amenyogbe N, Brown EM, Finlay B : (2014) The intestinal microbiome in early life: health and disease. Front Immunol Sec. Vaccines and Molecular Therapeutics, Volume 5 – 2014, doi.org/10.3389/fimmu.2014.00427
146. Ríos-Covian D, Langella P, Martín R : (2021) From Short- to Long-Term Effects of C-Section Delivery on Microbiome Establishment and Host Health. Microorganisms 9:2122. doi.org/10.3390/microorganisms9102122

147. Aggarwal N, Kitano S, Puah GRY, Kittelmann S, In Young Hwang, Matthew Wook Chang : (2023) Microbiome and Human Health: Current Understanding, Engineering, and Enabling Technologies. Chem Rev 123(1):31–72.doi.org/10.1021/acs.chemrev.2c00431
148. Bolte EE, Moorshead D, Aagaard KM : (2022) Maternal and early life exposures and their potential to influence development of the microbiome. Genome Med 14:4. doi.org/10.1186/s13073-021-01005-7
149. Sarkar A, Yoo JY, Valeria Ozorio Dutra S, Morgan KH, Groer M : (2021) The Association between Early-Life Gut Microbiota and Long-Term Health and Diseases. J Clin Med 10(3):459. doi: 10.3390/jcm10030459.
150. Fattorusso A, Di Genova L, Dell'Isola GB, Mencaroni E, Esposito S : (2019) Autism Spectrum Disorders and the Gut Microbiota. Nutrients 11(3):521. doi: 10.3390/nu11030521.
151. Serres MH, Gopal S, Nahum LA, Liang P, Gaasterland T, Riley M : (2001) A functional update of the Escherichia coli K-12 genome. Genome Biol 2(9):research0035.1-research0035.7, doi: 10.1186/gb-2001-2-9-research0035.
152. Lewin B : (1980) Gene expression: Eukaryotic chromosomes. Vol. 2. Hoboken, NJ: 1980. pp.694–727.
153. Breschi A, Gingeras TR, Guigó R : (2017) Comparative transcriptomics in human and mouse. Nat Rev Genet 18(7):425-440. doi: 10.1038/nrg.2017.19.
154. Lumen : Nematodes in Research. https://courses.lumenlearning.com/wm-biology2/chapter/nematodes-in-research/
155. Caroline Arbanas, Washington Unversity in St. Louis : Amaizeing: Corn genome decoded. https://source.wustl.edu/2009/11/amaizeing-corn-genome-decoded/ 2009.11.19.
156. Schnable PS, Ware D, Fulton RS, Stein JC, Wei F, Pasternak S, Liang C, Zhang J, Fulton L, Graves TA, Minx P, Reily AD, Courtney L, Kruchowski SS, Tomlinson C, Strong C, Delehaunty K, Fronick C, Courtney B, Rock SM, Belter E, Du F, Kim K, Abbott RM, Cotton M, Levy A, Marchetto P, Ochoa K, Jackson SM, Gillam B, Chen W, Yan L, Higginbotham J, Cardenas M, Waligorski J, Applebaum E, Phelps L, Falcone J, Kanchi K, Thane T, Scimone A, Thane N, Henke J, Wang T, Ruppert J, Shah N, Rotter K, Hodges J, Ingenthron E, Cordes M, Kohlberg S, Sgro J, Delgado B, Mead K, Chinwalla A, Leonard S, Crouse K, Collura K, Kudrna D, Currie J, He R, Angelova A, Rajasekar S, Mueller T, Lomeli R, Scara G, Ko A, Delaney K, Wissotski M, Lopez G, Campos D, Braidotti M, Ashley E, Golser W, Kim H, Lee S, Lin J, Dujmic Z, Kim W, Talag J, Zuccolo A, Fan C, Sebastian A, Kramer M, Spiegel L, Nascimento L, Zutavern T, Miller B, Ambroise C, Muller S, Spooner W, Narechania A, Ren L, Wei S, Kumari S, Faga B, Levy MJ, McMahan L, Van Buren P, Vaughn MW, Ying K, Yeh CT, Emrich SJ, Jia Y, Kalyanaraman A, Hsia AP, Barbazuk WB, Baucom RS, Brutnell TP, Carpita NC, Chaparro C, Chia JM, Deragon JM, Estill JC, Fu Y, Jeddeloh JA, Han Y, Lee H, Li P, Lisch DR, Liu S, Liu Z, Nagel DH, McCann MC, SanMiguel P, Myers AM, Nettleton D, Nguyen J, Penning BW, Ponnala L, Schneider KL, Schwartz DC, Sharma A, Soderlund C, Springer NM, Sun Q, Wang H, Waterman M, Westerman R, Wolfgruber TK, Yang L, Yu Y, Zhang L, Zhou S, Zhu Q, Bennetzen JL, Dawe RK, Jiang J, Jiang N, Presting GG, Wessler SR, Aluru S, Martienssen RA, Clifton SW, McCombie WR, Wing RA, Wilson RK : (2009)

The B73 maize genome: complexity, diversity, and dynamics. Science 326(5956):1112-5. doi: 10.1126/science.1178534. Erratum in: Science. 2012 Aug 31;337(6098):1040.

157. Tyagi AK, Khurana JP, Khurana P, Raghuvanshi S, Gaur A, Kapur A, Gupta V, Kumar D, Ravi V, Vij S, Khurana P, Sharma S : (2004) Structural and functional analysis of rice genome. J Genet 83(1):79-99. doi: 10.1007/BF02715832.
158. Snape JW, Moore G : (2007). Reflections and Opportunities: Gene Discovery in the Complex Wheat Genome. In: Buck HT, Nisi JE, Salomón N. (eds) Wheat Production in Stressed Environments. Developments in Plant Breeding, vol 12. Springer, Dordrecht. doi.org/10.1007/1-4020-5497-1_82
159. Hutchison 3rd CA, Chuang R-Y, Noskov VN, Assad-Garcia N, Deerinck TJ, Ellisman MH, Gill J, Kannan K, Karas BJ, Ma L, Pelletier JF, Qi Z-Q, Richter RA, Strychalski EA, Sun L, Suzuki Y, Tsvetanova B, Wise KS, Smith HO, Glass JI, Merryman C, Gibson DG, Venter JG : (2016) Design and synthesis of a minimal bacterial genome. Science. 351(6280):aad6253. doi: 10.1126/science.aad6253.
160. Lobionda S, Sittipo P, Kwon HY, Lee YK : (2019) The Role of Gut Microbiota in Intestinal Inflammation with Respect to Diet and Extrinsic Stressors. Microorganisms. 7(8):271. doi: 10.3390/microorganisms7080271.
161. Mirzaei R, Bouzari B, Hosseini-Fard SR, Mazaheri M, Ahmadyousefi Y, Abdi M, Jalalifar S, Karimitabar Z, Teimoori A, Keyvani H, Zamani F, Yousefimashouf R, Karampoor S : (2021) Role of microbiota-derived short-chain fatty acids in nervous system disorders. Biomedicine Pharmacotherapy 139:111661. doi.org/10.1016/j.biopha.2021.111661. ISSN 0753-3322,
162. Załęski A, Banaszkiewicz A, Walkowiak J : (2013) Butyric acid in irritable bowel syndrome. Gastroenterology Review(Przegląd Gastroenterologiczny) 8(6):350-353. doi:10.5114/pg.2013.39917
163. Zheng D, Liwinski T, Elinav E : (2020) Interaction between microbiota and immunity in health and disease. Cell Res 30:492–506.doi.org/10.1038/s41422-020-0332-7
164. Peterson JW : Chapter 7 Bacterial Pathogenesis. In Medical Biology, Barons (eds) Galveston, Texas, University of Texas Medical Branch at Galveston, 1996
165. Farshchi MK, Azad FJ, Salari R, Mirsadraee M, Anushiravani M : (2017) A Viewpoint on the Leaky Gut Syndrome to Treat Allergic Asthma: A Novel Opinion. J Evid Based Complementary Altern Med 22(3):378-380. doi: 10.1177/2156587216682169.
166. Lai HH, Chiu CH, Kong MS, Chang CJ, Chen CC : (2019) Probiotic Lactobacillus casei: Effective for Managing Childhood Diarrhea by Altering Gut Microbiota and Attenuating Fecal Inflammatory Markers. Nutrients ;11(5):1150. doi: 10.3390/nu11051150.
167. Mathipa-Mdakane MG, Thantsha MS : (2022) Lacticaseibacillus rhamnosus: A Suitable Candidate for the Construction of Novel Bioengineered Probiotic Strains for Targeted Pathogen Control. Foods 11(6):785. doi: 10.3390/foods11060785.
168. Corcoran BM, Stanton C, Fitzgerald GF, Ross RP : (2005) Survival of probiotic lactobacilli in acidic environments is enhanced in the presence of metabolizable sugars. Appl Environ Microbiol 71(6):3060-7. doi: 10.1128/AEM.71.6.3060-3067.2005.
169. Capurso L : (2019) Thirty Years of Lactobacillus rhamnosus GG: A Review. J Clin Gastroenterol

53 Suppl 1:S1-S41. doi: 10.1097/MCG.0000000000001170.
170. Cheng S, Cui H, Zhang J. et al : (2024) Probiotic potential of Lacticaseibacillus rhamnosus VHProbi M15 on sucralfate-induced constipation in mice. Sci Rep 14:1131. doi.org/10.1038/s41598-024-51497-7
171. Maidana L, de Souza M, Bracarense APFRL : (2022) Lactobacillus plantarum and Deoxynivalenol Detoxification: A Concise Review. J Food Protection. 85(12):1815-1823. doi.org/10.4315/JFP-22-077. ISSN 0362-028X
172. Yilmaz B, Bangar SP, Echegaray N, Suri S, Tomasevic I, Manuel Lorenzo J, Melekoglu E, Rocha JM, Ozogul F : (2022) The Impacts of Lactiplantibacillus plantarum on the Functional Properties of Fermented Foods: A Review of Current Knowledge. Microorganisms10(4):826. doi: 10.3390/microorganisms10040826.
173. Todorov SD : (2009) Bacteriocins from Lactobacillus plantarum - production, genetic organization and mode of action: produção, organização genética e modo de ação. Braz J Microbiol 40(2):209-21. doi: 10.1590/S1517-83822009000200001.
174. Li Q, Zeng X, Fu H, Wang X, Guo X, Wang M : (2023) Lactiplantibacillus plantarum: A comprehensive review of its antifungal and anti-mycotoxic effects. Trends Food Science Technol 136:224-238. doi.org/10.1016/j.tifs.2023.04.019. ISSN 0924-2244
175. Garcia-Gonzalez N, Battista N, Prete R, Corsetti A : (2021) Health-Promoting Role of Lactiplantibacillus plantarum Isolated from Fermented Foods. Microorganisms 9(2):349. doi.org/10.3390/microorganisms9020349
176. Chen YH, Tsai WH, Wu HY, Chen CY, Yeh WL, Chen YH, Hsu HY, Chen WW, Chen YW, Chang WW, Lin TL, Lai HC, Lin YH, Lai CH : (2019) Probiotic Lactobacillus spp. act Against Helicobacter pylori-induced Inflammation. J Clin Med 8(1):90. doi: 10.3390/jcm8010090.
177. Ma T, Shen X, Shi X, Sakandar HA, Quan K, Li Y, Jin H, Kwok L-Y, Zhang H, Sun Z : (2023) Targeting gut microbiota and metabolism as the major probiotic mechanism - An evidence-based review. Trends Food Sci Technol 138:178-198. doi.org/10.1016/j.tifs.2023.06.013. ISSN 0924-2244
178. Shokryazdan P, Jahromi MF, Liang JB, Ramasamy K, Sieo CC, Ho YW : (2017) Effects of a Lactobacillus salivarius mixture on performance, intestinal health and serum lipids of broiler chickens. PLoS One 12(5):e0175959. doi.org/10.1371/journal.pone.0175959
179. Mu Q, Tavella VJ, Luo XM : (2018) Role of Lactobacillus reuteri in Human Health and Diseases. Front Microbiol 9:757. doi: 10.3389/fmicb.2018.00757.
180. Sun Z, Li H, Li Y, Qiao J : (2020) Lactobacillus salivarius, a Potential Probiotic to Improve the Health of LPS-Challenged Piglet Intestine by Alleviating Inflammation as Well as Oxidative Stress in a Dose-Dependent Manner During Weaning Transition. Front Vet Sci 7:547425. doi: 10.3389/fvets.2020.547425.
181. Gänzle MG, Follador R : (2012) Metabolism of oligosaccharides and starch in lactobacilli: a review. Front Microbiol 3:340. doi: 10.3389/fmicb.2012.00340.
182. Azcarate-Peril MA, Altermann E, Goh YJ, Tallon R, Sanozky-Dawes RB, Pfeiler EA, O'Flaherty S, Buck BL, Dobson A, Duong T, Miller MJ, Barrangou R, Klaenhammer TR : (2008) Analysis of the genome sequence of Lactobacillus gasseri ATCC 33323 reveals the molecular basis of

an autochthonous intestinal organism. Appl Environ Microbiol 74(15):4610-25. doi: 10.1128/AEM.00054-08.

183. Kang JH, Yun SI, Park MH, Park JH, Jeong SY, Park HO : (2013) Anti-obesity effect of Lactobacillus gasseri BNR17 in high-sucrose diet-induced obese mice. PLoS One 8(1):e54617. doi: 10.1371/journal.pone.0054617.
184. Gavzy SJ, Kensiski A, Lee ZL, Mongodin EF, Ma B, Bromberg JS : (2023) Bifidobacterium mechanisms of immune modulation and tolerance. Gut Microbes 15(2):2291164. doi: 10.1080/19490976.2023.2291164.
185. Wikipedia : Bifidobacterium breve. https://en.wikipedia.org/wiki/Bifidobacterium_breve
186. Mills S, Yang B, Smith GJ, Stanton C, Ross RP (2023) Efficacy of Bifidobacterium longum alone or in multi-strain probiotic formulations during early life and beyond. Gut Microbes 15(1):2186098. doi: 10.1080/19490976.2023.2186098.
187. Tso L, Bonham KS, Fishbein A, Rowland S, Klepac-Ceraj V : (2021) Targeted High-Resolution Taxonomic Identification of Bifidobacterium longum subsp. infantis Using Human Milk Oligosaccharide Metabolizing Genes. Nutrients 13(8):2833. doi: 10.3390/nu13082833.
188. Chichlowski M, Shah N, Wampler JL, Wu SS, Vanderhoof JA : (2020) Bifidobacterium longum Subspecies infantis (B. infantis) in Pediatric Nutrition: Current State of Knowledge. Nutrients12(6):1581. doi: 10.3390/nu12061581.
189. Yao S, Zhao Z, Wang W, Liu X : (2021) Bifidobacterium Longum: Protection against Inflammatory Bowel Disease. J Immunol Res 2021:8030297. doi: 10.1155/2021/8030297.
190. O'Callaghan A, van Sinderen D : (2016) Bifidobacteria and Their Role as Members of the Human Gut Microbiota. Front Microbiol 7:925. doi: 10.3389/fmicb.2016.00925.
191. LeBlanc JG, Milani C, de Giori GS, Sesma F, van Sinderen D, Ventura M : (2013) Bacteria as vitamin suppliers to their host: a gut microbiota perspective. Current Opinion in Biotechnology, 24(2):160-168. doi.org/10.1016/j.copbio.2012.08.005.
192. Quora : What is the total weight in grams or kilograms of bacteria present in your intestines? And what about the stomach? Answered by Faisal Shaikh,
193. Cunningham-Rundles S, Ahrné S, Bengmark S, Johann-Liang R, Marshall F, Metakis L, Califano C, Dunn AM, Grassey C, Hinds G, Cervia J : (2000) Probiotics and immune response. Am J Gastroenterol. 95(1 Suppl):S22-5. doi: 10.1016/s0002-9270(99)00813-8.
194. 노진섭 기자, 시사저널 : "프로바이오틱스(유산균), 먹으나 마나" www.sisajournal.com/news/articleView.html?idxno=182205 2019.03.13.
195. Didari T, Solki S, Mozaffari S, Nikfar S, Abdollahi M : (2014) A systematic review of the safety of probiotics. Expert Opin Drug Saf. 13(2):227-39. doi: 10.1517/14740338.2014.872627.
196. WGO Review Team - Francisco Guarner (Chair, Spain), Mary Ellen Sanders (Co-Chair, USA), Rami Eliakim (Israel), Richard Fedorak (Canada), Alfred Gangl (Austria), James Garisch (South Africa), Pedro Kaufmann (Uruguay), Tarkan Karakan (Turkey), Aamir G. Khan (Pakistan), Nayoung Kim (South Korea), Juan Andrés De Paula (Argentina), Balakrishnan Ramakrishna (India), Fergus Shanahan (Ireland), Hania Szajewska (Poland), Alan Thomson (Canada), Anton Le Mair (The Netherlands, Invited experts - Dan Merenstein (USA) Seppo Salminen (Finland) : World

Gastroenterology Organisation Global Guidelines. Probiotics and Prebiotics. February 2017, www.worldgastroenterology.org/UserFiles/file/guidelines/probiotics-and-prebiotics-english-2017.pdf
197. Rao SSC, Rehman A, Yu S, de Andino NM : (2018) Brain fogginess, gas and bloating: a link between SIBO, probiotics and metabolic acidosis. Clin Transl Gastroenterol 9(6):162. doi: 10.1038/s41424-018-0030-7

Chapter 3

프로바이오틱스의 임상 응용

젖산 발효가 사람의 건강에 미치는 유익한 영향에 대한 지식은 고대로 거슬러 올라간다. 성경에서도 신 우유에 대하여 50번 이상 언급하였다.[1] 성경 시대에는 지금처럼 우유가 약간 시거나 발효되는 것이 가장 좋아하는 음료였다. 고대 로마인들과 그리스인들은 발효유를 이용한 여러 조리법을 알고 있었다.[2] 고대 이집트에서는 버팔로, 소, 염소 우유를 이용하여 만든 '레벤랍(leben raib, Arabic: لبن)'이라 부르는 특정한 종류의 신 우유가 소비되었다.[3] 이와 유사한 '자하르트(jahurt)'는 발칸반도에 거주하는 사람들이 일반적으로 소비하였다.[3] 인도에서는 기원전 800년에서 300년 사이에 발효유가 음료로 이미 알려져 있었다.[3] 인도 히말라야에서는 군드룩(gundruk, 네팔에서 유래된 발효 잎이 많은 녹색 채소이다. 네팔과 함께 시킴과 인도, 부탄, 미얀마 및 기타 지역의 일부 지역에서도 인기 있는 요리이다. 네팔에서 군드룩의 연간 생산량은 2,000톤으로 추산되며 대부분의 생산은 가정에서 이루어진다.),[4] 싱키(sinki, 군드룩과 유사하 네팔식 보존 발효 야채로 군드룩은 잎이 많은 채소로 준비하지만. 싱키는 무 뿌리에서 준비한다.),[5,6] 고양(goyang, 인도의 시킴주와 다르질링(Darjeeling, दार्जीलिंग)구릉(언덕이 계속해서 나타나는 지형), 네팔의 히말라야 세르파(ཤར་པ་)족이 만든 발효된 약산성 식물성 식품이다.)과[7] 같은 발효 야채가 문화적으로 중요하다. 군두룩은 상하기 쉬운 채소가 풍부한 겨울철에 일반적으로 조리된다. 채소의 대부분은 겨자잎(*Brasicca juncea*), 라요새그(*Brassica rapa*), 콜리플라워(*Brassica oleracea*), 무(*Raphanus sativus*) 및 기타 현지 재배 채소이며, 락토바실러스 브레비스(*Lactobacillus brevis*), 락토바실러스 플라타룸(*L. fplantarum*), 락토바실러스 파라카제이(*L. paracasei*), 페디오코쿠스 펜토세우스(*Pedicoccus pentosaceus*), 페디오코커스 애시디락티시(*Peiococcus acidilactici*), 류코노스톡 팔락스(*Leuconostoc fallax*)가 주요 미생물이다. 싱키는 pH4.4의 매우 신맛이 나는 맛을 가지고 있으며, 단백질 및 지방 구성은 건조 중량 기준으로 14.6g 및 2.5g이며, 수프 및 피클 베이스로 사용한다. 군드룩과 싱키의 발견에 대한 구술 역사가 있으며, 타망(Tamang, JT)과 사무엘(Samuel D)이 자세히 기록했다.[8,9] 군드룩이라는 단어는 네팔(Nepal)의 주요 인종 그룹 중 하나인 네와르(Newar)의 단어로 마른 토란을 뜻하는 군누(gunnu)에서 유래했을 수 있다. 기원전 600년경에서 서기 100년에 인도의 다르질링 언덕(Darjeeling hills)과 시킴(Sikkim)에 인접한 네팔 동부의 옛날 키라트(Kirat, 키라트는 험준한 히말라야산맥 한가운데 위치한 넓은 분지 지역에 자리잡은 작은 국가로 세워진 기원은 고대시대말 신 바나슈르가 세상을 창조하고 그의 딸 키라가 키라트를 창조했다고 한다. 19세기 들어 인도 지배를 위해 대영제국이 침공하면서 영국군이 잠시 주둔했던 때 외에는 외부세계와 접점이 거의 없는 폐쇄적인 국가이다. 현대에도 미승인국을 제외하고 웬만한 나라에는 다 있는 미국 대사관도 없으며 유엔 회원국도 아니고 비밀리에 이루어지는 마약 밀매를 제외하면 타국과 무역도 제대로 이루어지지 않는 나라이다.) 왕조의 네팔어로 발효 끈적끈적한 콩인 키네마(Kinema)에서 유래했을지도 모른다.[10] 현지에서 대두(Glycine max L.)는 바트마(bhatmas)라고 불리며, 사용되는 품종은 황색 품종과 암갈색 품종이다. 시킴의 네팔인 림부와 라이 카스트는 이것을 대량으로 요리한다. 제품은 끈적끈적하고 암모니아 맛이 난다. 이를 만드는 방법은 세습 권리로 유지되어 대대로 이어진다. 바실러스 서브틸리스(*Bacillus subtilis*)와 엔테로코커스 패시움(*Enterococcus faecium*)은 자연 발효를 거쳐 이 물질을 생성한다. 상업적으로 판매되는 카네마에서 캔디다 파라프실로시스(*Candida parapsilosis*)와 지오트리쿰 칸디듐(*Geotrichum candidum*)도 분리된다. 이 지역 주민들의 식단에서 단백질의 주요 공급원이다. 민족의 발효 쌀 음식인 셀로티(selroti, Nepali: सेल रोटी, 쌀가루로 만든 네팔 전통 고리 모양의 달콤한 튀김 반죽이다.)로 축제를 축하하는 것은 인도 네팔의 문화적 측면이다.[11] 인도 음식은 기원전 3,000년 이전에도 역사적 문헌과 고고학적 증거에 기초하여 잘 기록되어 있다.[8,12,13] 발효 시리얼을 기반으로 한 프레첼과 같은 제품인 잘레비(Jalebi, 줄비아라고도 하며 남부 아시아, 서부 아시아, 북아프리카 및 동부 아프리카 국가에서 인기있는 과자이다.)는 서기 1,450년부터 인도 북부 지역에서 알려져 왔으며 아마도 아랍이나 페르시아에서 기원했을 것이다.[14] 타밀 시인 차분다라야(Chavundaraya)는 역사적으로 발효 곡물인 이들리(idli)의 준비를 서기 1,025년에 기술했다.[15] 쌀과 검은 병아리콩(Bengal gram)으로 만든 전통 발효 팬케이크 음식인 도사(Dosa)는 인도의 타밀(Tamil)의 창캄(Sangam) 문학에서 서기 6년에 처음 언급되었다.[16] 인도 서부의 밀과 벵골(Bengal) 이집트콩의 발효 혼합물인 도클라(Dhokla)는 서기 1,066년에 처음 언급되었다. 이들리와 도사는 인도의 드라비다(Dravida) 출신인 타밀족(Tamil), 텔루구족(Telugu), 말라알람(Malayalam) 및 칸나다(Kannada) 사람들의 문화 음식이다. 아침 식사로 사용되는 것 외에도, 남부 인디언들은 모든 종교적, 사회적 행사에서 이러한 문화적 음식을 먹는다. 시킴과 다르질링 언덕에 있는 세르파[티베트어로 '동쪽의 사람'이라는 뜻에서 "샤르 빠(ཤར་པ་, Shar Pa)라는 말에서 유래되었다.역사적으로 다수 네팔인과 달리 티베트 계통 민족이라 외형이 동아시아인에 가깝고, 언어도 티베트어의 방언인 세르파어가 있고 종교는 주로 테베트 불교다.] 부족은 야생 관목인 마간 사아그(*magane-saag, Cardamine macrophylla wild*)의 잎을 발효시켜 고양을 만든다. 이 제품에는 락토바실러스 플라타룸, 락토바실러스 브레비스, 락토코쿠스 락티스(*Lactococcus lactis*), 엔테로코쿠스 페시움(*Enterococcus faecium*) 및 페디오코쿠스 펜토사세우스(*Pediococcus pentosaceus*)가 제품에 존재하는 것으로 알려져 있다. 8세기에 터키에서 발효유가 알려져 있었으며,[17] 우유 음료인 '아이란(ajran)'은 12세기에 중부 러시아에서 소비되었고,[3] 14세기에 헝가리에서 '타르호(tarho)'가 소비되었다.[18]

프로바이오틱스 선정기준과 요구사항

WHO(World Health Organization, 세계보건기구), FAO(Food and Agriculture Organization of the United Nations, 세계식량농업기구) 및 EFSA(European Food Safety Authority, 유럽 식품안전처)의 제안에 따르면, 선택 과정에서 프로바이오틱스 균주는 기술적 유용성과 관련된 것뿐만 아니라 안전성 및 기능성 기준을 모두 충족해야 한다(표 1, 그림 1).[19] 오늘날, 생명체의 성장과 발달에 필요한 영양소의 공급에 따른 영양의 기본적인 역할 외에도, 건강의 유지와 질병의 대응을 포함한 몇 가지 추가적인 측면이 점점 더 중요해지고 있다. 고도로 가공된 식품의 세계에서는 소비된 제품의 구성과 안전성에 특히 주의를 기울인다. 21세기의 전염병인 식중독, 비만, 알레르기, 심혈관계 질환, 암 등의 문제로 인해 음식의 질은 매우 중요하다. 과학적인 보고서는 인간의 영양에 프로바이오틱스와 프리바이오틱스를 사용함으로써 얻을 수 있는 건강상의 이점을 지적한다. '프로바이오틱(prebiotic)'이라는 단어는 그리스어에서 왔으며, '생명을 위한' 이라는 뜻이다. 아마도 1954년 페르디난트 베르긴(Ferdinand Vergin)이 "항생제와 프로바이오틱(Anti-und Probiotica)"이라는 제목의 논문에서 장내 미생물에 대한 항생제와 다른 항균제의 유해한 영향과 일부 유용한 박테리아의 유익한 효과(probiotica)를 비교한 것이다.[20] 그 후 얼마 지나지 않아 1965년 릴리(Lilly DM)와 스틸웰(Stillwell RH)은 프로바이오틱스를 다른 미생물의 성장을 자극하는 미생물로 묘사했다.[21] 프로바이오틱스의 정의는 여러 번 수정되고 변경되었다. 그들의 미생물 기원을 강조하기 위해 풀러(Fuller R)는 생균제가 생존 가능한 미생물이어야 하며 숙주에게 유익한 효과를 발휘해야한다고 말했다.[22] 반면 1998년 구아너(Guarner F)와 샤프스마(Schaafsma GJ)는 기대 효과를 달성하는 데 필요한 적절한 용량의 생균제 사용을 지적했다.[23] FAO(유엔 식량 농업기구)와 WHO(세계 보건기구) 워킹 그룹 전문가들에 의해 2002년에 공식화 된 현재의 정의는 프로바이오틱스가 엄격하게 선택된 미생물의 살아있는 균주이며 적절한 양으로 투여 될 때 숙주에 건강상의 이점을 부여한다고 기술하고 있다.[24] 이 정의는 2013년 국제 프로바이오틱스 및 프리바이오틱스 전문가협회(International Scientific Association for Probiotics and Prebiotics, ISAPP)에 의해 유지되었다.[25]

임상 연구의 결과는 프로바이오틱스가 위장 질환(예 : 과민성 대장 증후군, 위장 장애, 헬리코박터 제거, 감염, 염증성 장 질환, 설사) 및 알레르기 질환(예 : 아토피성 피부염)에 긍정적 인 효과가 있음을 확인하였다. 많은 임상 연구를 통해 프로바이오틱스가 비만, 인슐린 저항성 증후군, 제2형 당뇨병, 비알코올성 지방간 질환 등의 질환 치료에 효과가 있음이 입증됐다. 또한, 인체의 면역(면역 조절)을 증가시킴으로써 인간의 건강에 대한 프로바이오틱스의 긍정적인 효과가 입증되었다. 과학적인 보고서는 또한 다양한 종류의 암과 암과 관련된 부작용에서 프로바이오틱스의 예방적 사용의 이점을 보여준다. 많은 임상 연구에서 프로바이오틱스의 효과가 입증되었으며, 프로바이오틱스의 권장 용량은 특정 경우에 사용된 것이다. 프로바이오틱스가 작동하는 방식은 주어진 프로바이오틱 제품을 생산하는 데 사용되는 균주, 용량 및 구성 요소에 따라 달라질 수 있다는 것을 알아야 한다.

1995년에 프리바이오틱스는 깁슨(Gibson RG)과 로버프로이드(Roberfroid MB)에 의해 위장관에 존재하는 단일 유형 또는 제한된 양의 미생물의 성장 및/또는 활성을 자극하여 숙주의 건강 상태를 개선시키는 소화되지 않는 식품성분으로 정의되었다.[26] 2004년에 정의가 업데이트되었고 프리 바이오 틱은 선택적으로 발효 된 성분으로 정의되어, 위장관 내 미생물의 조성 및/또는 활성을 특정하게 변화시켜 숙주의 건강과 복지에 유익하다.[27] 마지막으로, 2007년에 FAO/WHO 전문가들은 프리바이오틱스를 미생물의 조절과 관련된 숙주에게 건강상의 이점을 부여하는 생존 불가능한 식품 성분으로 묘사했다.[28] 프리바이오틱스는 프로바이오틱스의 대안으로 또는 그들을 위한 추가 지원으로 사용될 수 있다. 그러나 다른 프리바이오틱스는 다른 토착 장 박테리아의 성장을 자극할 것이다. 프리바이오틱스는 장내 미생물을 변형시킬 수 있는 엄청난 잠재력을 가지고 있지만, 이러한 변형은 개별 균주 및 종 수준에서 발생하며, 선험적으로 쉽게 예측되지 않는다. 프리바이오틱스가 사람의 건강에 미치는 유익한 영향에 대한 많은 보고가 있다. 프리바이오틱스와 프로바이오틱스를 동시에 사용함으로써 높은 잠재력이 나온다. 1995년에 깁슨과 로버프로이드는 시너지 효과가 있는 프로바이오틱스와 프리바이오틱스의 조합을 설명하기 위해 '신바이오틱(synbiotic)'이라는 용어를 도입하였다.[29] 위장관에 도입된 선택된 성분은 선택적으로 성장을 자극하고 및/또는 생리적 장내 미생물의 대사를 활성화시켜, 숙주의 건강에 유익한 효과를 부여해야 한다. 신바이오틱(synbiotic)이라는 단어가 시너지 효과를 의미하기 때문에 이 용어는 프리바이오틱 성분이 선택적으로 프로바이오틱 미생물을 선호하는 제품을 위해 남겨두어야 한다.[30] 이러한 유형의 조합의 주된 목적은 위장관에서 프로바이오틱 미생물의 생존을 향상시키는 것이다.

프로바이오틱스 특성은 미생물의 속 또는 종과 관련이 없지만, 특정 종의 소수의 특별히 선택된 균주와 관련이 있다.[3,26] 균주의 안전성은 균주의 기원, 병원성 배양물과의 연관성 부재, 항생제 내성 프로파일에 의해 정의된다.[3] 기능적 측면은 위장관에서의 생존과 면역 조절 효과를 정의한다. 프로바이오틱스 균주는 생산 기술과 관련된 요구 사항을 충족해야 하며, 이는 저장 및 유통 과정을 통해 생존하고 특성을 유지할 수 있어야 한다는 것을 의미한다.[3] 프로바이오틱스는 또한 시판되는 제품에 존재하는 균주의 특성과 일치하는 건강 증진 효과를 문서화해야 한다. 한 균주에 대한 검토 논문과 과학적 연구 결과는 다른 균주를 프로바이오틱스로 홍보하기 위해 사용되지 않을 수 있다. 또한, 시험 선량에서 특정 균주의 프로바이오틱스 특성을 문서화한 연구가 동일한 균주의 다른 선량의 유사한 특성의 증거를 구성하지 않는다는 것을 고려해야 한다. 또한 캐리어/매트릭스의 유형은 특정 균주의 생존 가능성을 감소시켜 제품의 특성을 변화시킬 수 있기 때문에 중요하다. 신바이오틱스는 프로바이오틱과 프리바이오틱 속성을 모두 가지고 있으며, 위장관에서 프로바이오틱의 생존에 몇 가지 가능한 어려움을 극복하기 위해 만들어졌다.[31] 그러므로 단일 제품에서 두 성분의 적절한 조합은 프로바이오틱 또는 프리바이오틱 단독의 활성에 비해 우수한 효과를 보장해야 한다.[32,33]

표 1. 프로바이오틱 균주 선택 기준사항[3]

기준	신바이오틱스
안정성	• 사람이나 동물 기원 • 건강한 사람의 위장관에서 격리 • 안전한 사용 이력 • 정확한 진단 식별(표현형 및 유전자형 특성) • 감염성 질환과의 연관성에 관한 데이터 부재 • 담즙산염 절단 능력 부재 • 부작용이 없음 • 비안정적 요소에 국한된 항생제 내성을 담당하는 유전자 부재
기능성	• 장내 생태계에 서식하는 미생물에 대한 경쟁력 • 대사 활동에서 살아남고 유지하며 대상 부위에서 성장할 수 있는 능력 • 담즙산염과 효소에 대한 저항성 • 위에서 낮은 pH에 대한 저항성 • 장내 생태계에 서식하는 미생물 종(밀접하게 관련된 종 포함)에 대한 경쟁력 • 병원체에 대한 길항작용 병원체에 대한 길항작용(예: *H. pylori, Salmonella sp., Lesteria monocytogenes, Clostridium difficile*) • 내인성 장내 미생물에 의해 생성되는 박테리오신 및 산에 대한 내성 • 숙주 유기체 내에서 일부 특정 부위에 대한 접착성과 집락화 능력

기술 유용성	• 배양물의 바이오매스(biomass) ※ 양의 용이한 생성과 많고 높은 생산성 • 프리바이오틱스 제품의 고정과정(냉동, 동결건조), 준비, 유통 고정에서 프로바이오틱스 세균이 원하는 특성의 실행 가능성 및 안정성 • 완제품에서 높은 저장 생존율(호기성 및 미세호기성 상태에서) • 완제품의 바람직한 감각 특성 보장(식품 산업의의 경우) • 유전적 안전성 박테리오파지에 대한 저항성

※ 바이오매스란 단위 면적당 생물체의 중량 또는 단위 시간당 단위 면적의 생물체 무게를 의미한다.

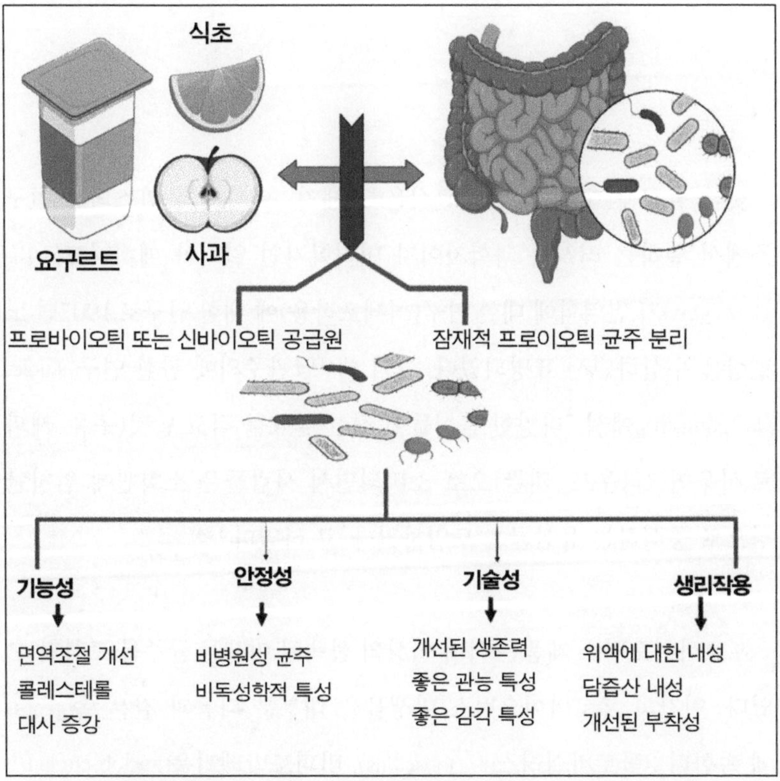

그림 1. 특별한 목적에 사용하기 위한 적정한 프로바이오틱 균주를 선별하기 위한 기본적인 범주(Appl. Sci. 2022, 12(1), 455; https://doi.org/10.3390/app12010455)

프로바이오틱스 미생물

젖산 발효에 대한 특별한 관심은 20세기 초 파리의 파스티르 연구소에서 일하는 러시아 과학자이자 면역학자인 일리아 메치니코프(Ilia Mieznikow)가 면역학에 대한 연구(식세포작용)에 대한 연구로 1907년 노벨상을 수상하면서 표명되었다. 그의 책 『낙관주의에 관한 연구(Studies on Optimism)』에서 "다양한 음식들이 젖산 발효를 겪고 날것(우유, 케피르,사우어크라우트, 피클)으로 소비되면서 사람들은 소화관에 엄청난 양으로 증식하는 유산균을 도입하였다"고 하였다.[3,34)]

프로바이오틱스 제품은 하나 이상의 선택된 미생물 균주를 포함할 수 있다. 인간의 프로바이오틱스 미생물은 대부분 다음과 같은 속(genus)에 속한다 : 락토바실러스(Lactobacillus), 비피도박테리움(Lactobacterium), 락토코커스(Lactococcus), 스트렙토코커스(Streptococcus), 엔테로코커스

(Enterococcus). 또한, 바실러스(Bacillus) 속에 속하는 그람 양성 박테리아 균주 및 사카로마이세스(saccharomyces) 속에 속하는 일부 효모 균주가 프로바이오틱스 제품에 일반적으로 사용된다.

프로바이오틱스는 일반 식품법에 포함된 규정에 따라 인간과 동물의 건강을 위해 안전해야 한다. 미국에서 소비 목적으로 사용되는 미생물은 미국 식품의약품안전처(FDA)의 규제를 받는 GRAS[일반적으로 안전하다고 인정되는(generally recognized as safety)의 약자] 상태이어야 한다. 유럽에서는 유럽식품안전청(EFSA, European Food Safety Authority)의 안정성 정성추정법[QPS(Qualified Presumption of Safety)]라는 용어를 도입했다. 유럽식품안전청(EFSA)은 사료 첨가제, 식품 첨가물, 식품 효소, 식품 향료, 신규 식품 및 식물 보호 제품(regulated products)의 시장 허가를 위해 받는 신청서에서 미생물의 안전성을 평가한다. 안정선 정성 추정법 상태는 인간, 동물 및 환경에 대한 안전 문제를 다루는 사전 평가의 결과이다. 이 과정에서 전문가들은 미생물의 분류학적 동일성, 관련 지식 및 잠재적인 안전성 문제를 평가한다. 일부 안전 문제가 확인되거나 인간, 동물 또는 환경에 안전 문제가 있는지 여부를 결론지을 수없는 미생물은 QPS 상태에 적합하지 않은 것으로 간주되어 완전한 안전성 평가를 받아야 한다. 안정성 정성추정법 개념에는 안전한 사용 이력 및 항생제에 대한 후천성 내성의 위험 부재를 포함하여 세균 보충제의 안전성 평가에 대한 몇 가지 추가 기준이 포함된다. 세계보건기구(WHO), 유엔식량농업기구(FAO) 및 유럽식품안전청(EFSA)의 제안에 따르면, 선택 과정에서 프로바이오틱 균주는 기술적 유용성과 관련된 것뿐만 아니라 안전성 및 기능성 기준을 모두 충족해야한다(표 1). 프로바이오틱 특성은 미생물의 속 또는 종과 관련이 없지만 특정 종의 거의 선택되지 않은 균주와 관련이 있다.[34] 균주의 안전성은 그 기원, 병원성 배양과의 연관성 부재 및 항생제 내성 프로파일에 의해 정의된다. 기능적 측면은 위장관에서의 생존과 면역 조절 효과를 정의한다. 프로바이오틱 균주는 생산 기술과 관련된 요구 사항을 충족시켜야하며, 이는 저장 및 유통 과정에서 생존하고 특성을 유지할 수 있어야 함을 의미한다.[35] 표 2는 의약품 및 식품첨가물에 포함된 프로바이오틱스 미생물을 제시한다.

표 2. 인간 영양에 사용되는 프로바이오틱 미생물[36-38]

락토바실러스 속	비피도박테리움 속	기타 유산균	기타 미생물
L. acidophilus[a,*] *L. amylovorus*[b*] *L. casei*[a,b*] *L. gasseri*[a*] *L. helveticus*[a*] *L. johnsnii*[b*] *L. pentosus*[b*] *L. planterum*[b*] *L. ruteri*[a*] *L. rhamnosus*[a,b*]	*B. adolescentis*[a] *B. animalis*[a*] *B. bifidum*[a] *B. breve*[a] *B. infantis*[a] *B. longum*[a*]	*Enterococcus fae cium*[a] *Lactococcus lactis*[b*] *Streptococcus ther mophilus*[a*]	*Bacillus clausii*[a*] *Escherichia coli Nissle 1917*[a] *Saccharomyces cerevisiae (boulardii)i*[a*]

[a]대부분 제약품, [b]대부분 식품 첨가물, *QPS(안정성 정성추정법) 미생물

프로바이오틱스의 작용기전

최근 프로바이오틱스에 대한 연구 분야에서 중요한 진전이 있었는데, 주로 개별 프로바이오틱스 배양물의 선택과 특성, 가능한 사용 및 건강에 미치는 영향 측면에서 그러하다. 프로바이오틱스는 인간 생명체에서 많은 유리한 기능을 가지고 있다. 프로바이오틱스의 주요 장점은 병원체와 생명체의 정상적인 기능에 필요한 세균 사이에 적절한 균형을 보장하는 방식으로 생명체에 서식하는 미생물의 발달에 미치는 영향이다. 해당 기준을 충족하는 살아있는 미생물은 기능성 식품의 생산 및 식품 보존에 사용된다. 프로바이오틱스의 긍정적인 효과는 항생제 치료 후 자연 미생물의 회복에 사용된다. 또 다른 기능은 오염된 음식과 환경으로부터 유입된 병원성 장내 미생물의 활동을 억제하는 것이다. 따라서 프로바이오틱스는 클로스트리디움 퍼프링겐스(*Clostridium perfringens*),[39] 캄필로박터 제주니(*Campylobacter jejuni*),[40] 살모넬라 엔테리티디스(*Samonella enteritidis*),[41] 대장균(*Escherichia coli*),[42] 다양한 종의 쉬겔라(Shigella),[43] 포도상구균(Staphyococcus)[44] 및 예르시니아(Yersinia)[45]와 같은 병원성 박테리아의 발생을 효과적으로 억제하여 식중독을 예방할 수 있다. 프로바이오틱스가 소화 과정, 식품 알레르기 치료,[46,47] 칸디다증(candidoses)[48] 및 치아우식증 치료[49]에 미치는 긍정적인 영향이 확인되었다. 락토바실러스 플란타룸(*Lactobacillus plantarum*),[50] 락토바실러스 루테리(*Lactobacillus reuteri*),[51] 비피도박테리움 아데메니티스(*Bipidobacterium ademenitis*) 및 비피도박테리움 슈도카테눌라툼(*Bipidobacterium pseudocatenulatum*)[52]과 같은 프로바이오틱스 미생물은 B 그룹 비타민(B_1, B_2, B_3, B_6, B_8, B_9, B_{12})의 천연 생성자이다. 또한 면역 체계의 효율성을 높이고, 비타민과 무기 화합물의 흡수를 증진시키며, 유기산과 아미노산의 생성을 자극한다.[53-55] 프로바이오틱스 미생물은 또한 에스테라아제(esterase), 리파아제(lipase), 조효소 A(coenzyme A), 조효소 Q(coenzyme Q), NAD, NADP와 같은 효소를 생성할 수 있다. 일부 프로바이오틱스 대사산물은 항생제[애시도필린(acidophilin), 바시트라신(bactracin), 락타신(lactacin)], 항암 및 면역 억제 특성을 나타낼 수 있다.[54,56-58]

분자 및 유전학 연구를 통해 다음과 같은 4 가지 기전을 포함하는 프로바이오틱스의 유익한 효과의 기본을 결정할 수 있었다 : ①항균 물질의 생성을 통한 길항작용[59], ②상피 부착 및 영양분에 대한 병원체와의 경쟁[60], ③숙주의 면역조절[61], ④세균 독소 생성 억제[62]. 처음 2가지 기전은 다른 미생물에 대한 영향과 직접 관련이 있다. 이러한 기전은 감염의 예방과 치료, 숙주의 장내 미생물군의 균형 유지에 중요하다. 작용 기전 중 하나인 프로바이오틱스 균주의 공동 응집 능력은 병원성 세균이 상피의 집락화를 막는 보호 장벽의 형성으로 이어질 수 있다.[63) 프로바이오틱스 세균은 상피세포에 달라붙어 병원체를 차단할 수 있다. 이 기전은 숙주의 건강 상태에 중요한 영향을 미친다. 나아가 상피세포에 대한 생균 미생물의 부착은 신호전달 캐스케이드(cascade)를 유발하여 면역학적 변조를 초래할 수 있다. 다르게는 일부 가용성 성분의 방출은 면역학적 세포의 직간접적인 활성화를 유발할 수 있다. 이러한 효과는 소화관 또는 소화관의 만성 염증뿐만 아니라 전염병의 예방 및 치료에 중요한 역할을 한다.[64) 프로바이오틱스가 암세포의 제거에서도 역할을 하리라 제안하기도 하였다.[65)

체외 연구(in vitro)의 결과는 병원체의 복제를 억제하는 데 프로바이오틱스 미생물[예: 하이드록퍼록사이드(hydroperoxide) 및 짧은사슬지방산]에 의해 생성된 저분자량 물질의 역할을 나타낸다.[64) 예를 들어 락토바실러스속 세균은 저분자량 물질(항균성 펩타이드), 고분자량 물질(클래스 III 박테리오신) 및 일부 항생제를 포함한 박테리오신을 생성할 수 있다. 프로바이오틱스 세균(예 락토바실러스 및 비피도박테리움)은 숙주가 생성하는 담즙염보다 더 강한 항균 효과를 보여주는 소위 탈공역 담즙산(de-conjugated bile acid, 담즙산 유도체)을 생성할 수 있다.[64,66) 락토바실러스속 세균에 의한 자체 대사산물에 대한 내성 획득 기전을 설명하기 위해서는 추가로 연구가 필요하다. 유산균을 제외한 모든 세균에 필수적인 영양소는 철분이다. 락토바실러스 세균은 자연 환경에서 철을 필요로 하지 않는 것으로 밝혀졌는데, 이것은 다른 미생물에 비해 결정적인 이점일 수 있다.[67] 락토바실러스 델브릭키이(L. delbreckii)는 수산화철(iron hydroxide)을 세포 표면에 결합시킴으로써 다른 미생물의 기능에 영향을 미치므로 다른 미생물이 철분을 사용할 수 없게 된다.[68]

프로바이오틱스 세균을 포함한 장내 미생물의 면역조절 효과는 겉보기에 모순되는 3가지 현상에 기초한다.[52,69] ①환경 항원(영양 및 흡입)에 대한 면역학적 내성 상태 유도 및 유지 ②세균 및 바이러스 기원 병원체에 대한 면역학적 반응 유도 및 제어, ③자가 공격성 및 알레르기 반응 억제이다. 프로바이오틱스에 의한 면역학적 자극은 또한 면역 글로불린의 증가, 대식세포와 림프구의 강화된 활성, g-인터페론 생산의 자극에 의해서도 나타난다. 프로바이오틱스는 숙주의 특수 세포(예: 수용체가 장착된 세포)에 의해 인식되는 대사산물, 세포벽의 구성 요소 및 DNA를 통해 선천적이고 획득된 면역 체계에 영향을 미칠 수 있다.[63] 면역반응의 맥락에서 중요한 주요 숙주 세포는 장 상피 세포와 장 면역 세포이다. 유산균의 세포벽 구성 요소는 대식세포의 활성을 자극한다. 바꾸어 그것들은 활성산소 라디칼과 리소좀(lysosome) 효소의 증가된 생산에 의해 미생물을 빠르게 파괴할 수 있다. 프로바이오틱스 세균은 또한 위장관의 면역 능력 세포에 의한 사이토카인 생성을 자극할 수 있다.[70] 반면에 효모의 면역학적 활성은 세포벽에 글루칸(glucan)이 존재하는 것과 관련이 있다. 이러한 화합물은 망상내피계(reticuloendotherial system)의 반응을 자극한다.[71]

앞에서 기술한 프로바이오틱스 효과의 마지막은 박테리아 독소의 생성을 억제하는 것으로, 독소 불활성화를 유도하고 몸에서 독소를 제거하는 것을 돕는 작용에 기초한다. 신체로부터의 해독에 대한 도움은 흡착에 의해 발생할 수 있지만(일부 균주는 세포벽에 독소를 결합시키고 독소의 장내 흡수를 감소시킬 수 있다), 미생물에 의한 마이코톡신(예: 아플라톡신)의 대사로부터도 발생할 수 있다.[72-74] 그러나 모든 프로바이오틱스가 균주와 관련된 특성이기 때문에 해독 특성을 나타내는 것은 아니다. 따라서 이러한 특성을 갖는 균주를 선별하기 위한 연구가 수행되어야 한다. 설사와 대항하기 위해 일부 프로바이오틱스의 효과는 아마도 독소로부터 숙주를 보호하는 능력과 관련이 있을 것이다. 독소의 생성으로 이어지는 대사 반응의 감소는 또한 천연 효소, 비타민 및 항균 물질의 생성으로 이어지는 경로의 자극과도 관련이 있다.[3)]

장내 미생물군은 숙주의 대사 과정[예: 콜레스테롤 흡수, 혈압(BP), 포도당 대사 조절]에서 중요한 역할을 하며, 최근의 균유전체학(metagenomics) 조사에 의하면 숙주의 면역 조절에 관여하며, 숙주의 발달과 생리학(장기 발달)에 영향을 미치는 것으로 나타났다.[75-77] 프로바이오틱스의 투여를 통해 장내 미생물군의 구성을 조작하는 영양 프로그래밍은 대사 관련 질병의 증상을 예방하거나 약화시키는 데 지속적으로 많은 관심을 받고 있다. 현재, 고혈압과 같은 심혈관 질환의 발병 위험을 증가시키는 대사 장애에서 건강 상태를 개선하기 위해 프로바이오틱스를 확장해서 사용할 수 있는 가능성을 연구하고 있다.

심혈관 건강 개선 및 혈압 감소에 프로바이오틱스의 유익한 역할을 확인하기 위해서는 프로바이오틱스 작용의 기본 기전을 이해하기 위한 보다 광범위한 연구가 필요하다. 가장 가능성이 높은 것은 위에서 언급한 모든 프로바이오틱스 작용 기전이 감염, 암에 대한 보호 및 숙주의 장내 미생물의 균형 안정화에 영향을 미친다는 것이다. 그러나 각각의 프로바이오틱스 미생물은 네 가지 측면의 특성을 동시에 가지고 있고, 여러 질병에 대한 보편적인 치료법을 구성할 가능성은 낮아 보인다. 프로바이오틱스의 작용에서 중요한 역할은 세포 구조, 세포 표면, 크기, 대사 특성 및 미생물에 의해 분비되는 물질과 같은 종 및 균주별 특성에 의해 수행된다. 다양한 작용 기전을 입증하는 프로바이오틱스 조합의 사용은 생물 치료 제품에 의해 제공되는 강화된 보호 효과를 제공할 수 있다.[78)]

사람을 위한 프로바이오틱스

분리된 프로바이오틱스가 사람에서 적용되기 위해서 ①정확한 균주 동정, ②안전성 확보, ③산이나 담즙에 대한 내성, ④장 점막 부착능, ⑤항균물질 생산, ⑥인체 적용 시험 결과 및 효과, ⑦가공 공정 및 보관상의 안정성 등이다.[79,80] 이러한 조건을 만족하는 프로바이오틱스 균주들을 활용하여 다양한 제품을 생산하는데 제품 종류에 따라 사용하는 균주, 투입량, 제형 등에서 차이가 난다.

광범위한 질병과 고령화 사회에 직면하여, 위장관의 미세생물공동체(microbiocenesis, 특정 서식지에 사는 상호작용하는 미생물 그룹)와 프로바이오틱스 세균의 유익한 효과에 대한 지식의 사용이 점점 더 중요해지고 있다. 종종 과도한 양의 지방과 불충분한 양의 야채를 포함하는 사전 처리된 음식(패스트푸드)의 소비는 인간 장내 미생물의 해로운 변형을 유발하는 또 다른 요인이다.[3,81-84] 장내 미생물의 체계와 프로바이오틱스 처방과 제품으로 인한 바람직한 전환이 사람들을 장 질환을 보호하고, 전반적인 건강 증진에 영향을 미칠 수 있다는 사실에 대해서는 현재 의심의 여지가 없다.[3,85]

프로바이오틱스는 궤양성 대장염, 크론병, 비특이성 장염을 포함한 염증성 장 질환의 치료에 도움이 될 수 있다.[86-90] 이러한 질병들의 병인에 대해서는 완전히 이해되지 않았지만, 만성적이고 반복적인 장의 감염이나 염증과 관련이 있다는 것은 명백하다. 임상 연구는 프로바이오틱스가 궤양성 대장염을 완화시킨다는 것을 증명했지만, 크론병에 대한 긍정적인 영향은 관찰되지 않았다.[91,92] 많은 연구들이 유당불내증,[93,94] 과민성 대장증후군, 대장암과 소화성 궤양의 예방에 프로바이오틱스의 사용을 평가했다.[95]

일부 세균 효소를 억제하는 역할을 고려할 때, 프로바이오틱스는 동물에서 대장암의 위험을 줄일 수 있다.[96-99] 그럼에도 사람에서 동일한 효과가 임상 실험을 통해 확인되지 않았다.[100-103] 한편, 비뇨생식기계통에 대한 긍정적인 영향(요로감염증 및 세균성 질염의 예방 및 치료)은 프로바이오틱스 사용과 관련된 이점의 우수한 예이다.[104-106] 아토피 등 알레르기 질환을 예방하기 위해 임신부와 신생아에게 프로바이오틱스를 적용하려는 시도가 있었다.[107,108] 그러나 이러한 종류의 사례에서 조치의 범위는 논란의 여지가 있다. 프로바이오틱스 함유 유제품의 섭취가 혈중 콜레스테롤 감소를 초래한다는 증거가 있으며, 이는 비만, 당뇨병, 심혈관 질환 및 뇌중풍 예방에 도움이 될 수 있다.[109] 프로바이오틱스로 인해 달성되는 콜레스테롤 수치의 감소는 제약제의 효과에 비해 덜 뚜렷하지만, 상당한 부작용이 최소로 된다.[110-112] 다른 연구들은 잠재적으로 요석증의 위험을 감소시킬 수 있는 소변으로 옥살산염을 제거하는 데 프로바이오틱스 공식몰 브이에스엘#3(VSL#3, 미국, 호주, 영국, 독일 등 선진국에서 그 가치를 인증받은 글로벌 브랜드)과 옥살로박터(*Oxalobacter formigenes*, 옥살산을 먹어서 분해하는 균) 균주의 영향을 확인했다.[113] 동물에 대한 연구들은 경구 투여된 락토바실러스 애시도필러스가 장내 세포에서 μ-오피오이드(m-opioid) 수용체와 칸나비노이드 수용체의 발현을 유도하고 장내 진통 기능을 매개하며, 관찰된 효과는 모르핀의 효과와 유사하다는 것을 보여주었다.[114] 그러나 그 효과는 사람에서 입증되지 않았다.

설사 치료에 프로바이오틱스의 적용에 대한 많은 보고가 있다. 급성 수성 설사 환자에게 사카로마이세스 불라디(saccharomyces boulardii) 효모를 적용한 결과, 이후 두 달 만에 해당 유형의 불만이 치유되고 빈도가 감소했다.[115] 병원균, 비병원성, 바이러스성 설사의 치료에서 프로바이오틱스 균주의 효능도 입증되었다. 프로바이오틱스가 IgA 항체의 양을 증가시킬 수 있다는 것이 밝혀져 바이러스 감염을 막을 수 있다.[116] 항생제 관련 설사(antibiotic-associated diarrhea, AAD)는 대부분의 항생제와 클로스트리디움 디피실(*Clostridium difficille*) 질환(CDD)의 일반적인 합병증이며, 또한 항생제에 의해 유발되며, 설사와 대장염의 주요 원인이다. 이 두 가지 관련 질병에 프로바이오틱스를 사용하는 것은 여전히 논란의 여지가 있다. 다양한 종류의 프로바이오틱스는 이 두 가지 질병에 대한 효과적인 치료법으로서의 가능성을 보여준다. 메타 분석을 사용하여 세 가지 유형의 프로바이오틱스(*Saccharomyces boulardii, Lactobacillus rhamnosus* GG, 프로바이오틱스 혼합물)가 항생제 관련 설사의 발병을 유의하게 감소시켰다. *S. boulardii*만이 클로스트리디움 디피실 질환(CDD)에 효과적이었다.[117]

헬싱키(핀란드)의 위탁 가정에서 수행된 연구는 프로바이오틱스 형태의 락토바실러스 람노서스 GG를 정기적으로 사용하면 호흡기 감염의 수가 감소한다는 것을 입증했다.[118] 다른 연구들은 발효식품이 고갈된 식단의 적용이 선천적 면역 반응의 감소뿐만 아니라 대변 유산균 수와 짧은사슬지방산의 대변 양의 현저한 감소를 야기한다는 것을 보여주었다.[3] 또한, 식이요법 2주 후 백혈구의 식세포 활성 감소가 관찰되었으며, 이는 감염으로부터 유기체를 보호하는 능력에 부정적인 영향을 미칠 수 있다.[119] 락토바실러스 가세리(*Lactobacillus gasseri* CECT5714) 및 락토바실러스 코르니포미스(*Lactobacillus coryniformis* CECT5711) 균주가 혈액 및 대변 매개변수에 미치는 발효 제품의 효과는 30명의 건강한 지원자를 대상으로 무작위 이중 블라인드 테스트를 통해 연구되었다.[120] 프로바이오틱스 균주를 받은 피험자 그룹에서 부정적인 영향은 관찰되지 않았다. 짧은사슬지방산의 생성, 습도, 변의 빈도 및 부피, 장 기능의 주관적 향상을 포함한 일부 긍정적인 효과가 관찰되었다.[120] 2007년 알바로(Alvaro E) 등의 연구진은 요구르트 소비자의 소화관에서 요구르트를 먹지 않은 소비자에 비해 엔테로박테리아과 수가 유의하게 감소하고 갈락토시드가수분해효소(galactosidase) 활성이 증가함을 보여주었다.[121] 최근에는 프로바이오틱스가 피부 건강 소재로도 활용이 되는데 특히 아토피 피부염이나 습진 치료법은 광범위하게 연구되고 있으며, 탈모나 여드름 관리를 위한 연구들도 진행되고 있다.[122-128] 그럼에도 불구하고 코스메슈티컬(cosmeceuticals)이라는 미명하에 검증되지 않은 제품(예: 프로바이오틱 바디로션, 샴프 등)들이 출시되어 소비자들을 현혹하는 상황을 경계해야 한다.[129-131]

1938년에 미국의회가 국소적 제품을 정의하는 식품, 약품, 화장품에 관한 법령을 통과시켰는데, 여기에는 단지 두 가지 분류인 약품과 화장품만 인정하였다. 이 두 가지는 사용 목적에 있어서 정반대 쪽에 놓여 있어서, 만약 제품의 목적이 질병을 완화하고, 예방하며, 치료하는데 있다면 이것은 자동적으로 약품으로 분류되어 제조업자가 FDA 승인 이전에 안전성과 효력을 증명하여야 한다. 반대로 단순히 아름다워지거나 외모를 향상시키기 위해 의도된 제품은 화장품으로 분류되어 안정성과 효력을 입증할 필요 없이 마케팅을 하고 팔수가 있는 것이다. 단 화장품의 경우는 피부의 구조와 기능에 명백한 영향이 없어야 한다는 단서가 붙는다. 미국 식품의약품안전처(FDA)에서 '연방 식품, 의약품 및 화장품법(Federal Food, Drug, and Cosmetic Act)'이 제정되었다. 1938년에는 이러한 분류의 정의나 단서가 정당한 것이었지만, 80년이 지난 현재에서 보았을 때 그것은 의학적, 피부과학적으로 모순이 있는 게 분명하다. 좋은 예로 인체에 가장 무해하고 화장품 원료의 대부분을 차지하는 "물"의 경우, 피부를 몇 시간 동안 물에 담가 두면 각질세포가 부풀어 각질층의 침투성이 증가되고, 염증 사이토카인이 방출 되고, 혈류량이 증가

되는 등 피부의 구조와 기능에 여러 가지 변화가 일어난다. 또 하나 화장품의 대표적인 바셀린의 경우도 각질세포 사이에 있는 세포간 공간에 침투하여 각질층의 한 부분을 이루어 피부구조를 변화시켜 보습효과를 나타낸다. 1938년 법을 엄격히 적용하여 해석하면 물과 바셀린을 비롯해서 실제적으로 사용되는 모든 국소적 성분들은 약품으로 재분류되어야 하므로, 구태의연한 1938년의 법을 현대 과학에 조화시키기 위해서는 약품과 화장품의 정의가 재정립되어야 할 것이다. 이러한 발상의 시도에서 탄생한 용어가 1980년에 처음 제안되었던 코스메슈티컬(cosmeceuticals)이다. 코스메슈티컬이라는 용어는 35년 전 화장품 화학자협회(Society of Cosmetic Chemist)의 정례 모임에서 알버트 크리그만(Albert Kligman) 박사가 제안한 것으로 화장품(cosmetic)과 약품(Pharmaceuticals)의 합성어로. 화장품과 약품 양극 사이에 있는 혼성물(hybrids), 중간물(intermediate)로 어느 정도 생리학적 활성을 가진 화장품으로 간주한 것인데, 당시 학계나 산업계 모두의 반응은 부정적이었다. 현재까지도 미국 FDA를 비롯하여 거의 모든 나라의 식약처에서 카테고리로써 코스메슈티컬(cosmeceuticals)을 인정하지 않고 있지만, 코스메슈티컬이라는 용어는 다양한 국제 심포지엄과 세미나에서 통용되는 용어이며, 구굴로 검색하면 60만개의 탐색 결과가 나올 정도로 현실적으로 전 세계 시장에서 소비자들에게도 인정을 받고 있는 용어이다. 한국에서는 1999년에 화장품법이 제정되면서, 피부와 모발의 미용이나 건강을 유지하고 증진시키는 목적으로 사용되는 제품을 화장품으로 규정하고, 인체에 경미한 효과를 미치는 것으로 단정하였으며, 이후 코스메슈티컬과 유사한 개념으로 기능성 화장품(functional cosmetics) 카테고리를 만들었다. 현재 자외선 차단제, 미백 화장품, 주름개선 화장품 세 가지 종류만 이 화장품 내 한 카테고리 영역으로 우리나라 식품의약품안전처 승인으로 법적 인정을 받고 있다. 일본의 경우는 '유사-약품(quasi-drugs)'이라는 분류가 거의 코스메슈티컬의 개념과 동일한 제품으로 인정되고 있다. 즉, 한국과 일본을 제외하고는 어느 나라도 법적으로는 화장품과 약품 2가지로 제품을 양분하고 있는 상황이지만 실제 화장품 시장에서 기능성이 강조되는 트렌드는 유럽 쪽이 훨씬 강한 분위기이다. 코스메슈티컬은 일반적으로 루즈나 립스틱 같은 단순한 화장을 넘어서 '활성 성분(active ingredient)'을 함유하고 있는 제품이라는 뜻을 담고 있어 '활성형 화장품(active cosmetics)'이라고 불리는데 여기서 'active'는 'effect'를 의미하기도 한다. 코스메슈티컬 개념의 또 다른 이름은 피부과의사가 개발에 참여한 경우가 많기 때문에 국내에서는 '닥터브랜드 코스메틱스', '닥터 코스메틱스', '코스메디컬', '메디칼코스메틱' 등으로도 불리고 국제적으로는 피부과 화장품(Dermocosmetics, Dermatocosmetics, Dermaceuticals)으로 불리며 화장품의 전통적인 용어에서 확장되어, 피부과학의 기술 연구를 기반으로 효능이 입증된 증거중심 화장품으로 정의되고 있다. 이후 84년만에 2024년 7월 1일부터 미국 화장품규제 현대화법(MoCRA, Modernization of Cosmetics Regulation Act)의 시설 및 제품 등록 의무화규정이 발효되었다. 미국 화장품규제 현대화법(MoCRA)의 주요 규정은 6가지로 1) 안전성 입증(Safety Substantiation), 2) 유해사례 보고 기록 보관 및 심각한 유해사례 보고 필수(Mandatory Adverse Event Recordkeeping & Serious Adverse Event Reporting), 3) 시설 등록 및 제품 리스팅(Registration and Product Listing), 4) 강제 회수 권한(Mandatory Recall

Authority), 5) 기록물 접근 권한(Records Access), 6) 라벨 표기, 전문가 용도(Labeling–Professional Use) 등의 준수를 요구한다. 안전성의 적절한 입증은 화장품 및 그 성분의 안전성을 평가하기 위해 과학적 훈련과 경험을 통해 자격을 갖춘 전문가들 사이에서 제품이 안전하다는 확신을 뒷받침 하기에 충분한 테스트, 연구 또는 기타 증거 또는 정보를 의미한다. 유해사례는 화장품의 사용과 연관된 부정적인 건강과 관련된 작용(사망, 입원, 장애, 선천성 기형, 감염, 2도 이상 화상, 중증 탈모, 만성 혹은 중증 외양 변경 등)을 말한다. 심각한 유해사례의 경우 15일 이내에 접수, 최초보고 1년 내에 추가 신규 정보 제출 등 FDA에 보고해야 한다. 특히 각 보고에 대한 기록물 6년간 보관 유지(소기업은 3년간 보관 유지) 조사 기간 동안 해당기록물에 대하여 미국 식품의약품안전처(FDA)에서 접근할 수 있는 권한 부여 등의 조치를 취해야 한다.

면역기능과 행동을 조절하는 장내 세균

최근 연구에 따르면 장내 미생물의 변화는 면역기능과 행동을 조절할 수 있다. 2010년 미국 에모리대(Emory University) 마탐 비제이쿠마르(Matam Vijay-Kumar) 연구팀은 사이언스(Science)에 장내 세균이 대사에 영향을 끼치는 것을 밝혀냈다.[132] 연구진은 비만 유전변이가 있고, 폭식을 하는 쥐의 대변을 채취해 유전변이가 없는 쥐에 투입했다. 그 결과, 대변을 이식받은 쥐는 비만 쥐와 같이 많이 먹고 살이 쪘다. 장내 미생물은 사회활동에도 영향을 미치는 것으로 나타났다. 2018년 시행된 스틸링(Stilling RM) 연구에서는 무균 쥐들이 '왕따'가 되기도 했다.[133] 연구진은 반사회적인 쥐에서 두뇌 변화를 발견했다. 편도체(amygdala)는 사회적 감정을 처리하는 데 중요한 역할을 한다. 그런데 무균 쥐의 편도체 뉴런은 특이한 단백질 세트를 만들어 다른 세포와의 연결을 변화시킨 것으로 나타났다. 이미 앞에서 기술하였듯이 마이크로바이옴은 치매뿐만 아니라 파킨슨병, 조현병, 우울증, 자폐 등 다양한 질환에 영향을 끼친다는 증거가 잇따라 나오고 있다. 소화기관과 뇌는 서로 떨어져 있는 것처럼 보이지만, 실제로 특별한 신경세포와 면역 경로인 '장-뇌 축(gut-brain axis)'으로 연결돼 있다는 것이 연구들의 논리다. 일본에서 치매 환자 대변에서 암모니아와 인돌 수치가 높다는 논문[134,135]을 보고 연구팀은 치매환자와 일반 성인의 장내 세균 사이에 확연한 차이를 발견하면서 치매가 전염병일 수 있다는 가능성을 열었다.[136,144] 일본 국립 노인학 및 노인병센터의 나오키 사지(Naoki Saji, 佐治直樹) 연구팀은 장내 세균이 치매 진단과 치료에 도움이 되는지 조사했다.[145] 연구팀은 128명의 참가자를 모집해 치매를 진단 받은 그룹(치매환자군)과 치매를 진단받지 않은 그룹(일반군)으로 나누어 대변 시료를 받아 분석했다. 그 결과 치매환자군과 일반군의 시료는 상당한 차이를 보였다. 치매환자군의 대변에서 암모니아(ammonia), 인돌(indole), 스카톨(scatole) 및 페놀(phenol) 등 수치가 더 높았다, 그뿐만 아니라 치매환자군의 대변에서는 특정 세균 수준의 유의한 변화를 보였다. 특히 좋은 세균으로 간주되는 박테로이데스(Bacteroides)의 수치가 낮았다. 장내 미생물은 조현병 발병에도 영향을 끼치는 것으로 나타났다.[146-147] 2019년 중국 충칭의대 평정[Peng Zheng(彭政)] 교수팀은 조현병이 있는 군과 조현병이 없는 군을 비교했을 때 장내 세균의 차이를 발견해서 보고하였다.[148] 연구팀은 조현병 약을 복용하는 환자 53명, 조현병 약을 복용하지 않는 환자 5명, 조현병이 없는 69명(대조군)의 대변을 채취해 분석했다. 연구팀은 장내 세균을 분석하기 위해 대변 시료에서 유전자 서열분석을 수행했다. 세균을 조작 분류단위(operational taxonomic units, OTU, 실용적인 정의로 고전적 린네 분류학 또는 진화 분류학과는 달리 유사성으로만 생물 개체들을 묶어놓는 것이다. 현재 OTU는 특정 마커 유전자의 DNA 서열 유사도로 묶은 생물 클러스터를 의미하는 뜻으로 많이 사용된다.)로 나눴다. 그 결과, 854개의 OTU 중 조현병 환자에서만 나타나는 56개의 OTU를 발견했다. 또한 대조군에서만 나타난 64개의 OTU가 보고됐다. 전반적으로 조현병 환자에서 장내 세균 생체량이 대조군보다 낮은 것으로 나타났다.[149-154] 구체적으로 '베일로넬라과(Veillonellaceae, 예전에는 Acidaminococcaceae로 알려진 Clostridium 속의 패밀리였다.)' 계통 세균이 조현병 중증도와 연결돼 있었다.[155] 또 조현병 환자에서는 '래크노스피라래새애(Lachnospiraceae)' 계통 세균과 '루미노코카새애(Ruminococcaceae)' 계통 세균이 조현병이 없는 건강한 성인보다 상대적으로 매우 적었다.[148] 두 군 간 차이는 뚜렷하게 나타나 대변 시료만으로도 조현병 여부를 예측할 수 있었다. 이어 연구팀은 조현병 환자의 대변 샘플을 건강한 쥐에게 주입했을 때 쥐의 행동에 변화가 있었다고 발표했다. 자폐스펙트럼장애(autism spectrum disorder, ASD) 환자에서 비정상적 장내 세균이 여러 차례 발견되면서 자폐증과 장내 세균의 연결고리에 힘이 실리고 있다.[156,157] 미국 캘리포니아공대 길 샤론(Gil Sharon) 교수팀은 2019년 장내 세균이 ASD 증상 발현에 직접적으로 영향을 줄 수 있다고 밝혔다.[158] 연구진은 쥐 실험에서 무균쥐에게 자폐스펙트럼장애(ASD) 환아의 대변을 이식했다. 대조군에는 자폐스펙트럼장애(ASD)가 없는 사람의 대변을 이식받은 쥐가 포함됐다. 그 결과, 자폐스펙트럼장애 환아에게 대변을 이식받은 쥐는 자폐스펙트럼장애(ASD) 증상을 보이기 시작했다. 특히 자폐스펙트럼장애(ASD) 환아의 대변을 이식받은 쥐는 대조군보다 반복적인 행동을 취하는 경향이 있었다. 또, 다른 쥐들과 사회적 활동을 하는 시간이 대조군에 비해 적었다. 자폐증 환아의 대변을 이식받은 쥐의 뇌에서도 뚜렷한 유전자 발현 차이가 있었다. 이어 연구진은 대사산물(metabolites)의 수준 변화를 발견했다. 특히 자폐스펙트럼 환아의 대변을 이식받은 쥐의 뇌에서 대사산물인 5-아미노발레르산(5-aminovaleric acid, 5AV) 및 타우린 수치가 현저히 낮았다.[159] 연구진은 한 단계 더 나아가 ASD 증상을 보이는 쥐의 5-아미노발레르산(5AV)및 타우린 수치가 증가하면 증상이 완화되는지 연구했다.[160] 그 결과, 5AV 혹은 타우린으로 치료받은 쥐는 ASD 증상이 완화됐다. 이 쥐의 뇌 활동을 조사한 결과, 5-아미노발레르산(5AV)의 증가는 뇌의 흥분성 감소로 이어졌다.

2019년 4월 미국식품의품안전처(FDA)은 자폐스펙트럼 환아 치료를 위해 미생물 이식요법(Microbiota Transfer Therapy, MTT)과 같은 대변 이식 기법의 연구 결과에 기반해 패스트트랙 심사 대상으로 지정했다.[161-164] 미국 아리조나주립대 강대욱(Kang DW) 교수팀은 자폐스펙트럼장애 환아 18명을 대상으로 미생물 이식요법(MTT)에 관한 오픈라벨 연구를 진행한 결과 미생물 이식요법(MTT) 치료를 받은 환아들은 만성 위장관 증상이 77%, 자폐스펙트럼장애(ASD) 증상이 24% 줄었다.[165] 이 개선은 최소 치료 8주 동안 유지됐다. 즉 배변이식은 장내 세균을 조정해 비만, 자폐, 치매, 당뇨병 등을 포함한 다양한 질병과 증상을 개선할 수 있는 잠재적 치료법으로 나타났다. 그러나 대변을 이용한 치료의 한계점도 있다. 건강한 성인일지라도 배변이식을 위한 신체검사 후 병이 발생할 수 있기 때문이다. 현재 건강한 성인이라고 해서 앞으로도 건강할 것이라는 보장이 없다. 또 대변을 다양한 사람들로부터 수집하기 때문에 일관성이 없을 수 있다.

비만과 장내세균

2019년 MBN 방송 천기누설 식재료 대백과 신동의보감에서 물만 먹어도 살이 찌는 사람과 아무리 먹어도 살이 찌지 않는 2 사람에서 비만 세균의 차이가 있었는데, 물만 먹어도 살이 찌는 사람의 경우 비만 세균을 포함하여 유해 세균이 더 많았다.[166,167] 2006년 마른 마우스와 비만 마우스에 대한 연구에 따르면 장내 미생물은 식이로부터 칼로리 수확의 효율성에 대해 영향을 줌으로써 에너지 균형에 영향을 받으며, 어떻게 수확한 에너지를 사용하고 저장하는지를 암시하였다.[168] 2009년 네이처(Nature)를 통해 쌍둥이의 장내 세균 연구결과, 비만인 사람과 마른 사람 간의 장내 세균 구성이 차이가 있다는 것이 밝혀지면서,[169] 살이 찌는 주원인으로 장내 세균의 영향력에 이목이 집중되기 시작했다. 이 연구에서 유전자형, 환경 노출 및 지방 과다(adiposity)가 장내 미생물에 어떻게 영향을 미치는지를 알기 위해 쌍둥이 중 한명은 아주 깡마르고 다른 한명은 비만인 성인 여성으로 일란성 쌍둥이와 이란성 쌍둥이 및 그녀들의 어머니 배설물 미생물 군집을 특성화하였다. 이 연구를 통해 섭취하는 음식물의 소화와 흡수과정을 통해 생성되는 장내 세균의 구성이 신체의 에너지 균형과 신진대사 기능에 영향을 줄 수 있다는 것이 입증되었다. 연구에 따르면, 신체가 소비하는 에너지보다 과잉 섭취할 경우, 장내 세균의 구성이 변하게 되고, 이들이 신체 내 에너지 균형에 영향을 미쳐 체중 증가와 대사 불균형을 유발할 수 있다는 것이다. 이는 과체중 또는 고도 비만일수록 장내 피르미큐테스(Firmicutes) 종이 상대적으로 매우 큰 비율을 차지하고 있고, 박테로이데테스(Bacteroidetes) 종이 적게 분포하고 있다는 연구결과를 바탕으로 한다.[170] 역으로 비만인 사람이 체중 감량을 할수록, 피르미큐테스균이 감소하고, 박테로이데테스균이 증가한다는 것도 확인되면서 장내 세균 구성의 변화가 체중 증가와 비만에 영향을 미친다는 것을 밝혔다.[171-173] 피르미쿠테스균은 비만을 일으킨다는 의미에서 뚱보균 또는 비만균으로 불리며, 박테로이데테스균은 비만 억제균으로 불린다. 피르미쿠테스균이 체중 증가를 우발하는 비만균으로 지목된 대표적인 이유는 3가지이다. ①장내 세포에서 지방을 세포에 흡수시키고 축적을 증가시키는 효소의 활성을 돕기 때문이다.[174] 장내 세균들은 그 종류에 따라 좋아하는 영양소가 각기 다른데, 피르미쿠테스 균은 주로 지방과 단백질을 먹이로 한다.[175] 장내 세포에서 지방을 세포에 흡수시키는 지단백질지방 분해효소(lipoprotein lipase, LPL)를 억제하는 효소인 기아 유발 지방세포 인자(fasting induced adipocyte factor, FIFA)의 활동을 억제함으로써, 세포 내 지방 축적을 유발한다.[176] 같은 음식을 먹어도 누구는 살이 찌지 않고, 또 다른 이는 살이 찌는 이유가 바로 여기에 있다. ②피르미쿠테스 균에 의해 발생되는 지질다당체(lipopolysaccharides)가 염증을 유발하는 사이토카인(IL-1, IL-6, TNF-α 등)을 증가시켜 장내 염증을 유발하여 체내 인슐린 저항성을 높이기 때문이다.[177-179] 이는 곧 지방세포의 잉여 축적을 유발하고, 불필요한 노폐물과 독소를 생성하여 신진대사를 방해한다. 이로 인해 체내 순환의 이상이 발생하면, 쉽게 살이 찌는 반면 살이 잘 빠지지 않는 신체적 환경의 변호를 야기하는 주범이 될 수 있다. ③식욕을 억제하는 렙틴(leptin) 호르몬의 활동을 방해하여 과식을 유발하기 때문이다.[180] 피르미쿠테스 균이 장내 염증을 유발하는 과정에서 유해독소가 생성되는 데, 혈액을 통해 독소물질들이 뇌의 시상하부에 작용하여 식욕을 억제하는 렙틴 호르몬의 기능을 저하시킴으로써, 식탐을 자극하여 과식과 폭식이 잦아진다.[181] 이처럼 비만세균과 같은 유해세균이 많으면 지방 배출을 방해하고, 식욕호르몬[지방조직에서 분비되는 렙틴(leptin)은 식욕을 억제하는 호르몬으로 체내의 체지방을 일정하게 유지하는 역할을 한다. 그렐린(ghrelin)은 렙틴과 정반대의 역할을 하는 호르몬으로 위장에서 분비되는데, 위가 비었을 때 뇌에 공복을 알리는 역할을 한다]을 활성화하여 조금만 먹어도 살이 찌는 체질로 바뀌게 된다.[182,183] 우리 장내에서 비만세균을 잡고 체중감량에 도움을 받으려면 유익세균과 유해세균의 비율을 85:15로 맞추는 것이 좋다.[184-188] 때로는 70:30으로 이야기 하는 경우도 있다. 이를 위해 식이섬유소 성분인 프락토올리고당(fructooligosaccharide, 바나나, 양파, 아스파라가스, 우엉, 마늘, 벌꿀, 치커리 뿌리 등과 같은 야채나 버섯, 과일류 등 식품에 다량 함유)과 이눌린(inulin, 뿌리채소에 많이 함유된 일종의 수용성 식이섬유소로 돼지감자에 많다)

같은 프리바이오틱스가 풍부해서 비만세균을 잡는데 도움이 된다. 유익 세균인 프로바이오틱스만 섭취하는 경우 장까지 세균이 살아서 도달이 용이하지 않고, 유익 세균의 먹이인 프리바이오틱스만 섭취할 경우 장내에 이미 존재하는 유익 세균만 키워주기 때문에 비만세균을 잡는 데 한계가 있을 수 있다. 프로바이오틱스와 프리바이오틱스를 함께 섭취(이를 신바이오틱스라 한다)하면 비만세균을 잡아 체내 지방을 배출하고 콜레스테롤 조절이 용이하다.

다양한 임상연구를 통해 장내 비만균을 억제하여 장내 환경을 개선하고, 체중 증가 및 감소에 관여하여 다이어트 효과가 검증된 장내 세균은 다음과 같다.

① 비피도박테리아(Bifidobacteria) 균종 : 주로 체내에서 자연적인 소화가 어려운 섬유소와 탄수화물의 소화를 돕는 장내 세균으로, 고섬유소 음식, 예를 들어 사과, 블루베리 등 또는 김치나 소금에 절인 양배추를 비롯한 발효식품, 귀리나 보리 등의 통곡물, 폴리페놀 등에 함유되어 있다. 프로바이오틱스로서 섭취 시 주로 대장에서 작용하여 건강한 장 점막을 유지함으로써 고칼로리 고지방 식품을 섭취해도 체내 에너지 대사에 부정적인 영향을 주지 않고 체중 증가를 유발하는 인슐린 저항성을 감소시키는 것으로 확인되었다.

② 아커만시아 무시니필라(*Akkermansia muciniphila*) : 건강한 사람의 장내에 자연적으로 존재하는 유익세균으로 과체중 또는 비만인 사람이 매일 섭취했을 때 체내 염증성 사이토카인의 발생을 예방하며, 체중 증가를 유발하는 인슐린 저항성과 지방세포의 축적, 혈중 콜레스테롤을

감소시켜 신진대사를 향상시킨다. 또한 서구화된 식단에 의해 발생하는 지방 저장 효소의 출현을 감소시켜 장의 장벽 기능을 회복시킴으로써 장내 염증을 효과적으로 예방하는 것을 돕는다는 연구결과가 있다. 그러므로 체중 감소와 비만 환자의 당뇨병 발병 위험을 감소시키는 역할을 하는 것으로 알려져 있다.

③ 클로스트리듐 클러스터(Clostridial cluster, , 19 cluster가 있으며, XIVa와 IV가 인간 마이크로비옴에서 역할을 한다.) : 항염증성 박테리아로 장내 수용성 섬유소의 발효를 일으켜 짧은사슬지방산이라 불리는 부티르산(butyric acid), 초산(acetic acid) 등의 대사물질 등을 생산하며, 절대적으로 부족한 현대인의 식단으로 장내 유익세균에게 충분한 먹이가 제공되지 않아 발생하는 염증을 예방하고 개선한다.

④ 락토바실러스(Lactobacillus) 균종 : 락토실린[lactocillin, Lactobacillus gasseri의 생합성 유전자 클러스터에 의해 암호화되고 생산되는 티오펩티드 항생제이다. 락토실린은 2014년에 발견되고 정제되었다. 락토바실러스 가세리(Lactobacillus gasseri)는 인간의 질 미생물군집에서 가장 흔하게 발견되는 4가지 락토바실러스 박테리아 중 하나이다.]이라는 항생물질을 분비하여 유해세균과 염증 예방 및 개선에 효과가 뛰어난 것으로 알려져 있다. 더불어 GLP-1[glucagon-like peptide-1, 인크레틴(incretin) 호르몬 중 하나로, 포도당 농도 의존적으로 인슐린 분비를 촉진하고 글루카곤 분비를 억제함으로써 혈당을 내려주는 역할을 한다.] 호르몬과 지방을 저장하는 것을 방지하는 단백질인 ANGPTL4(angiopoietin-like 4), 초산의 분비와 생성을 증가시켜 식욕조절과 포만감을 형성하고, 섭취된 칼로리 및 지방을 연소시키는데 도움을 준다. 이를 통해 과식을 예방하고 식욕억제를 도와 체중 감량, 체지방 및 복부 지방 감소에 관여한

다. 락토바실러스 퍼멘툼(*Lactobacillus fermentum*), 락토바실러스 아밀로보러스(*Lactobacillus amylovorus*), 락토바실러스 가세리(*Lactobacillus gasseri*), 락토바실러스 람노서스(*Lactobacillus rhamnosus*)가 대표적이다. 락토바실러스 가세리의 임상연구에 따르면 약 12주 만에 복부지방의 약 8.5%가 감소하는 결과가 나타나 락토바실러스 가세리 균종에서도 체중가량과 피하지방 감소는 물론 과민성 대장증후군과 염증성 장질환의 개선에 가장 큰 효과를 나타내는 것으로 입증되었다.[189] 그 중에서도 체중 감소 및 다이어트 효과가 가장 큰 것으로 나타난 것은 락토바실러스 가세리 SBT2055로 고지방식이로 인한 지방세포의 확대를 낮추고, 지방의 흡수를 제한하도 배출을 촉진하는 항비만 효과가 있는 것으로 확인되었다.[190-195] 현재 상품(Swanson Lactobacillus Gasseri)으로 나와 판매중이다. 체중 감소 및 체지방 감량 가능성이 인정된 락토바실러스 가세리의 균주가 보충제 형태로 출시된 것으로 락토바실러스 가세리 BNR17[AceBiome, 유전자 전문 기업인 바이오니아(BIONEER)의 지화사다.]이 있다.[196-200] 락토바실러스 가세리 BNR17은 사람의 모유에서 발견되는 유익세균인데, 당뇨병 치료를 위한 연구를 진행하던 중 당뇨병과 더불어 비만을 유발하는 요소들을 억제한다는 것이 추가로 발견된 것이다. 고칼로리 식단을 섭취한 실험군에서도 지방을 연소시키는 유전자를 증가시켜 렙틴 호르몬의 수치를 낮추며, 혈당 조절을 통해 체중 증가를 효과적으로 차단한다는 긍정적인 결과가 밝혀지면서, 최근 다이어트를 돕는 유산균으로 이슈가 되고 있다. 식습관의 변화나 별다른 운동 없이도 최소 12주 이상 꾸준히 섭취할 경우 체중 감소와 허리, 엉덩이 둘레의 눈에 띄는 감소효과가 있는 것으로 평가되고 있다. 이에 최근 국내에서도 기능성이 인증된 락토바실러스 가세리 BNR17 유산균 보충제가 출시되기 시작했다. 락토바실러스 람노서스는 일명 LGG(*Lactobacillus rhamnosus GG*) 유산균이라 불리며, 장내 오래 머무는 특성과 더불어 인슐린 저항성을 감소시켜 지질대사를 활성화하며, 지방이 각 기관에 필요 이상으로 축적되어 염증을 유발하는 것을 예방한다.[201-205]

미생물 샤워

자연 분만을 하면 출산 과정에서 신생아가 산모의 질을 통과하는 동안 각종 미생물에 노출된다. 이를 '미생물 샤워(microbial shower)'라고 하는데 아이의 평생 면역력을 결정짓는 요소로 작용한다.[206-212] 산모의 양수 속에 세균이 존재할까? 뱃속의 똥에서 다양한 세균들이 존재함이 확인되었으며,[213,214] 갓난아기가 먹은 것 없이 처음 싸는 똥에 세균이 있다는 것은 엄마 뱃속에서 세균을 지니고 있었을 것이라 추론된다.[215,216] 뱃속 아기는 양수에서 물장구치며 이를 마시기도 한다. 양수에 미생물이 존재한다면 태아의 장속으로 충분히 전이가 가능하다.[217] 실제로 뱃속 똥 속의 세균의 절반 이상이 양수에도 존재한다. 태반은 임신 기간 동안 태아에게 발육에 필요한 모든 것을 제공한다. 산소뿐만 아니라 음식물, 노폐물 처리, 심지어 엄마의 면역계에 있는 항체까지 물려받는다. 그럼에도 건강한 태반에는 미생물이 존재하지 않는다.[218-220] 태안, 태반 및 양수가 건강한 임신에서 미생물균체에 의해 집락이 형성되었다는 주장은 여전히 논쟁의 대상이 된다. 과학기술일간지(SciTechDaily)에 실린 뉴스 항목에 보고된바와 같이,[221] 사실이라면 임상의학 및 소아과에 심각한 영향을 줄 뿐만 아니라 면역학 및 생식 생물학의 확립된 원칙을 훼손할 것이다. MASTER(Microbiome Applications for Sustainable food systems through Technologies and EnteRprise)와 IHMCSA (International Human Microbiome Coordination and Support Action) 프로젝트 파트너인 아일랜드의 코크대학교(University College Cork, UCC)의 연구원들에 따르면 태아에 미생물이 존재하다는 부정확한 믿음이 연구진행을 방해할 수 있다고 하였다.[222] 이들 전문가팀은 만장일치로 태아 미생물의 개념을 반박하고, 태아 조직에서 미생물을 검출한 것은 자궁에서 채취한 샘플의 오염 때문이라 결론지었다. 이 오염은 질식 분만 중, 의료 절차 또는 실험실 시험 중에 발생할 수 있다고 생각한다. 사람의 장내 미생물은 출생 전에 모체 태반에서 전달된다. 모체의 미생물이 최초의 미생물 접종원(microbial inoculum)이 되며, 출생 시부터 미생물 다양성은 3~5년이 될 때까지 성인과 같은 미생물로 증가하고 수렴하게 된다.[223] 건강하게 태어난 아기에게 아토피가 생길 확률은 일반적으로 약 20% 정도로 생각한다.[224,225] 아기가 제왕절개를 통해 나오게 되면 엄마의 피부에 살고 있던 세균을 처음으로 물려받게 된다. 또한 제왕절개를 하면 수술실의 세균총과 가장 먼저 접하게 되어서 자연분만과 제왕절개를 한 경우 아기의 장내 세균총은 차이가 생길 수밖에 없다. 어쩔 수 없이 제왕절개를 하여야 하는 경우 제왕절개 전에 산모의 질에 거즈를 넣어 두었다가 제왕절개로 태어나 아이를 이 거즈로 목욕을 시키면 정상 분만한 것과 같은 효과를 얻을 수 있다.[226] 이 연구를 주도했던 롭 나이트(Rob Knight) 교수는 자신의 딸이 태어날 때 어쩔 수 없이 응급 제왕절개 수술을 받아야만 해서 엄마의 질 유산균을 전달해주기 위해 손수진행을 하였다. 연구에서 사용되었던 방법은 제왕절개 수술 들어가기 1시간 전에 소독된 거즈를 멸균 생리식염수로 적신 뒤 산모의 질 속에 넣어 두었다가, 수술 들어가기 직전에 거즈를 꺼내어 소독된 용기에 담아두고, 수술실 한 쪽에 같은 온도에 보관하였다. 아이가 태어나면 1분 이내에 거즈를 아이에게 문질러 묻혀주었다. 입술부터 시작해 얼굴, 가슴, 팔, 다리, 성기와 항문부근, 마지막으로 등까지 묻혀주었다. 전체 걸리는 시간은 15초 정도이다. 제왕절개로 태어난 아이들은 면역 기능이 떨어져 아토피, 비만, 천식, 알레르기의 위험이 크다. 제왕절개를 하면 아이들이 질 속에 있는 유익 세균과 접촉할 기회를 상실하기 때문이다. 질을 통해 태어나는 아기들은 엄마의 회음(perineum: 음문과 항문 주변의 지역)에서 미생물을 획득하고, 제왕절개를 통해 태어나는 아기들은 엄마의 피부에서 미생물을 획득하는데, 그 차이는 몇 시간 내에 극명해진다. 질식 분만아에서 박테로이데스(Bacteroides)와 비피도박테리아(Bifidobacteria)는 풍부하지만, 제왕절개 분만아는 거의 찾아볼 수 없다. 헬싱키 대학교에서 마이크로바이옴을 연구하는 빌렘 데 보스(Williem de Vos)는 말했다.[227-229] 제왕절개 분만아는 훗날 면역 관련 장애를 앓을 가능성이 높기 때문에, 연구자들은 '생애 초기의 미생물이 임계성장기(critical development period) 동안 면역계에 시동을 건다.'고 생각하고 있다.

신생아의 면역계 손상을 줄이기 위해, 선행연구에서는 제왕절개 분만아들에게 엄마의 질내 미생물(vaginal microbiota)을 파종했다. 그러나 그 방법이 별로 효과가 없는 것으로 밝혀지자, 헬싱키대학교의 빌렘 데 보스가 이끄는 연구팀은 '질식 분만아는 출생 과정에서(어쩌다 보니) 엄마의 분변을 약간 섭취함으로써 미생물을 획득하는 것 같다.'는 가설을 세웠다. 가설 검증을 위해, 그들은 제왕절개를 준비하고 있는 여성 17명을 모집했다.[227] 그리고 분만 3주 전에 분변을 채취하여, B군 연쇄상구균(group B Streptococcus)이나 헤르페스바이러스(herpes virus)와 같은 병원균을 검사했다. 분변 샘플 중에서 무균 상태임이 확인된 여성은 7명이었다. 그녀들이 아기를 낳은 후, 연구팀은 3.5 또는 7 mg의 '희석된 분변 물질'을 5 mL의 우유와 혼합하여 아기들에게 먹였다. 다음으로, 연구팀은 아기들의 대변 속 유전물질을 유전자분석을 함으로써 장내미생물을 분석했다. 그들은 태변(meconium: 최초의 분변)에서 시작하여, 12주 동안 일정한 간격으로 아기의 분변을 채취했다. 그리하여 그것을 29명의 질식 분만아 및 8명의 제왕절개 분만아(분변이식을 받지 않음)와 비교해 보니, 분변이식을 받은 제왕절개 분만아들의 마이크로바이옴은 3주 내에 질식 분만아의 마이크로바이옴과 유사하게 진화하는 것으로 나타났다. 통상적으로, 분변이식을 받지 않은 제왕절개 분만아의 경우, 이런 천이(transition, 생물학에서 어떤 생물 군집이 환경의 변화에 따라서 새로운 군집으로 변해가는 과정)가 일어나는 데 꼬박 1년이 소요된다. 연구팀은 이상의 연구결과를 2020년 셀(Cell)에 발표했다(그림 1).

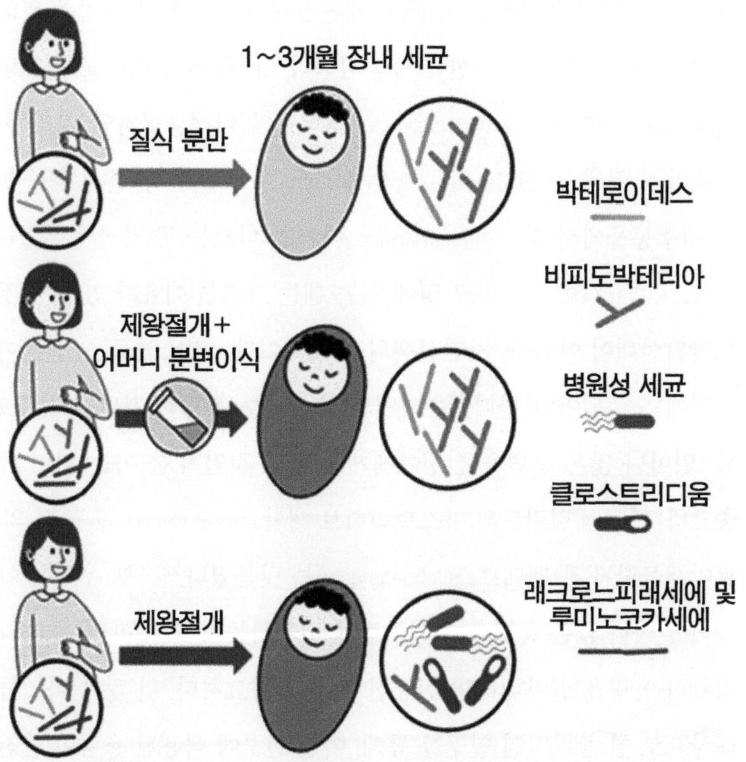

그림 1. 질식분만과 제왕절개 및 제왕절개 후 분변이식에 따른 신생아의 장내 세균 변화[229)]

질식 분만아와 마찬가지로, 분변이식을 받은 제왕절개 분만아들은 며칠 내에 풍부한 래크노스피라세애(Lachnospiraceae)와 박테로이데스(Bacteroideceae)를 보유하게 되었다. 그리고 분변이식을 받지 않은 제왕절개 분만아에 비해, 분변이식을 받은 제왕절개 분만아들은 병원성 세균[예: 엔테로코커스 패시움(*Enterococcus faecium*), 살모넬라 엔테리카(*Salmonella enterica*)]이 유의미하게 적은 것으로 나타났다.[230,231)] '신생아들은 연구기간 동안 아무런 유해효과도 경험하지 않았다.'라고 빌름

데 보스는 말했다. "이번 연구는 '제왕절개의 부수적인 효과를 완화하는 것이 가능하다.'는 가설을 뒷받침한다."고 럿거스 대학교 뉴브런스윅(Rutgers University New Brunswick) 캠퍼스의 미생물학자인 마리아 글로리아 도밍게스-벨로(Maria Gloria Dominguez Bello)는 말했다."[232-234] 모든 척추동물에서 질구(vaginal orifice: 아기가 나오는 곳)가 항문외구(anal orifice: 대변이 나오는 곳) 바로 옆에 있는 데는 그만한 이유가 있다. 이것은 무작위선택이 아니라, 자연선택의 결과물이다. 이번 연구는 '신생아는 분변에 노출되어야 한다.'는 자연의 메시지를 분명히 전달했다. "그러나 '얼마나 많은 분변을 신생아에게 노출할 것인지'를 아는 것이 매우 중요하다"고 네덜란드의 마스트리히트 대학교(Maastricht University)의 의료미생물학자 욘 펜데르스(John Penders)는 덧붙였다.[235,236] '우리는 아기들이 얼마나 많은 분변을 자연스럽게 섭취하는지 모르고 있다. 따라서 정확한 용량을 알아내려면 신중한 검사가 필요하다. 더 많은 아기들을 대상으로 한 장기적인 연구를 통해, 이번 연구에 적용된 용량이 안전한지 여부를 확인해야 한다.' 빌름 데 보스와 동료들은 그런 연구(수십 명의 제왕절개 분만아들에게 '어머니의 분변'과 위약 중 하나를 투여하는 무작위 대조시험)를 이미 시작했다. "우리는 아기들의 건강상태를 수년 동안 모니터링 할 예정이다."라고 빌름 데 보스는 말했다. "장기적인 무작위 · 대조시험의 결과가 나올 때까지, 분변이식은 신중한 의학적 관리를 필요로 한다. 부모들이 가정에서 임의적으로 시행해서는 안 된다."

모유수유와 장내세균

또한 모유수유를 하는 경우에 이런 질환의 발병률은 현저하게 낮아진다.[237] 연구를 통해 출산 시 태아가 제일 먼저 유산균에 노출되는 것은 산도를 통해 얻는 것이며,[238,239] 수유 시 모유를 통해 다양한 유산균에 노출되어 건강한 것이다.[240] 신생아의 장에는 조건부 무산소성 세균(facultative anaerobes)이 먼저 정착하고, 이후 비피도박테리움, 박테로이데스, 클로스트리디움 같은 절대 무산소성 세균(obligate anaerobes)이 첫 6개월 동안 증가한다.[241,242] 이때 장내 미생물총의 다양성은 성인에 비해 낮은데, 그 이유는 신생아의 주된 식이인 모유의 올리고당류(human milk oligosaccharide, HMO) 대사에 최적화된 미생물총이 주종을 이루기 때문이다. 이 시기를 특징짓는 주요 장내 세균으로는 비피도박테리아 롱검(*Bifidobacterium longum*)이나 스트렙토코커스 써모필러스(*Streptococcus thermophilus*)가 있다. 이후 분유를 먹이지 않고 모유로 수유할 경우 더 많은 유산균을 유아가 받아들일 수 있어 건강한 아이로 자란다. 조사결과에 따르면 생후 1개월 된 아기는 모유수유에 관계없이 유산균을 보유한다. 그러나 분유를 먹은 아이의 유산균 보유 비율은 모유를 먹은 아이의 1/10에 불과하다.[243] 아기가 한 살에서 두 살에 이르는 기간 동안 건강하고 왕성한 유산균을 보유하게 되면 장 내부조직의 발달은 물론 감염에 대한 저항능력과 더불어 전반적인 면역체계가 크게 발전하게 된다. 모유로 자란 아기가 유산균을 많이 갖게 되는 이유는 올리고당으로 알려진 모유 속의 특정 탄수화물 때문이다. 우유에는 이 탄수화물이 거의 없다. 이런 탄수화물은 아기의 내장 속에서 소화나 흡수되지 않기 때문에 온전히 결장에 도달하게 되는데 결장에서 어떤 세균보다 중요한 유산균의 먹이가 된다. 유산균은 모유에서 온 '먹이'로 빠르게 증식하며 수분을 흡수해 장의 운동을 부드럽고 규칙적이게 한다. 태아의 대변이 왕성하고 활동적인 유산균의 운동으로 만들어진다는 사실을 아는 게 중요하다. 모유가 신생아에게 엄마의 장내 미생물이 만들어 낸 항체를 전달해 면역력을 늘려줄 수 있다. 학계에서는 출산 방법이나 모유 수유와 같은 초기 신생아가 놓이는 환경이 신생아의 면역력과 장내 미생물 변화에 영향을 줄 수 있다는 연구가 속속 발표되고 있다.[244-246] 하지만 아이를 둔 부모들 사이에선 이 같은 연구결과가 제왕절개와 모유수유를 선택할 수 없는 상황에 놓인 부모가 낳은 아기의 건강에 나쁜 영향을 미치는 것은 아니냐는 우려가 나오는 가운데, 의학계에서는 질환과 관련이 있다는 명확한 증거가 나오지 않은 만큼 크게 우려할 필요는 없다고 조언한다. 2020년 1월에 하버드 의과대학의 미생물학 교실의 데니스 캐스퍼(Dennis L. Kasper) 연구팀은 쥐 실험을 통해 모유가 모계의 항체를 전달해 신생아의 면역력을 늘린다는 것을 밝혀냈다.[247] 신생아는 어떠한 유해 미생물에도 아직 접촉한 적이 없어 항체도 없기 때문에 신생아의 면역체계는 깨끗한 백지에 비유된다. 태어난 지 3주 이내 신생아의 면역은 태어나면서 노출되는 미생물과 모유 수유로 생겨나는 면역체계에 의존하는 것으로 알려져 있다. 태어날 때 모계의 미생물에 노출되면서 미생물군을 갖게 되고, 항체 또한 여기서 발생한다. 하지만 신생아의 면역을 만드는 모계의 면역체계가 어떻게 전달되는지는 아직 밝혀지지 않았다. 그래서 연구팀은 선천적으로 B 세포가 부족하도록 조작한 쥐가 태어나도록 했다. B세포는 림프구 중 항체를 생산하는 세포로 B 세포가 없이 태어난 쥐는 면역력을 가지지 못한다. 연구팀은 이렇게 태어난 새끼 쥐 중 일부는 새끼 쥐와 마찬가지로 B 세포를 만들 수 없게 태어나 항체를 가지지 못한 어미 쥐가 기르도록 했으며, 다른 새끼 쥐는 정상 면역체계를 가진 어미 쥐가 기르도록 했다. 어미 쥐가 젖을 물리며 새끼 쥐를 돌보게 했다. 그 결과 정상 면역체계를 가진 어미 쥐가 기른 새끼 쥐는 대장균에 대한 면역력을 갖춘 것으로 나타났다. 즉, 면역력을 가진 어미 쥐에서 자란 새끼 쥐는 항체를 만들 수 없음에도 불구하고 장내 대장균의 수가 다른 새끼 쥐보다 33배 적었다. 그러나 항체를 생산하지 못하는 어미에게서 자란 새끼 쥐는 대장균으로 인해 유발된 각종 질환에 걸렸다. 연구팀은 판토에아(Pantoea)라는 미생물이 항체를 만들어 내고 이 항체가 모유를 타고 전달되는 것으로 밝혀냈다. 판토에아는 쥐와 인간을 비롯한 포유류 내장에서 서식하는 균이다. 항체는 태아의 Fc 수용체를 통해 젖을 통해 혈중으로 전달된다. 태아의 Fc 수용체는 태아가 태반에서 접촉하는 모계의 항체를 태아에게 전달하는 역할을 하는 데 모유에 담긴 항체 또한 수용해서 장과 혈중으로 전달하는 것으로 나타났다. 이 수용체는 커갈수록 기능을 상실하며 장내 항체를 다시 혈관으로 돌려보내지 않는 것으로 나타났다. 캐스퍼 교수는 "면역체계가 채 갖춰지지 않았고 미생물과 접촉한 점이 없음에도 신생아가 특정 질병을 유발하는 미생물로부터 보호되는 이유를 설명할 수 있다."며 "모계가 과거에 경험하지 못한 병원균에 대해서도 면역 보호를 제공할 수 있다."고 말했다. 이처럼 모유수유와 출산 방법이 신생아의 장내 미생물과 면역력에 영향을 미친다는 학계의 보고는 꾸준히 이어져 오고 있다. 2019년 9월 영국 케임브리지대(University of Cambridge)와 런던컬리지대(University College London) 공동연구팀은 자연분만으로 태어난 아기와 제왕절개로 태어난 아기의 초기 장내 미생물 구성에 차이가 크다는 연구결과를 발표하기도 했다.[248] 학계에서는 어떠한 건강 영향을 보일지는 알 수 없다고 선을 그으면서도 차이가 나는 것에 관해 인정하는 분위기다. 하지만 어쩔 수 없이 제왕절개를 선택하거나 모유수유를 못하는 산모의 입장에선 태어날 아기의 건강을 미칠 수 있다는 점에서 우려를 낳기도 한다. 한국은 타의로 제왕절개를 가장 많이 하는 나라이자 모유 수유율이 가장 떨어지는 나라 중 하나다.[249] 2017년 경제협력개발기구(OECD, Organization for Economic Co-operation and Development) 보건통계에 따르면 한국에서 제왕절개로 태어난 신생아는 1,000명당 396명으로 터키(531명)에 이어 경제협력개발기구(OECD) 2위다.[250] 경제협력개발기구(OECD) 평균은 264명으로 아시아 태평양 지역의 일본, 대만 및 미국보다 높으며, 전세계적으로 증가추세인다. 세계보건기구(WHO)는 제왕절개 비율을 10~15%로 권장한다.[251] 세계보건기구는 제왕절개 분만의 부정적인 결과가 제한되어야 한다고 지적했는데, 특히 제왕절개 비율이 적절한 수준(7%)[252]을 초과하는 경우 산모와 신생아의 유병률과 사망 위험을 증가시킬 뿐 만 아니라 의료 자원의 비효율적인 사용에 기여한다.[253] 질병관리본부에 따르면 한국에서 제왕절개술이 증가하는 원인으로 출산 연령이 높아지고, 불임을 치료하는 시험관 시술로 다태아(多胎兒, 둘 이상의 태아가 동시에, 임신이 되는 상태를 의미합니다. 쌍둥이, 세쌍둥이, 네쌍둥이 등을 말한다.) 분만이 늘어난 점, 검사 기술 발달로 태아곤란증(fatal distress, 태아가 자궁 내에 있으면서 호흡 및 순환 기능이 저하된 상태를 말한다. 임신 중이나 출산 중에 언제든 생길 수 있으며 조속히 진단하여 적절히 대처하지 않으면 태아에게 심각한 건강상 문제를 유발할 수 있는 상황이다.) 진단이 늘어나는 점 등이 꼽힌다. 모유수유도 마찬가지다. 한국보건사회연구원이 2016년 발간한 보고서에 따르면 한국의 6개월 완전모유 수유율은 18.3%로 유니세프가 추산한 138개 국가 평균 38%에 절반에도 미치지 못한다.[249] 모유 수유를 중단하는 이유로 모유가 부족해서가 43.3%, 직장 사정 때문이라는 응답이 11.4%로 나타났다. 절반 이상은 자의가 아닌 타의로 모유수유를 중단하는 셈이다. 의학계에서는 아직 신생아의 장내 미생물 차이와 면역력 차이가 질병과 연관이 있다는 명확한 결과가 나오지는 않은 만큼 이와 같은 연구들이 크게 우려할 요소는 아니라 보고 있다. 박미혜 이대서울병원 산부인과 교수는 "장내 미생물과 면역력 차이가 나타난다고는 하지만 단순히 차이가 날 뿐 실제로 질병과 같은 영향을 줄지는 좀 더 연구가 필요한 상태"라고 말했다. 박 교수는 "제왕절개는 자연적인 분만법이 아닌 만큼 꼭 필요한 경우에만 하는 게 의학적으로는 맞다"면서도 "제왕절개를 선택하는 산모에게 선택 시 발생할 수 있는 산모나 태아에게 합병증에 관해 설명할 때 장내미생물의 변화와 같은 영향을 선택의 범주에 놓기에는 아직 연구가 부족한 상황"이라고 말했다.

분변이식술

못살던 시대에 피를 팔아 돈을 벌었던 매혈이 있었듯이, 몇 해 전부터 미국 등에서 배변은행이 설립되어 건강한 변을 기증받거나 구입을 하여 치료에 사용하고 있다. 최근 우리나라에도 배변은행이 설립되어 변(똥) 구입 광고가 나오고 있다. 모든 수단 방법을 시도해도 체중감량을 할 수 없었던 비만자에게 건강한 마른 사람의 변을 이식하면 살을 뺄 수가 있는 시대이다. 우리나라 대형 병원에서도 분변이식술을 시행하고 있다.[254-262] 이것은 변의 반 이상이 장내 세균으로 이루어져 있어 다양한 세균을 가지고 있기 때문이다. 아주 옛날에 재래식 변소에서 침전물이 가라앉은 맑은 액체(중국에서 yellow juice로 약으로 사용)를 말기 암환자나 낙상 등 치료가 잘되지 않는 경우 사용하였으니, 그 당시에 이런 지식이 없음에도 불구하고 경험에 의해 치료효과가 있음을 알았기 때문이라 생각한다.[263-270] 이에 대하여는 『수혈과 똥 이식』에서 보다 자세히 다루었다.

마이크로바이옴 신약개발

미국에서 처음으로 사람의 분변 미생물 제품(fecal microbiota product)이 허가를 받았다. 2022년 11월 30일 스위스 제약사 페링제약(Ferring Pharmaceuticals Inc.)이 개발한 마이크로바이옴 신약 '리바이오타(Rebyota, 개발명 RBX2660)'가 최근 미국 식품의약국(FDA)으로부터 허가를 받으면서 마이크로바이옴 신약에 대한 관심이 높아지고 있다.[271] 리바이오타는 살아있는 미생물을 기반으로 하는 바이오 혁신 신약으로 18세 이상 성인에서 재발성 클로스트리디움 디피실(*Clostridium difficile*, 이하 *C. difficile*) 감염증을 항생제로 치료한 성인에서 C. 디피실 감염증의 재발을 예방하는 것이다. 클로스트리디움 디피실(*C. difficile*) 세균은 심한 설사, 발열, 위 압통 또는 통증, 식욕부진, 메스꺼움 및 대장염(결장 염증)과 같은 쇠약 증상을 유발한다.항생제 복용과 같은 특정 상황으로 장내 미생물 불균형이 생기면서 클로스트리디움 디피실(*C. difficile*)이 증식하고 독소를 방출해 위와 같은 증상이 나타나며 경우에 따라 장기 부전과 사망을 유발할 수 있다. 경증에서는 항생제로 회복되기도 하지만 일단 재발하면 재발이 잦은 것으로 알려져 있다. 페링제약(Ferring Pharmaceuticals) 페어 포크(Per Falk) 대표는 "인간 마이크로바이옴이 가진 힘을 중요한 미충족 의료 수요 해결에 활용했다."며 "이는 생약 바이오 치료제에 대한 최초의 FDA 승인이자 수십 년간 연구 · 임상 개발이 맺은 결실"이라고 말했다.[272] 그동안 마이크로바이옴의 잠재력을 인정하면서도 신약으로의 개발은 다소 미흡한 수준으로 평가해왔다. 그러나 이번 리바이오타 허가로 마이크로바이옴 신약 개발이 보다 탄력을 받을 것으로 보고 있다. 리바이오타는 재발성 클로스트리디움 디피실(*C. difficile*) 염증에 대해 미국 식품의약품안전처(FDA)가 승인한 첫 치료법이지만, 규제기관에서 임상용으로 분류한 대변이식술(fecal microbiota transplants)은 오랫동안 미국에서 표준 치료법으로 사용되어 왔다. 재발성 클로스트리디움 디피실(*C. difficile*) 감염이 재발하는 미국 환자의 경우 최근 안전하고 효과적인 두 가지 치료법의 승인이 났다. 이제 세레스 테라퓨틱사(Seres Therapeutics, Inc.)와 페링제약의 문제는 어느 쪽이 시장을 지배할 수 있을 것인가 하는 문제이다. 리바이오타는 미국 식품의약안전처에 의해 2022년 11월 30일에 승인되었으며, 불과 몇 달 후 2023년 4월 26일에 세레스 테라퓨틱사의 제품으로 세계 최초의 경구용 마이크로바이옴 치료제를 허가한 바 있다.[273] 세레스 테라퓨틱스가 개발한 보우스트(Vowst)라는 제품으로 클로스트리디움 디피실 감염증 치료 용도로 허가됐다. 둘 다 초기의 재발성 클로스트리디움 디피실 예방을 위해 승인되었다. 논쟁의 여지가 있지만 두 가지 사이의 가장 큰 차별화 요소는 관리 방식이다. 리바이오타는 일회성 관장기로 주입되는 반면 보우스트(Vowst)는 3일 동안 메일 4캡슐로 섭취한다. 제시카 알레그레티(Jessica Allegretti) 하버드의대 부교수는 인비보사(In Vivo)와의 인터뷰에서 "환자 100명 중 100명이 캡슐을 고를 것이라 생각하겠지만 그렇지 않다."고 말했다. "어떤 환자는 약 먹는 것을 좋아하지 않을 수도 있고, 어떤 환자는 다른 사람이 도와주기를 바랄 수도 있고, 나아가 환자의 나이에 따라 얼마나 아프고 삼키는 데 문제가 있는지. 예를 들어 직장 투여가 더 매력적일 수도 있습니다." 미국에서 매년 약 50만 명의 사람들이 CDI를 발병하고, 약 3만 명이 감염으로 사망하며, 이 질병은 연간 796만 달러에서 6.3억 달러에 이르는 경제적 피해를 입힌다. 항생제는 초기 CDI의 유일한 치료법으로 남아 있으며, 분변 미생물 이식(FMT)은 CDI의 재발 사례에 매우 효과적이라는 것이 입증되었지만 병원균 전염의 위험이 있으며, FDA 집행 재량에 의해서만 사용할 수 있으며, 기증자를 선별해야하고, 임상의가 배변 은행에서 배변을 구입하여야 한다. "이 두 제품이 승인되는 열쇠는 이전에 분변 미생물 이식(FMT)을 하지 않았거나, 기증자를 선별하지 않았거나, 대변 은행에서 대변을 사지 않았을 것이며, 이제는 안전하고 효과적인 처방을 내릴 수 있는 무언가를 가지고 있다는 것입니다."라고 예일대학 의과대학의 의학 조교수 폴 포이어슈타트(Paul Feuerstadt)는 인비보사에 말했다. "약들은 환자와 공급자에게 큰 기회를 열어줍니다."

우리나라의 경우 고바이오랩이 건선 치료제로 개발 중인 후보물질 'KBL697'은 FDA 2상 시험계획(IND, Investigational New Drug) 승인을 받아 현재 미국과 호주에서 투약을 진행 중이다.[274,275] 또 염증성 장 질환 대상으로도 미국 식품의약품안전처(FDA) 2상 임상시험 계획 승인신청(IND) 승인을 받아 호주에서 현재 환자를 모집 중에 있다. 천식 치료제 후보물질 'KBL693'은 임상 1상을 완료하고 미국 FDA 2상 임상시험 계획 승인신청(IND) 제출 준비에 있다. 지놈앤컴퍼니(Genome & Company)가 GEN-001에 대해 암치료제로서 미국 식품의약품안전처(FDA) 임상을 진행 중이다. 유한양행은 기능성 프로바이오틱스를 활용한 건강기능식품 분야와 마이크로바이옴 치료제 분야에서 마이크로바이옴 치료제 연구개발 기업인 에이투젠(AtoGEN)과 공동 연구개발에 나선다. 에이투젠은 2023년 6월에 마이크로바이옴 치료제 'LABTHERA-001'을 여성 생식기 질환 대상으로 호주에서 임상 1상을 개시한 바 있다.[276] 디엑스앤브이엑스(Dx&Vx)는 마이크로바이옴 기반 당뇨병 비만치료제 개발에 나서고 있다. 코리그룹(Cori Group)과 함께 건강한 사람, 당뇨병이 있는 사람, 비만인 사람들을 대상으로 혁신기술과 멀티오믹스(multiomics) 분석을 이용해 '식이요법 및 생활습관을 비교한 결과'에 대한 임상연구를 진행하고 있다.[277] CJ제일제당이 인수한 CJ바이오사이언스(구 천랩)는 독자 발굴한 장내 미생물 생균을 이용해 장 질환 및 간 질환 치료제, 면역항암제와의 병용 치료제를 개발하고 있다.[274] 아미코젠(Amicogen)은 지난해 마이크로바이옴 신약 개발사인 비피도(Bifido)를 인수하며 마이크로바이옴 시장에 뛰어들었다.[278] 비피도는 마이크로바이옴 기반 류마티스 관절염 치료제 'BFD1R'을 개발하고 있다. 류마티스관절염 치료제 BFD1R01, 전신 경화증 치료제 BFD1R02, 면역관문억제제 병용투여용 치료제 BFD1R03 후보물질을 가지고 있다.

○ **참고 문헌**

1. Berean B : Milk in the Bible. www.facebook.com/326948304303091/posts/milk-in-the-biblemost-of-us-are-familiar-with-bible-verses-that-include-the-land/1437933073204603/?locale=ur_PK
2. Bintsis T, Papademas P : (2022) The Evolution of Fermented Milks, from Artisanal to Industrial Products: A Critical Review. Fermentation 8(12):679. doi.org/10.3390/fermentation8120679
3. Markowiak P, Śliżewska K : (2017) Effects of Probiotics, Prebiotics, and Synbiotics on Human Health. Nutrients 9(9):1021. doi: 10.3390/nu9091021.
4. Wikipedia : Gundruk, https://en.wikipedia.org/wiki/Gundruk
5. Wikipedia : Sinki(food) https://en.wikipedia.org/wiki/Sinki_(food)
6. Tamang, Jyoti; Sarkar, Prabir (1993-08-01). "Sinki: A traditional lactic acid fermented radish tap root product". Journal of General and Applied Microbiology. 39 (4): 395–408. doi:10.2323/jgam.39.395
7. Wikipedia : Goyang(fermented food) https://en.wikipedia.org/wiki/Goyang_(fermented_food)
8. Tamang JP : (2010) Himalayan fermented foods: Microbiology, Nutrition and Ethnic Values, Boca Raton: CRC Press, ISBN 978-1-4200-9324-7
9. Tamang J, Thapa N, Bhalla, TC, Savitri : (2016), Ethnic Fermented Foods and Beverages of India. In Tamang JP (ed.), Ethnic Fermented Foods and Alcoholic Beverages of Asia, Springer, pp.17–72, ISBN 978-81-322-2798-4
10. Tamang JP, Kailasapathy K : (2010) Fermented foods and beverages of the world, CRC Press, Taylor and Francis, Boca Raton, FL(USA) pp.41-84
11. Yonzan H, Tamang JP : (2009) Traditional processing of Selroti: a cereal based ethnic fermented food of Nepalis. Indian J Traditional Know 8:110-114.
12. Tamang JP, Kailasapathy K : (2010) Fermented foods and beverages of the world, CRC Press, Taylor & Francis Group, Boca Raton, FL(USA) pp.1-40
13. Yegna Narayan Aiyar AK : (1953) Dairying in ancient India. Indian Dairy 5:77-83.
14. Gode PK : (1943) Some notes on the history of Indian dietetics with special reference to the history of jalebi. New Indian Antiq 6:169-181.
15. Iyengar SH : (1950) Lokopakara of Chavundarava. Oriental Manuscripts Library, Madras (India)
16. Srinivasa Iyengar PT : (1930) Pre-Aryan Tamil culture. University of Madras, Madras (India)
17. Bylund G : Dairy Processing Handbook : Chapter 11. Fermented Milk Products. Tetra Pak Processing System AB. 3rd ed. 2003. ISBN : 9163134276 https://dairyprocessinghandbook.tetrapak.com/chapter/fermented-milk-p18. roducts
18. Meiji Yogurt Library : Basic Facts on Yogurt. Yogurt in Eastern Europe. www.meiji.co.jp/yogurtlibrary/en/laboratory/yogurt/east_eur/
19. Palanivelu J, Thanigaivel S, Vickram S, Dey N, Mihaylova D, Desseva I : (2022) Probiotics in Functional Foods: Survival Assessment and Approaches for Improved Viability. Applied Sciences

12(1):455. doi.org/10.3390/app12010455
20. Vergin F : (1954) Anti-und Probiotica. Hipokrates 25:116–119.
21. Lilly DM, Stillwell RH : (1965) Probiotics: Growth promoting factors produced by microorganisms. Science147:747–748. doi: 10.1126/science.147.3659.747.
22. Fuller R : (1989) Probiotics in man and animals. J Appl Microbiol 66:365–378. https://pubmed.ncbi.nlm.nih.gov/2666378/
23. Guarner F, Schaafsma GJ : (1998) Probiotics. Int J Food Microbiol 39:237–238. doi: 10.1016/S0168-1605(97)00136-0.
24. Food and Agriculture Organization (FAO). Guidelines for the Evaluation of Probiotics in Food; Report of a Joint FAO/WHO Working Group on Drafting Guidelines for the Evaluation of Probiotics in Food; FAO: London, ON, Canada, 30 April–1 May 2002
25. Hill C, Guarner F, Reid G, Gibson GR, Merenstein DJ, Pot B, Morelli L, Canani RB, Flint HJ, Salminen S, Calder PC, Sanders ME : (2014) Expert consensus document: The International Scientific Association for Probiotics and Prebiotics consensus statement on the scope and appropriate use of the term probiotic. Nat Rev Gastroenterol Hepatol 11:506–514. doi: 10.1038/nrgastro.2014.66.
26. Fijan S : (2014) Microorganisms with claimed probiotic properties: an overview of recent literature. Int J Environ Res Public Health 11(5):4745-67. doi: 10.3390/ijerph110504745.
27. Gibson RG, Roberfroid MB : (1995) Dietary modulation of the human colonic microbiota: Introducing the concept of prebiotics. J Nutr 125:1401–1412. doi.org/10.1093/jn/125.6.1401
28. Gibson GR, Probert HM, van Loo J, Rastall RA, Roberfroid M : (2004) Dietary modulation of the human colonic microbiota: Updating the concept of the prebiotics. Nutr Res Rev 17:259–275. doi: 10.1079/NRR200479.
29. Food and Agriculture Organization . FAO Technical Meeting on Prebiotics : Food Quality and Standards Service (AGNS), Food and Agriculture Organization of the United Nations (FAO) FAO; Rome, Italy: Sep 15–16, 2007. FAO Technical Meeting Report.
30. Cencic A, Chingwaru W : (2010) The role of functional foods, nutraceuticals, and food supplements in intestinal health. Nutrients 2:611–625. doi: 10.3390/nu2060611.
31. Rioux KP, Madsen KL, Fedorak RN : (2005) The role of enteric microflora in inflammatory bowel disease: Human and animal studies with probiotics and prebiotics. Gastroenterol Clin N Am 34:465–482. doi: 10.1016/j.gtc.2005.05.005.
32. Bengmark S : (2005) Bioecological control of the gastrointestinal tract: The role of flora and supplemented probiotics and synbiotics. Gastroenterol. Clin N Am 34:413–436. doi: 10.1016/j.gtc.2005.05.002.
33. Panesar PS, Kaur G, Panesar R, Bera MB : Synbiotics: Potential Dietary Supplements in Functional Foods. IFIS; Berkshire, UK: 2009. www.foodsciencecentral.com/fsc/ixid15649
34. Miecznikow E : O naturze ludzkiej—Zarys Filozofii Optymistycznej. Wydawnictwo Biblioteka Naukowa; Warszawa, Poland: 1907. Translation F. Wermiński.
35. Lee YK : Selection and maintenance of probiotic microorganisms. In: Lee YK, Salminen S, editors. Handbook of Probiotics and Prebiotics. Wiley-VCH; Weinheim, Germany: 2009. pp.177–187. DOI:10.1002/9780470432624.ch2

36. European Food Safety Authority (EFSA) : (2013) The European Union Summary report on trends and sources of zoonoses, zoonotic agents and food-borne outbreaks in 2011. EFSA J 3129:1–250. doi.org/10.2903/j.efsa.2013.3129
37. European Food Safety Authority (EFSA). Scientific opinion on the maintenance of the list of QPS biological agents intentionally added to food and feed (2013 update). EFSA J. 2013, 15, 1–108. doi.org/10.2903/j.efsa.2013.3449
38. European Food Safety Authority (EFSA) (2017) Scientific Opinion on the update of the list of QPS-recommended biological agents intentionally added to food or feed as notified to EFSA . EFSA J 15:1–177. doi.org/10.2903/j.efsa.2020.5966, doi.org/10.2903/j.efsa.2013.3449(2017 update)
39. Schoster A, Kokotovic B, Permin A, Pedersen PD, Dal Bello F, Guardabassi L : (2013) In Vitro inhibition of Clostridium difficile and Clostridium perfringens by commercial probiotic strains. Anaerobe 20:36–41. doi: 10.1016/j.anaerobe.2013.02.006.
40. Saint-Cyr MJ, Haddad N, Taminiau B, Poezevara T, Quesne S, Amelot M, Daube G, Chemaly M, Dousset X, Guyard-Nicodème M : (2017) Use of the potential probiotic strain Lactobacillus salivarius SMXD51 to control Campylobacter jejuni in broilers. Int J Food Microbiol 247:9–17. doi: 10.1016/j.ijfoodmicro.2016.07.003.
41. Carter A, Adams M, La Ragione RM, WoodWard MJ : (2017) Colonisation of poultry by Salmonella Enteritidis S1400 is reduced by combined administration of Lactobacillus salivarius 59 and Enterococcus faecium PXN-33. Vet Microbiol 199:100–107. doi: 10.1016/j.vetmic.2016.12.029.
42. Chingwaru W, Vidmar J : (2017) Potential of Zimbabwean commercial probiotic products and strains of Lactobacillus plantarum as prophylaxis and therapy against diarrhoea caused by Escherichia coli in children. Asian Pac J Trop Med 10:57–63. doi: 10.1016/j.apjtm.2016.12.009.
43. Hussain SA, Patil GR, Reddi S, Yadav V, Pothuraju R, Singh RRB, Kapila S : (2017) Aloe vera (Aloe barbadensis Miller) supplemented probiotic lassi prevents Shigella infiltration from epithelial barrier into systemic blood flow in mice model. Microb Pathog 102:143–147. doi: 10.1016/j.micpath.2016.11.023.
44. Sikorska H, Smoragiewicz W : (2013) Role of probiotics in the prevention and treatment of methicillin-resistant Staphylococcus aureus infections. Int J Antimicrob Agents 42:475–481. doi: 10.1016/j.ijantimicag.2013.08.003.
45. De Montijo-Prieto S, Moreno E, Bergillos-Meca T, Lasserrot A, Ruiz-López M, Ruiz-Bravo A, Jimenez-Valera M : (2015) A Lactobacillus plantarum strain isolated from kefir protects against intestinal infection with Yersinia enterocolitica O9 and modulates immunity in mice. Res Microbiol 166:626–632. doi.org/10.1016/j.resmic.2015.07.010
46. Thomas DW, Greer F : (2010) Probiotics and prebiotics in pediatrics. Pediatrics 126:1217–1231. doi: 10.1542/peds.2010-2548.
47. Heczko P, Strus M, Jawień M, Szymański H : (2005) Medyczne zastosowanie probiotyków Wiad Lek 58:640–646. www.yumpu.com/xx/document/view/15551901/medyczne-zastosowanie-probiotykow
48. Kumar S, Bansal A, Chakrabarti A, Singhi S : (2013) Evaluation of efficacy of probiotics in prevention of Candida colonization in a PICU—A randomized controlled trial. Crit Care Med 41:565–572. doi:

10.1097/CCM.0b013e31826a409c.
49. Nase L, Hatakka K, Savilahti E : (2001) Effect of long-term consumption of Lactobacillus GG in milk on dental caries and caries risk in children. Caries Res 35:412–420. doi: 10.1159/000047484.
50. Li P, Gu Q : (2016) Complete genome sequence of Lactobacillus plantarum LZ95, a potential probiotic strain producing bacteriocins and B-group vitamin riboflavin. J Biotechnol 229:1–2. doi: 10.1016/j.jbiotec.2016.04.048.
51. Gu Q, Zhang C, Song D, Li P, Zhu X : (2015) Enhancing vitamin B12 content in soy-yogurt by Lactobacillus reuteri. Int J Food Microbiol 206:56–59.
52. Pompei A, Cordisco L, Amaretti, A, Zanoni, S, Matteuzzi D, Rossi M : (2007) Folate production by bifidobacteria as a potential probiotic property. Appl Environ Microbiol 73:179–185. doi: 10.1128/AEM.01763-06.
53. Sanders ME, Gibson G, Harsharnjit SG, Guarner F : (2007) Probiotics: Their Potential to Impact Human Health; CAST Issue Paper; CAST: Ames, IA, USA, Volume 36, pp.1–20.5421) Nova E, Warnberg J, Gomez-Martinez S, Diaz LE, Romeo J, Marcos A : (2007) Immunodulatory effects of probiotics in different stages of life. Br J Nutr 98:S90–S95. doi: 10.1017/S0007114507832983.
54. Mishra C, Lambert J : (1996) Production of anti-microbial substances by probiotics. Asia Pac J Clin Nutr 5:20–24. https://pubmed.ncbi.nlm.nih.gov/24394460/
55. Ouwehand AC, Kirjavainen PV, Shortt C, Salminen S : (1999) Probiotics: Mechanisms and established effects. Int Dairy J 9:43–52. doi.org/10.1016/S0958-6946(99)00043-6
56. Reid G, McGroarty JA, Angotti R, Cook RL : (1988) Lactobacillus inhibitor production against Escherichia coli and coaggregation ability with uropathogens. Can J Microbiol 34:344–351. doi: 10.1139/m88-063.
57. Schellenberg J, Smoragiewicz W, Karska-Wysocki B : (2006) A rapid method combining immunofluorescence and flow cytometry for improved understanding of competitive interactions between lactic acid bacteria (LAB) and methicillin-resistant S. aureus (MRSA) in mixed culture. J Microbiol Methods 65:1–9. doi: 10.1016/j.mimet.2005.06.018.
58. Ishikawa H, Akedo I, Otani T, Suzuki T, Nakamura T, Takeyama I, Ishiguro S, Miyaoka E, Sobue T, Kakizoe T : (2005) Randomized trial of dietary fiber and Lactobacillus casei administration for prevention of colorectal tumors. Int J Cancer 116:762–767. doi: 10.1002/ijc.21115.
59. Vandenbergh PA : (1993) Lactic acid bacteria, their metabolic products and interference with microbial growth. FEMS Microbiol Rev 12:221–238. doi.org/10.1111/j.1574-6976.1993.tb00020.x
60. Guillot JF : (2003) Probiotic feed additives. J Vet Pharmacol Ther 26:52–55. https://pubmed.ncbi.nlm.nih.gov/11157355/
61. Isolauri E, Sutas Y, Kankaanpaa P, Arvilommi H, Salminen S : (2001) Probiotics: Effects on immunity. Am J Clin Nutr 73:444–450. doi: 10.1093/ajcn/73.2.444s.
62. Brandao RL, Castro IM, Bambirra EA, Amaral SC, Fietto LG, Tropia MJM : (1998) Intracellular signal triggered by cholera toxin in Saccharomyces boulardii and Saccharomyces cerevisiae. Applied Environ Microbiol 64:564–568. doi: 10.1128/aem.64.2.564-568.1998
63. Schachtsiek M Hammes WP, Hertel C : (2004) Characterization of Lactobacillus coryniformis DSM 20001T surface protein CPF mediating coaggregation with and aggregation among pathogens.

Appl Environ Microbiol 70:7078–7085. doi.org/10.1128/AEM.70.12.7078-7085.2004
64. Oelschlaeger TA : (2010) Mechanisms of probiotic actions—A review. Int J Med Microbiol 300:57–62. doi: 10.1016/j.ijmm.2009.08.005.
65. Collado MC, Meriluoto J, Salminen S : (2007) Interactions between pathogens and lactic acid bacteria: Aggregation and coaggregation abilities. Eur J Food Res Technol 226:1065–1073.
66. Begley M, Hill C, Gahan CGM : (2006) Bile salt hydrolase activity in probiotics. Appl Environ Microbiol 72:1729–1738. doi: 10.1128/AEM.72.3.1729-1738.2006
67. Weinberg ED : (1997) The Lactobacillus anomaly: Total iron abstinence. Perspect Biol Med 40:578–583. doi: 10.1353/pbm.1997.0072.
68. Elli M, Zink R, Rytz A, Reniero R, Morelli L : (2000) Iron requirement of Lactobacillus spp. in completely chemically defined growth media. J Appl Microbiol 88:695–703.
69. Borchers AT, Selmi C, Meyers FJ, Keen CL, Gershwin ME : (2009) Probiotics and immunity. J Gastroenterol 44:26–46. doi: 10.1007/s00535-008-2296-0.
70. Gill HS, Cross ML : Probiotics and immune function. In Nutrition and Immune Function; Calder PC, Field CJ, Gill HS, Eds.; CABI Publishing: Wallingford, UK, 2002; pp.251–272.
71 Marteau P, Shanahan F (2003) Basic aspects and pharmacology of probiotics: An overview of pharmacokinetics, mechanisms of action and side-effects. Best Pract Res Clin Gastroenterol 17:725–740. doi: 10.1016/s1521-6918(03)00055-6.
72. Schatzmayr G, Zehner F, Taubel M, Schatzmayr D, Klimitsch A, Loibner AP, Binder EM : (2006) Microbiologicals for deactivating mycotoxins. Mol Nutr Food Res 50:543–551. doi: 10.1002/mnfr.200500181.
73. McCormick SP : (2013) Microbial detoxification of mycotoxins. J Chem Ecol 2013, 39, 907–918. doi: 10.1007/s10886-013-0321-0.
74. Nikbakht Nasrabadi E, Jamaluddin R, Abdul Mutalib MS, Khaza'ai H, Khalesi S, Mohd Redzwan S : (2013) Reduction of aflatoxin level in aflatoxin-induced rats by the activity of probiotic Lactobacillus casei strain Shirota. J Appl Microbiol 114:1507–1515. doi: 10.1111/jam.12148.
75. Upadrasta A, Madempudi RS : (2016) Probiotics and blood pressure: Current insights. Integr Blood Press Control 9:33–42. doi: 10.2147/IBPC.S73246.
76. Khalesi S, Sun J, Buys N, Jayasinghe R : (2014) Effect of probiotics on blood pressure. A Systematic review and meta-analysis of randomized, controlled trials. Hypertension 70:1–13. doi: 10.1161/HYPERTENSIONAHA.114.03469.
77. Ruan Y, Sun J, He J, Chen F, Chen R, Chen H : (2015) Effect of probiotics on glycemic control: A systematic review and meta-analysis of randomized, controlled trials. PLoS ONE 10:e0132121. doi: 10.1371/journal.pone.0132121.
78. Lima-Filho JVM, Vieira EC, Nicoli JR : (2000) Saccharomyces boulardii and Escherichia coli combinations against experimential infections with Shigella flexneri and Salmonella enteritidis subsp. Typhimurium. J Appl Microbiol 88:365–370.
106. Reid G, Bruce AW : (2005) Probiotics to prevent urinary tract infections: The rationale and evidence. World J Urol 24:28–32. doi: 10.1007/s00345-005-0043-1.
107. Colquitt AS, Miles EA, Calder PC : (2022) Do Probiotics in Pregnancy Reduce Allergies

and Asthma in Infancy and Childhood? A Systematic Review. Nutrients 14(9):1852. doi: 10.3390/nu14091852.

108. Kim HJ, Kim HY, Lee SY, Seo JH, Lee E, Hong SJ : (2013) Clinical efficacy and mechanism of probiotics in allergic diseases. Korean J Pediatr 56(9):369-76. doi: 10.3345/kjp.2013.56.9.369.

109. Simons LA, Amansec SG, Conway P : (2006) Effect of Lactobacillus fermentum on serum lipids in subjects with elevated serum cholesterol. Nutr Metab Cardiovasc Dis 16:531–535. doi: 10.1016/j.numecd.2005.10.009.

110. Momin ES, Khan AA, Kashyap T, Pervaiz MA, Akram A, Mannan V, Sanusi M, Elshaikh AO : (2023) The Effects of Probiotics on Cholesterol Levels in Patients With Metabolic Syndrome: A Systematic Review. Cureus 15(4):e37567. doi: 10.7759/cureus.37567.

111. Wang L, Guo MJ, Gao Q, Yang JF, Yang L, Pang XL, Jiang XJ : (2018) The effects of probiotics on total cholesterol: A meta-analysis of randomized controlled trials. Medicine (Baltimore) 97(5):e9679. doi: 10.1097/MD.0000000000009679.

112. Ooi L-G, Liong M-T : (2010) Cholesterol-Lowering Effects of Probiotics and Prebiotics: A Review of in Vivo and in Vitro Findings. Int J Mole Sci 11(6):2499-2522. doi.org/10.3390/ijms11062499

113. Lieske JC, Goldfarb DS, de Simone C, Regnier C : (2005) Use of a probiotic to decrease enteric hyperoxaluria. Kidney Int 68:1244–1249. doi: 10.1111/j.1523-1755.2005.00520.x.

114. Rousseaux C, Thuru X, Gelot A, Barnich N, Neut C, Dubuquoy L, Dubuquoy C, Merour E, Geboes K, Chamaillard M, Ouwehand A, Leyer G, Carcano D, Colombel J-F, Ardid D, Desreumaux P : (2006) Lactobacillus acidophilus modulates intestinal pain and induces opioid and cannabinoid receptors. Nat Med 13:35–37. doi: 10.1038/nm1521.

115. Billoo AG, Memon MA, Khaskheli SA, Murtaza G, Iqbal K, Saeed Shekhani M, Siddiqi AQ : (2006) Role of a probiotic (Saccharomyces boulardii) in management and prevention of diarrhoea. World J Gastroenterol 12:4557–4560. doi: 10.3748/wjg.v12.i28.4557.

116. Parvez S, Malik KA, Ah Kang S, Kim HY : (2006) Probiotics and their fermented food products are beneficial for health. J Appl Microbiol 100:1171–1185. doi: 10.1111/j.1365-2672.2006.02963.x.

117. McFarland LV : (2006) Meta-Analysis of probiotics for the prevention of antibiotic associated diarrhea and the treatment of Clostridium difficile disease. Am J Gastroenterol 101:812–822. doi: 10.1111/j.1572-0241.2006.00465.x.

118. Hatakka K, Savilahti E, Pönkä A, Meurman JH, Poussa T, Näse L, Saxelin M, Ko R : (2001) Effect of long term consumption of probiotic milk on infections in children attending day care centres: Double blind, randomised trial. Br Med J 322:1327. doi: 10.1136/bmj.322.7298.1327.

119. Olivares M, Diaz-Ropero M, Gomez N, Sierra S, Lara-Villoslada F, Martin R, Miguel Rodriguez J, Xaus J : (2006) Dietary deprivation of fermented foods causes a fall in innate immune response. Lactic acid bacteria can counteract the immunological effect of this deprivation. J Dairy Res 73:492–498. doi: 10.1017/S0022029906002068.

120. Olivares M, Díaz-Ropero MA, Gómez N, Lara-Villoslada F, Sierra S, Maldonado JA, Martín R, López-Huertas E, Rodríguez JM, Xaus J : (2006) Oral administration of two probiotic strains, Lactobacillus gasseri CECT5714 and Lactobacillus coryniformis CECT5711, enhances the intestinal function of healthy adults. Int J Food Microbiol107(2):104-11. doi: 10.1016/j.ijfoodmicro.2005.08.019.
121. Alvaro E, Andrieux C, Rochet V, Rigottier-Gois L, Leprcq. P, Sutren M, Galan P, Duval Y, Juste C, Dore J : (2007) Composition and metabolism of the intestinal microbiota in consumers and non-consumers of yogurt. Br J Nutr 97:126–133. doi: 10.1017/S0007114507243065.
122. Habeebuddin M, Karnati RK, Shiroorkar PN, Nagaraja S, Asdaq SMB, Khalid Anwer M, Fattepur S : (2022) Topical Probiotics: More Than a Skin Deep. Pharmaceutics. 14(3):557. doi: 10.3390/pharmaceutics14030557.
123. Umborowati MA, Damayanti D, Anggraeni S, Endaryanto A, Surono IS, Effendy I, Prakoeswa CRS : (2022) The role of probiotics in the treatment of adult atopic dermatitis: a meta-analysis of randomized controlled trials. J Health Popul Nutr 41(1):37. doi: 10.1186/s41043-022-00318-6.
124. Renuka SR, Kumar NA, Manoharan D, Naidu DK : (2023) Probiotics: A Review on Microbiome That Helps for Better Health – A Dermatologist's Perspective. Journal of Pharmacology and Pharmacotherapeutics. 14(1):5-13. doi:10.1177/0976500X231175225
125. Gao T, Wang X, Li Y, Ren F : (2023) The Role of Probiotics in Skin Health and Related Gut–Skin Axis: A Review. Nutrients. 15(14):3123. https://doi.org/10.3390/nu15143123
126. Park DH, Kim JW, Park H-J, Hahm D-H : (2021) Comparative Analysis of the Microbiome across the Gut–Skin Axis in Atopic Dermatitis. International Journal of Molecular Sciences 22(8):4228. doi: 10.3390/ijms22084228.
127. Prescott SL, Larcombe D-L, Logan AC, West C, Burks W, Caraballo L, Levin M, Van Etten E, Horwitz P, Kozyrskyj A, Campbell DE : (2017) The skin microbiome: impact of modern environments on skin ecology, barrier integrity, and systemic immune programming, World Allergy Organization J 10(29:) 202 doi.org/10.1186/s40413-017-0160-5. ISSN 1939-4551,
128. Lunjani N, Ahearn-Ford S, Dube FS, Hlela C, O;Mahony L : (2021) Mechanisms of microbe-immune system dialogue within the skin. Genes Immun 22:276–288. doi.org/10.1038/s41435-021-00133-9
129. Puebla-Barragan S, Reid G : (2021) Probiotics in Cosmetic and Personal Care Products: Trends and Challenges. Molecules 26(5):1249. doi: 10.3390/molecules26051249.
130. Wallen-Russell C, Wallen-Russell S : (2021) Topical Probiotics Do Not Satisfy New Criteria for Effective Use Due to Insufficient Skin Microbiome Knowledge. Cosmetics 8(3):90. doi.org/10.3390/cosmetics8030090
131. Dou J, Feng N, Guo F, Chen Z, Liang J, Wang T, Guo X, Xu Z : (2023) Applications of Probiotic Constituents in Cosmetics. Molecules 28(19):6765. doi.org/10.3390/molecules28196765
132. Vijay-Kumar M, Aitken JD, Carvalho FA, Cullender TC, Mwangi S, Srinivasan S, Sitaraman SV,

Knight R, Ley RE, Gewirtz AT : (2010) Metabolic syndrome and altered gut microbiota in mice lacking Toll-like receptor 5. Science. 328(5975):228-31. doi: 10.1126/science.1179721.
133. Stilling RM, Moloney GM, Ryan FJ, Hoban AE, Bastiaanssen TF, Shanahan F, Clarke G, Claesson MJ, Dinan TG, Cryan JF : (2018) Social interaction-induced activation of RNA splicing in the amygdala of microbiome-deficient mice. Elife. 7:e33070. doi: 10.7554/eLife.33070.
134. Saji N, Murotani K, Hisada T, Kunihiro T, Tsuduki T, Sugimoto T, Kimura A, Niida S, Toba K, Sakurai T : (2020) Relationship between dementia and gut microbiome-associated metabolites: a cross-sectional study in Japan. Sci Rep 10:8088. doi.org/10.1038/s41598-020-65196-6
135. Chandra S, Sisodia SS, Vassar RJ : (2023) The gut microbiome in Alzheimer's disease: what we know and what remains to be explored. Mol Neurodegener 18(1):9. doi: 10.1186/s13024-023-00595-7.
136. Tsamakis K, Galinaki S, Alevyzakis E, Hortis I, Tsiptsios D, Kollintza E, Kympouropoulos S, Triantafyllou K, Smyrnis N, Rizos E : (2022) Gut Microbiome: A Brief Review on Its Role in Schizophrenia and First Episode of Psychosis. Microorganisms 10(6):1121. doi: 10.3390/microorganisms10061121.
137. Szeligowski T, Yun AL, Lennox BR, Burnet PWJ : (2020) The Gut Microbiome and Schizophrenia: The Current State of the Field and Clinical Applications. Front Psychiatry 11:156. doi: 10.3389/fpsyt.2020.00156.
138. Xiang M, Zheng L, Pu D, Lin F, Ma X, Ye H, Pu D, Zhang Y, Wang D, Wang X, Zou K, Chen L, Zhang Y, Sun Z, Zhang T, Wu G : (2022) Intestinal Microbes in Patients With Schizophrenia Undergoing Short-Term Treatment: Core Species Identification Based on Co-Occurrence Networks and Regression Analysis. Front. Microbiol Sec. Microbial Symbioses Volume 13 – 2022, doi.org/10.3389/fmicb.2022.909729
139. Zheng P, Zeng B, Liu M, Chen J, Pan J, Han Y, Liu Y, Cheng K, Zhou C, Wang H, Zhou X, Gui S, Perry SW, Wong ML, Licinio J, Wei H, Xie P : (2019) The gut microbiome from patients with schizophrenia modulates the glutamate-glutamine-GABA cycle and schizophrenia-relevant behaviors in mice. Sci Adv;5(2):eaau8317. doi: 10.1126/sciadv.aau8317. Erratum in: Sci Adv 2019 Jun 21;5(6):eaay2759.
140. Tsamakis K, Galinaki S, Alevyzakis E, Hortis I, Tsiptsios D, Kollintza E, Kympouropoulos S, Triantafyllou K, Smyrnis N, Rizos E : (2022) Gut Microbiome: A Brief Review on Its Role in Schizophrenia and First Episode of Psychosis. Microorganisms 10(6):1121. doi.org/10.3390/microorganisms10061121
141. Socała K, Doboszewska U, Szopa A, Serefko A, Włodarczyk M, Zielińska A, Poleszak E, Fichna J, Waź P : (2021) The role of microbiota-gut-brain axis in neuropsychiatric and neurological disorders. Pharmacol Res 172:105840. doi.org/10.1016/j.phrs.2021.105840. ISSN 1043-6618,
142. Munawar N, Ahsan K, Muhammad K, Ahmad A, Anwar MA, Shah I, Al Ameri AK, Al Mughairbi F : (2021) Hidden Role of Gut Microbiome Dysbiosis in Schizophrenia: Antipsychotics or Psychobiotics as Therapeutics? Int J Mole Sci 22(14):7671. doi.org/10.3390/ijms22147671
143. Saxami G, Kerezoudi EN, Eliopoulos C, Arapoglou D, Kyriacou A : (2023) The Gut-Organ Axis within the Human Body: Gut Dysbiosis and the Role of Prebiotics. Life(Basel) 13(10):2023. doi:

10.3390/life13102023.
144. Tunset ME, Haslene-Hox H, Van Den Bossche T, Maleki S, Vaaler A, Kondziella D : (2022) Blood-borne extracellular vesicles of bacteria and intestinal cells in patients with psychotic disorders. Nordic J Psychiatry 77(7):686-695. doi.org/10.1080/08039488.2023.2223572
145. Vindegaard N, Speyer H, Nordentoft M, Rasmussen S, Benros ME : (2021) Gut microbial changes of patients with psychotic and affective disorders: A systematic review, Schizophrenia Res 234:41-50. doi.org/10.1016/j.schres.2019.12.014. ISSN 0920-9964
146. Munawar N, Ahmad A, Anwar MA, Muhammad K : (2022) Modulation of Gut Microbial Diversity through Non-Pharmaceutical Approaches to Treat Schizophrenia. International Journal of Molecular Sciences 23(5):2625. doi.org/10.3390/ijms23052625
147. Alharthi A, Alhazmi S, Alburae N, Bahieldin A (2022) The Human Gut Microbiome as a Potential Factor in Autism Spectrum Disorder. Int J Mol Sci 23(3):1363. doi: 10.3390/ijms23031363.
148. Fattorusso A, Di Genova L, Dell'Isola GB, Mencaroni E, Esposito S : (2019) Autism Spectrum Disorders and the Gut Microbiota. Nutrients 11(3):521. doi: 10.3390/nu11030521.
149. Sharon G, Jamie Cruz N, Kang D-W, Gandal MJ, Wang B, Kim Y-M, Zink EM, Casey CP, Taylor BC, Lane CJ, Bramer LM, Isern NG, Hoyt DW, Noecker C, Sweredoski MJ, Moradian A, Borenstein E, Jansson JK, Knight R, Metz TO, Lois C, Geschwind DH, Krajmalnik-Brown R, Mazmanian SK : (2019) Human Gut Microbiota from Autism Spectrum Disorder Promote Behavioral Symptoms in Mice. Cell. 177(6):1600-1618.e17. doi: 10.1016/j.cell.2019.05.004.
150. Sharon G, Cruz NJ, Kang DW, Gandal MJ, Wang B, Kim YM, Zink EM, Casey CP, Taylor BC, Lane CJ, Bramer LM, Isern NG, Hoyt DW, Noecker C, Sweredoski MJ, Moradian A, Borenstein E, Jansson JK, Knight R, Metz TO, Lois C, Geschwind DH, Krajmalnik-Brown R, Mazmanian SK : (2019) Human Gut Microbiota from Autism Spectrum Disorder Promote Behavioral Symptoms in Mice. Cell 177(6):1600-1618.e17. doi: 10.1016/j.cell.2019.05.004
151. Garcia-Gutierrez E, Narbad A, Rodriguez JM : (2020) Autism Spectrum Disorder Associated With Gut Microbiota at Immune, Metabolomic, and Neuroactive Level. Front Neurosci Sec. Neuropharmacology Volume 14 – 2020, doi.org/10.3389/fnins.2020.578666
152. Inchingolo AM, Patano A, Piras F, Mancini A, Inchingolo AD, Paduanelli G, Inchingolo F, Palermo A, Dipalma G, Malcangi G : (2023) Interconnection between Microbiota-Gut-Brain Axis and Autism Spectrum Disorder Comparing Therapeutic Options: A Scoping Review. Microorganisms. 11(6):1477. doi: 10.3390/microorganisms11061477.
153. ClinicalTrials.gov : MTT for Children With ASD Who Have Gastrointestinal Disorders. https://classic.clinicaltrials.gov/ct2/show/NCT04182633
154. ASU News, Arizona State University : Autism symptoms reduced nearly 50% 2 years after fecal transplant. https://news.asu.edu/20190409-discoveries-autism-symptoms-reduced-nearly-50-percent-two-years-after-fecal-transplant
155. Zhang J, Zhu G, Wan L, Liang Y, Liu X, Yan H, Zhang B, Yang G : (2023) Effect of fecal microbiota transplantation in children with autism spectrum disorder: A systematic review. Front Psychiatry 14:1123658. doi: 10.3389/fpsyt.2023.1123658.
156. Kang DW, Adams JB, Gregory AC, Borody T, Chittick L, Fasano A, Khoruts A, Geis E, Maldonado

J, McDonough-Means S, Pollard EL, Roux S, Sadowsky MJ, Lipson KS, Sullivan MB, Caporaso JG, Krajmalnik-Brown R : (2017) Microbiota Transfer Therapy alters gut ecosystem and improves gastrointestinal and autism symptoms: an open-label study. Microbiome. 5(1):10. doi: 10.1186/s40168-016-0225-7.

157. Signature magazine : 물만 마셔도 살찌는 이유, 장내 세균 탓? http://signaturemg.co.kr/shop/detail.php?idx=1967
158. Sarmiento-Andrade Y, Suárez R, Quintero B, Garrochamba K : (2022) Gut microbiota and obesity: New insights. Front Nutr Sec. Clinical Nutrition Volume 9 – 2022, doi.org/10.3389/fnut.2022.1018212
159. Turnbaugh PJ, Ley RE, Mahowald MA, Magrini V, Mardis ER, Gordon JI : (2006) An obesity-associated gut microbiome with increased capacity for energy harvest. Nature 444(7122):1027-31. doi: 10.1038/nature05414.
160. Turnbaugh PJ, Hamady M, Yatsunenko T, Cantarel BL, Duncan A, Ley RE, Sogin ML, Jones WJ, Roe BA, Affourtit JP, Egholm M, Henrissat B, Heath AC, Knight R, Gordon JI : (2009) A core gut microbiome in obese and lean twins. Nature 457(7228):480-4. doi: 10.1038/nature07540.
161. Magne F, Gotteland M, Gauthier L, Zazueta A, Pesoa S, Navarrete P, Balamurugan R : (2020) The Firmicutes/Bacteroidetes Ratio: A Relevant Marker of Gut Dysbiosis in Obese Patients? Nutrients. 12(5):1474. doi: 10.3390/nu12051474.
162. Clarke SF, Murphy EF, Nilaweera K, Ross PR, Shanahan F, O'Toole PW, Cotter PD : (2012) The gut microbiota and its relationship to diet and obesity: new insights. Gut Microbes. 3(3):186-202. doi: 10.4161/gmic.20168.
163. Noor J, Chaudhry A, Batool S, Noor R, Fatima G : (2023) Exploring the Impact of the Gut Microbiome on Obesity and Weight Loss: A Review Article. Cureus 15(6):e40948. doi: 10.7759/cureus.40948.
164. Koliada A, Syzenko G, Moseiko V, Budovska L, Puchkov K, Perederiy Vm Gavalko Y, Dorofeyev A, RomanenkoM, Tkach S, Sineok L, Lushchak O, Vaiserman A : (2017) Association between body mass index and Firmicutes/Bacteroidetes ratio in an adult Ukrainian population. BMC Microbiol 17:120. doi.org/10.1186/s12866-017-1027-1
165. Semova I, Carten JD, Stombaugh J, Mackey LC, Knight R, Farber SA, Rawls JF : (2012) Microbiota regulate intestinal absorption and metabolism of fatty acids in the zebrafish. Cell Host Microbe 12(3):277-88. doi: 10.1016/j.chom.2012.08.003.
166. Beam A, Clinger E, Hao L : (2021) Effect of Diet and Dietary Components on the Composition of the Gut Microbiota. Nutrients. 13(8):2795. doi: 10.3390/nu13082795.
167. Kobyliak N, Virchenko O, Falalyeyeva T : (2016) Pathophysiological role of host microbiota in the development of obesity. Nutr J 15:43. doi: 10.1186/s12937-016-0166-9.
168. Scheithauer TPM, Rampanelli E, Nieuwdorp M, Vallance BA, Verchere CB, van Raalte DH, Herrema H : (2020) Gut Microbiota as a Trigger for Metabolic Inflammation in Obesity and Type 2 Diabetes. Front Immunol 11:571731. doi: 10.3389/fimmu.2020.571731.
169. Fu Y, Li S, Xiao Y, Liu G, Fang J : (2023) A Metabolite Perspective on the Involvement of the Gut Microbiota in Type 2 Diabetes. Int J Mol Sci 24(19):14991. doi: 10.3390/ijms241914991.

170. Manco M, Putignani L, Bottazzo GF : (2010) Gut Microbiota, Lipopolysaccharides, and Innate Immunity in the Pathogenesis of Obesity and Cardiovascular Risk. Endocrine Reviews 31(6):817–844, doi.org/10.1210/er.2009-0030
171. Scheithauer TPM, Rampanelli E, Nieuwdorp M, Vallance BA, Verchere CB, van Raalte DH, Herrema H : (2020) Gut Microbiota as a Trigger for Metabolic Inflammation in Obesity and Type 2 Diabetes. Front Immunol 11:571731. doi: 10.3389/fimmu.2020.571731.
172. Novelle MG : (2021) Decoding the Role of Gut-Microbiome in the Food Addiction Paradigm. Int J Environ Res Public Health 18(13):6825. doi: 10.3390/ijerph18136825.
173. Sanmiguel C, Gupta A, Mayer EA : (2015) Gut Microbiome and Obesity: A Plausible Explanation for Obesity. Curr Obes Rep 4(2):250-61. doi: 10.1007/s13679-015-0152-0.
174. Davis CD : (2016) The Gut Microbiome and Its Role in Obesity. Nutr Today 51(4):167-174. doi: 10.1097/NT.0000000000000167.
175. Nutrition Society of Malaysia : Get To Know Your Gut Microbiota. https://nutriweb.org.my/probiotics/3-1.html
176. Pron-Ven Probiotics : 20 gut facts for the first 20 days of 2020. https://provenprobiotics.co/uk/20-gut-facts-for-the-first-20-days-of-2020/ January 21, 2020.
177. Natural Factors : Balancing Both Good & Bad Bacteria for Gut Health. https://naturalfactors.com/blogs/natural-health/balancing-both-good-bad-bacteria-for-gut-health March 30, 2022.
178. Specialty Enzymes & Probotics : Probiotic Supplements Dosage: How Much Is Enough? https://specialtyenzymes.com/blog/probiotic-supplements-dosage/ March 12, 2019.
179. Deerland : Probiotic Supplementation – Age Is More Than A Number. https://deerland.com/marketbreakdown/probiotic-supplementation-age-is-more-than-a-number/
180. Lefton J , Very Well Health : What Is Lactobacillus Gasseri? Probiotic strain offers specific digestive and vaginal properties. https://www.verywellhealth.com/the-benefits-of-lactobacillus-gasseri-88697 Medically reviewed by Melissa Nieves
181. Miyoshi M, Ogawa A, Higurashi S, Kadooka Y : (2014) Anti-obesity effect of Lactobacillus gasseri SBT2055 accompanied by inhibition of pro-inflammatory gene expression in the visceral adipose tissue in diet-induced obese mice. Eur J Nutr 53(2):599-606. doi: 10.1007/s00394-013-0568-9.
182. Kadooka Y, Ogawa A, Ikuyama K, Sato M : (2011)The probiotic Lactobacillus gasseri SBT2055 inhibits enlargement of visceral adipocytes and upregulation of serum soluble adhesion molecule (sICAM-1) in rats, Int Dairy J 21(9):623-627. doi.org/10.1016/j.idairyj.2011.02.001. ISSN 0958-6946
183. Ogawa A, Kobayashi T, Sakai F, Kadooka Y, Kawasaki Y : (2015) Lactobacillus gasseri SBT2055 suppresses fatty acid release through enlargement of fat emulsion size in vitro and promotes fecal fat excretion in healthy Japanese subjects. Lipids Health Dis 14:20. doi: 10.1186/s12944-015-0019-0.
184. Ogawa A, Kadooka Y, Kato K, Shirouchi B, Sato M : (2014) Lactobacillus gasseri SBT2055 reduces postprandial and fasting serum non-esterified fatty acid levels in Japanese hypertriacylglycerolemic subjects. Lipids Health Dis 13:36. doi.org/10.1186/1476-511X-13-36
185. Ukibe K, Miyoshi M, Kadooka Y : (2015) Administration of Lactobacillus gasseri SBT2055 suppresses macrophage infiltration into adipose tissue in diet-induced obese mice. Br J Nutr

114:1180-1187. doi:10.1017/S0007114515002627

186. Kawano M, Miyoshi M, Ogawa A, Sakai F, Kadooka Y : (2016) Lactobacillus gasseri SBT2055 inhibits adipose tissue inflammation and intestinal permeability in mice fed a high-fat diet. Journal of Nutritional Science 5:e23. doi:10.1017/jns.2016.12
187. Jung SP, Lee KM, Kang JH, Yun SI, Park HO, Moon Y, Kim JY : (2013) Effect of Lactobacillus gasseri BNR17 on Overweight and Obese Adults: A Randomized, Double-Blind Clinical Trial. Korean J Fam Med 34(2):80-9. doi: 10.4082/kjfm.2013.34.2.80.
188. Kim J, Yun JM, Kim MK, Kwon O, Cho B: (2018) Lactobacillus gasseri BNR17 Supplementation Reduces the Visceral Fat Accumulation and Waist Circumference in Obese Adults: A Randomized, Double-Blind, Placebo-Controlled Trial. J Medicinal Food 454-461. doi.org/10.1089/jmf.2017.3937
189. Jung S-P, Lee K-M, Kang J-H, Yun S-I, Park H-O, Monn Y, Kim J-Y : (2013) Effect of Lactobacillus gasseri BNR17 on Overweight and Obese Adults: A Randomized, Double-Blind Clinical Trial. Korean JFamily Med 34(2):80-89. doi.org/10.4082/kjfm.2013.34.2.80
190. Lee H-J, Cho JH, Cho W-J, Gang S-H, Park S-H, Jung B-J, Kim HB, Song KH : (2022) Effects of Synbiotic Preparation Containing Lactobacillus gasseri BNR17 on Body Fat in Obese Dogs: A Pilot Study. Animals 12(5):642. doi.org/10.3390/ani12050642
191. Kang J-H, Yun S-I, Park M-H, Park J-H, Jung S-Y, Park H-O : (2013) Anti-Obesity Effect of Lactobacillus gasseri BNR17 in High-Sucrose Diet-Induced Obese Mice. PLoS ONE 8(1):e54617. doi.org/10.1371/journal.pone.0054617
192. Park KY, Kim B, Hyun CK : (2015) Lactobacillus rhamnosus GG improves glucose tolerance through alleviating ER stress and suppressing macrophage activation in db/db mice. J Clin Biochem Nutr 56(3):240-6. doi: 10.3164/jcbn.14-116.
193. Kim S-W, Park K-Y, Kim B, Kim E, Hyun CK : (2013) Lactobacillus rhamnosus GG improves insulin sensitivity and reduces adiposity in high-fat diet-fed mice through enhancement of adiponectin production. Biochem Biophys Res Commun 431(2):258-263. doi.org/10.1016/j.bbrc.2012.12.121. ISSN 0006-291X
194. Cheng YC, Liu JR : (2020) Effect of Lactobacillus rhamnosus GG on Energy Metabolism, Leptin Resistance, and Gut Microbiota in Mice with Diet-Induced Obesity. Nutrients 12(9):2557. doi: 10.3390/nu12092557.
195. Park K-Y, Kim B, Hyun C-K : (2015) Lactobacillus rhamnosus GG Reverses Insulin Resistance but Does Not Block Its Onset in Diet-Induced Obese Mice. J Microbiol Biotechnol 25(5):753-757. doi.org/10.4014/jmb.1409.09016
196. Zhang Z, Zhou Z, Li Y, Zhou L, Ding Q, Xu L :(2016) Isolated exopolysaccharides from Lactobacillus rhamnosus GG alleviated adipogenesis mediated by TLR2 in mice. Sci Rep 6:36083. doi.org/10.1038/srep36083
197. Hallie Levine, WebMD : The Facts About Vaginal Seeding. www.webmd.com/baby/vaginal-seeding, Medically Reviewed by Nivin Todd, MD. February 05, 2022.
198. Cleveland Clinic : Vaginal Seeding. https://my.clevelandclinic.org/health/treatments/22096-vaginal-seeding
199. Coscia A, Bardanzellu F, Caboni E, Fanos V, Peroni DG : (2021) When a Neonate Is Born, So Is

a Microbiota. Life(Basel) 11(2):148. doi: 10.3390/life11020148.
200. Tiny Health Team : Microbiome Seeding At Birth. www.tinyhealth.com/blog/microbiome-seeding-at-birth Scientifically reviewed by Rodney Dietert, PhD.
201. The American College of Obstetricians and Gynecologists(ACOG) Number 725 : Vaginal Seeding. by Kurt R Wharton and Meredith L Birsner, November 2017, Reaffirmed 2022
202. Butler ÉM, Chiavaroli V, Derraik JGB, Grigg CP, Wilson BC, Walker N, O'Sullivan JM, Cutfield WS : (2020) Maternal bacteria to correct abnormal gut microbiota in babies born by C-section. Medicine(Baltimore) 99(30):e21315. doi: 10.1097/MD.0000000000021315.
203. Citation: Palmer C, Bik EM, DiGiulio DB, Relman DA, Brown PO : (2007) Development of the Human Infant Intestinal Microbiota. PLoS Biol 5(7):e177. doi.org/10.1371/journal.pbio.0050177
204. Bogaert D, Beveren GJ van, de Koff EM, Lusarreta Parga P, Balcazar Lopez CE, Koppensteiner L, Clerc M, Hasrat R, Arp K, Chu MLJN, de Groot PCM, Sanders EAM, van Houten MA, de Steenhuijsen Piters WAA : (2023) Mother-infant microbiota transmission and infant microbiota development across multiple body sites. Cell Host & Microbe 31:1-14. 10.1016/j.chom.2023.01.018.
205. Yang L, Sakandar HA, Sun Z, Zhang H : (2021) Recent advances of intestinal microbiota transmission from mother to infant. J Functional Foods 87:104719. doi.org/10.1016/j.jff.2021.104719. ISSN 1756-4646
206. Jessica Hamzelow, New Scientist : Babies are born dirty, with a gutful of bacteria. www.newscientist.com/article/mg21428603-800-babies-are-born-dirty-with-a-gutful-of-bacteria/ 11 April 2012.
207. Clare Wilson, New Scoentist : Babies are being fed mother's poo in effort to boost gut bacteria. www.newscientist.com/article/2255964-babies-are-being-fed-mothers-poo-in-effort-to-boost-gut-bacteria/ 10 October. 2020.
208. Stinson LF, Boyce MC, Payne MS, Keelan JA : (2019). The Not-so-Sterile Womb: Evidence That the Human Fetus Is Exposed to Bacteria Prior to Birth. Front Microbiol 10:1124. doi: 10.3389/fmicb.2019.01124.
209. Segata N : (2019) No bacteria found in healthy placentas. Nature. 572(7769):317-318. doi: 10.1038/d41586-019-02262-8.
210. Lim ES, Rodriguez C, Holtz LR (2018) Amniotic fluid from healthy term pregnancies does not harbor a detectable microbial community. Microbiome. 6(1):87. doi: 10.1186/s40168-018-0475-7. Erratum in: Microbiome. 2019 Feb 12;7(1):22.
211. Kennedy KM, de Goffau MC, Perez-Muñoz ME, Arrieta M-C, Bäckhed F, Bork P, Braun T, Bushman FD, Dore J, de Vos WM, Earl AM, Eisen JA, Elovitz MA, Ganal-Vonarburg SC, Gänzle MG, Garrett WS, Hall LJ, Hornef MW, Huttenhower C, Konnikova L, Lebeer S, Macpherson AJ, Massey RC, McHardy AC, Koren O, Lawley TD, Ley RE, O'Mahony L, O'Toole PW, Pamer EG, Parkhill J, Raes J, Rattei T, Salonen A, Segal E, Segata N, Shanahan F, Sloboda DM, Smith GCS, Sokol H, Spector TD, Surette MG, Tannock GW, Walker AW, Yassour M, Walter J : (2023) Questioning the fetal microbiome illustrates pitfalls of low-biomass microbial studies. Nature 613:639–649. doi.org/10.1038/s41586-022-05546-8
212. SciTechDaily : Experts Debunk Scientific Claims That Human Babies Are Colonized by Bacteria Before Birth. https://scitechdaily.com/experts-debunk-scientific-claims-that-human-babies-are-

colonized-by-bacteria-before-birth/ by University College Cork, January 25, 2023.
213. European Commission EU research results(CORDIS) : Are there really bacteria in the womb? EU-backed research disproves claims of a foetal microbiome. https://cordis.europa.eu/article/id/442887-are-there-really-bacteria-in-the-womb. 18 December 2023.
214. Rodríguez JM, Murphy K, Stanton C, Ross RP, Kober OI, Juge N, Avershina E, Rudi K, Narbad A, Jenmalm MC, Marchesi JR, Collado MC (2015) The composition of the gut microbiota throughout life, with an emphasis on early life. Microb Ecol Health Dis ;26:26050. doi: 10.3402/mehd.v26.26050.
215. Page SS, Weston S, Loh R : (2016) Atopic dermatitis in children. Aust Fam Physician. 45(5):293-6. https://pubmed.ncbi.nlm.nih.gov/27166464/
216. Thomsen SF : (2014) Atopic Dermatitis: Natural History, Diagnosis, and Treatment. Int Scholarly Res Notices vol. 2014, Article ID 354250, 7 pages. doi.org/10.1155/2014/354250
217. Gilbert JA, Blaser MJ, Caporaso JG, Jansson JK, Lynch SV, Knight R : (2018) Current understanding of the human microbiome. Nat Med 24(4):392-400. doi:10.1038/nm.4517.
218. Korpela K, Helve O, Kolho K-L, Saisto T, Skogberg K, Dikareva E, Stefanovic V, Salonen A, Andersson S, de Vos WM : (2020) Maternal Fecal Microbiota Transplantation in Cesarean-Born Infants Rapidly Restores Normal Gut Microbial Development: A Proof-of-Concept Study. Cell 183(2):324-334.e5
219. de Vos WM, Tilg H, Van Hul M, Cani PD : (2022) Gut microbiome and health: mechanistic insights. Gut 71(5):1020-1032. doi:10.1136/gutjnl-2021-326789.
220. Derrien M, Alvarez AS, de Vos WM : (2019) The Gut Microbiota in the First Decade of Life. Trends Microbiol 27(12):997-1010. doi:10.1016/j.tim.2019.08.001.
221. Lestee-Lasserre C : Eating a tiny bit of mom's poop could give C-section babies an immune 'primer', Fecal transplants could improve gut microbiome health. www.science.org/content/article/eating-tiny-bit-mom-s-poop-could-give-c-section-babies-immune-primer, 1 Oct 2020.
222. Korpela K, Helve O, Kolho K-L, Saisto T, Skogberg K, Dikareva E, Stefanovic V, Salonen A, Andersson S, de Vos WM : (2020) Maternal Fecal Microbiota Transplantation in Cesarean-Born Infants Rapidly Restores Normal Gut Microbial Development: A Proof-of-Concept Study, Cell 183(2):324-334. doi.org/10.1016/j.cell.2020.08.047. ISSN 0092-8674
223. Song SJ, Wang J, Martino C, Jiang L, Thompson WK, Shenhav L, McDonald D, Marotz C, Harris PR, Hernandez CD, Henderson N, Ackley E, Nardella D, Gillihan C, Montacuti V, Schweizer W, Jay M, Combellick J, Sun H, Garcia-Mantrana I, Gil Raga F, Collado MC, Rivera-Viñas JI, Campos-Rivera M, Ruiz-Calderon JF, Knight R, Dominguez-Bello MG : (2021) Naturalization of the microbiota developmental trajectory of Cesarean-born neonates after vaginal seeding. Med(NY) 2(8):951-964.e5. doi:10.1016/j.medj.2021.05.003.
224. Dominguez-Bello MG, De Jesus-Laboy KM, Shen N, Cox LM, Amir A, Gonzalez A, Bokulich NA, Song SJ, Hoashi M, Rivera-Vinas JI, Mendez K, Knight R, Clemente JC : (2016) Partial restoration of the microbiota of cesarean-born infants via vaginal microbial transfer. Nat Med 22(3):250-3. doi: 10.1038/nm.4039.
225. Dominguez-Bello MG, Godoy-Vitorino F, Knight R, Blaser MJ : (2019) Role of the microbiome in

human development. Gut 68(6):1108-1114. doi:10.1136/gutjnl-2018-317503.

226. Galazzo G, van Best N, Bervoets L, Dapaah IO, Savelkoul PH, Hornef MW; GI-MDH consortium, Lau S, Hamelmann E, Penders J : (2020) Development of the Microbiota and Associations With Birth Mode, Diet, and Atopic Disorders in a Longitudinal Analysis of Stool Samples, Collected From Infancy Through Early Childhood. Gastroenterology. 2020 May;158(6):1584-1596. doi:10.1053/j.gastro.2020.01.024.

227. Penders J, Thijs C, Vink C, Stelma FF, Snijders B, Kummeling I, van den Brandt PA, Stobberingh EE : (2006) Factors influencing the composition of the intestinal microbiota in early infancy. Pediatrics. 118(2):511-21. doi: 10.1542/peds.2005-2824.

228. Alimoradi F, Javadi M, Barikani A, Kalantari N, Ahmadi M : (2014) An Overview of Importance of Breastfeeding. J Compr Ped 5(2):e14028. doi.org/10.17795/compreped-14028.

229. Pendharkar S, Skafte-Holm A, Simsek G, Haahr T : (2023) Lactobacilli and Their Probiotic Effects in the Vagina of Reproductive Age Women. Microorganisms 11(3):636. doi.org/10.3390/microorganisms11030636

230. Baud A, Hillion KH, Plainvert C Tessier V, Tazi A, Mande;brot L, Poyart C, Kennedy SP : (2023) Microbial diversity in the vaginal microbiota and its link to pregnancy outcomes. Sci Rep 13:9061. doi.org/10.1038/s41598-023-36126-z

231. Martin R, Langa S, Reviriego C, Jiminez E, Martin ML, Xaus J, Fernández L, Rodríguez JM : Human milk is a source of lactic acid bacteria for the infant gut. J Pediatrucs 143(6):754-758. doi.org/10.1016/j.jpeds.2003.09.028

232. Lin C, Lin Y, Zhang H, Wang G, Zhao J, Zhang H, Chen W : (2022) Intestinal 'Infant-Type' Bifidobacteria Mediate Immune System Development in the First 1000 Days of Life. Nutrients 14(7):1498. doi: 10.3390/nu14071498.

233. Rabe H, Lundell AC, Sjöberg F, Ljung A, Strömbeck A, Gio-Batta M, Maglio C, Nordström I, Andersson K, Nookaew I, Wold AE, Adlerberth I, Rudin A : (2020) Neonatal gut colonization by Bifidobacterium is associated with higher childhood cytokine responses. Gut Microbes 12(1):1-14. doi: 10.1080/19490976.2020.1847628

234. Łubiech K, Twarużek M : (2020) Lactobacillus Bacteria in Breast Milk. Nutrients. 12(12):3783. doi: 10.3390/nu12123783.

235. Andreas NJ, Kampmann B, Mehring Le-Doare K : (2015) Human breast milk: A review on its composition and bioactivity. Early Hum Dev. 91(11):629-35. doi: 10.1016/j.earlhumdev.2015.08.013.

237. Lyons KE, Ryan CA, Dempsey EM, Ross RP, Stanton C : (2020) Breast Milk, a Source of Beneficial Microbes and As sociated Benefits for Infant Health. Nutrients. 12(4):1039. doi: 10.3390/nu12041039.

237. Plaza-Díaz J, Fontana L, Gil A : (2018) Human Milk Oligosaccharides and Immune System Development. Nutrients. 10(8):1038. doi: 10.3390/nu10081038.

238. Zheng W, Zhao W, Wu M, Song X, Caro F, Sun X, Gazzaniga F, Stefanetti G, Oh S, Mekalanos JJ, Kasper DL : (2020) Microbiota-targeted maternal antibodies protect neonates from enteric infection. Nature. 577(7791): 543–548. doi: 10.1038/s41586-019-1898-4

239. Wang JW, Kuo CH, Kuo FC, Wang YK, Hsu WH, Yu FJ, Hu HM, Hsu PI, Wang JY, Wu DC :

(2019) Fecal microbiota transplantation: Review and update. J Formos Med Assoc. 118 Suppl 1:S23-S31. doi: 10.1016/j.jfma.2018.08.011.
240. 조승한 기자, 동아사이언스 : 모유 수유로 엄마의 건강한 항체 전달한다. https://v.daum.net/v/20200109031021017 2020.01.09.
241. Park Y, Kim JH, Lee KS : (2022) Changes in cesarean section rate before and after the end of the Korean Value Incentive Program. Medicine(Baltimore) 101(33):e29952. doi: 10.1097/MD.0000000000029952.
242. Organization WH. Appropriate technology for birth. Lancet. 1985;2:436–7.
243. AbouZahr C, Wardlaw T : (2001) Maternal mortality at the end of a decade: signs of progress? Bull World Health Organ 79:561–8. Erratum in: Bull World Health Organ 2001;79(12):1177.
244. Sakala C, Mayberry LJ : (2006) Vaginal or cesarean birth?: application of an advocacy organization-driven research translation model. Nurs Res 55(2 Suppl):S68–74. doi: 10.1097/00006199-200603001-00011.
245. Vindigni SM, Surawicz CM : (2017) Fecal Microbiota Transplantation. Gastroenterol Clin North Am. 46(1):171-185. doi: 10.1016/j.gtc.2016.09.012.
246. Gupta A, Khanna S : (2017) Fecal Microbiota Transplantation. JAMA. 318(1):102. doi: 10.1001/jama.2017.6466.
247. 청년의사 : 건강한 사람의 대변 속 미생물로 치료를 한다고?! 분변 이식의 모든 것! I 의사들도 장내 미생물 위해 유산균 챙겨 먹나요? –[나는의사다 1072회] www.docdocdoc.co.kr/news/articleView.html?idxno=3011611
248. 문성호 기자, Medical Times : 학술연구 주목 '대변이식술' 실제 임상현장선 '글쎄', www.medicaltimes.com/Main/News/NewsView.html?ID=1157198 2024.01.30.
249. 이영재 기자, 의협신문 : [신간] 똥이 약이다. www.doctorsnews.co.kr/news/articleView.html?idxno=152771
250. 사빈하잔, 셀리 엘즈워스, 토마스 브로디 저/이성민 역 : 똥이 약이다. 대장 건강부터 대변 이식까지. 히포크라테스. 2023.12,20. [원서 Let's Talk Sh!t: Disease, Digestion, Gut Health, and Fecal Transplants] ISBN : 9791193690000
251. 박양명 기자, Medical Times : "건강한 대변 속 미생물 추출해 장염 환자 장에 이식", www.medicaltimes.com/Main/News/NewsView.html?ID=1112124 2017.06.07.
252. 김용성. 메디게이트 뉴스 : 분변이식술, '똥'을 약으로 쓴다? 이미 인류는 오래 전부터 '똥'을 약으로 써왔다. https://m.medigatenews.com/news/2247197202 2021,04.07.
253. 차준호 기자, 동아일보 : "몸 속의 유익한 '마이크로바이옴' 이식해 질병 치료", www.donga.com/news/Society/article/all/20230725/120410293/1 2023.07.26.
254. Shi YC, Yang YS : (2018) Fecal microbiota transplantation: Current status and challenges in China. JGH Open2(4):114-116. doi: 10.1002/jgh3.12071.
255. Chen Y, Zhiliang L, Jiaqu C, Xiaoqiong L, Shaoyi Z, Chunlian M, Yinmei Y, Bo Y, Di Z, Hongliang T, Ning L, Qiyi C, Huanlong Q : (2022) Fecal Microbiota and Human Intestinal Fluid Transplantation: Methodologies and Outlook. Front Med (Lausanne). 2022 May 18;9:830004. doi: 10.3389/fmed.2022.830004.
256. Choi H, Young-Seok Cho : (2016) Fecal Microbiota Transplantation: Current Applications,

Effectiveness, and Future Perspectives. Clin Endoscopy 49:257-265. www.semanticscholar.org/paper/Fecal-Microbiota-Transplantation%3A-Current-and-Choi-Cho/762961203f6f64ea4a466a35e9195f50b0ee56c5
257. Ye C, Chen QY, Yan YM, Lv XQ, MA CL, Li N, Qin HL : (2022) [Establishment and preliminary clinical application of human intestinal fluid transplantation]. Zhonghua wei Chang wai ke za zhi = Chinese Journal of Gastrointestinal Surgery. 2022 Sep;25(9):819-825. DOI: 10.3760/cma.j.cn441530-20220601-00239.
258. Almeida C, Oliveira R, Baylina P, Fernandes R, Teixeira FG, Barata P : (2022) Current Trends and Challenges of Fecal Microbiota Transplantation—An Easy Method That Works for All? Biomedicines 10(11):2742. doi.org/10.3390/biomedicines10112742
259. Cui J, Lin Z, Tian H, Yang B, Zhao D, Ye C, Li N, Qin H, Chen Q : (2021) Long-Term Follow-Up Results of Fecal Microbiota Transplantation for Irritable Bowel Syndrome: A Single-Center, Retrospective Study. Front Med 8:710452. doi: 10.3389/fmed.2021.710452
260. Quaranta G, Guarnaccia A, Fancello G, Agrillo C, Iannarelli F, Sanguinetti M, Masucci L : (2022) Fecal Microbiota Transplantation and Other Gut Microbiota Manipulation Strategies. Microorganisms 10(12):2424. doi.org/10.3390/microorganisms10122424
261. Chu ND, Crothers JW, Nguyen Le TT, Kernney SM, Smith MB, Kassam Z, Collins C, Xavier R, Moses PL, Alm EJ : (2021) Dynamic Colonization of Microbes and Their Functions after Fecal Microbiota Transplantation for Inflammatory Bowel Disease. mBio 12(4):e0097521. doi: 10.1128/mBio.00975-21
262. David Wild, In Vivo Citeline : Seres And Ferring Go Head-To-Head In Recurrent C. Difficile Market.
263. 김종필 기자. 헬스케어뉴스 : 미국 FDA, 페링제약 '리바이오타(REBYOTA®)' 승인 https://missing-piece.tistory.com/48283 2022. 12.02.
264. 히트뉴스 : 마이크로바이옴 의약품, 조성물 특허로 빗장 걸 수 있나? www.hitnews.co.kr/news/articleView.html?idxno=45589 2023.05.23.
265. 김복두, ITN : 마이크로바이옴 신약 FDA 첫 승인…국내 개발 현황은? www.itn.ne.kr/?p=7235
266. 인베스투리(Investory) : [고바이오랩] 기업분석 자료 모음. https://investory123.tistory.com/648 "고바이오랩" 마이크로바이옴 건선 신약, 임상 2상 환자 모집완료(2023.07.24.) www.yna.co.kr/view/AKR20230724077300017?input=1195m www.sisajournal-e.com/news/articleView.html?idxno=300985
267. 장인선 기자, 헬스경향 : 에이투젠, 마이크로바이옴 치료제 LABTHERA-001 임상1상 시험 완료. www.k-health.com/news/articleView.html?idxno=66486 2023.07.25.
268. 박병우 기자, 팜스탁(PharmStock) : 디엑스앤브이엑스, 마이크로바이옴 기반 당뇨병 비만치료제 개발중. http://www.pharmstock.co.kr/news/articleView.html?idxno=48380 2022.10.24.
269. 김수진 기자, BioTimes : 美 FDA, 마이크로바이옴 치료제 첫 승인...우리나라 승인 소식은 언제쯤? www.biotimes.co.kr/news/articleView.html?idxno=9271 2022.12.06.

Chapter
4

프로바이오틱스
프로바이오틱스의 먹이

은퇴 3년 전부터 다시 산행을 시작하였는데 한 달에 한번 청계산 산행을 하는 고등학교 친우들이 건강을 위해 무엇을 먹어야 하는지 묻는 적이 많았다. 산행을 같이 하는 친구들 중 본인들에게 부족한 영양성분을 충분히 섭취하여 건강한 체력을 유지하고 싶고, 피곤을 해소하여 삶의 질을 높이고 싶어 학부 때 생화학을 전공하고, 의대와 치대 생화학 교수를 하던 나에게 영양에 대해 자세히 물어보고 싶었기 때문이다. 이야기를 하다보면 느끼는 것은 생각보다 많은 사람이 영양제를 잘 챙겨 들고 있지만 상세한 내용은 잘 모르는 것을 알 수 있었다. 그럴 때 추가해 주고 싶은 말은 영양제를 섭취하는 것만이 중요한 것이 아니라, 섭취한 음식물을 어떻게 소화시키고 배출시키느냐가 그 이상으로 중요하다고 이야기하였다. 어쩔 수 없이 영양제를 먹어야 하지만, 무엇보다 중요한 것은 제철 음식을 편식하지 않고 골고루 먹는 것이 정답이라고 말하곤 했다. 여러 가지 영양제에 대하여 물어보긴 해도 섬유소에 대하여 물어보는 경우는 거의 없었다. 그래서 중요한 역할을 하는 섬유소에 대해 설명하면 섬유소가 그렇게 중요한 역할을 한다는 사실에 많이들 놀란다. 사실 영양제에 대해서보다는 많지 않지만 신문 방송 매체에서 섬유소의 중요성에 대하여 자주 듣거나 보게 된다. 인스턴트식품이나 육식 위주의 식단이 보편화 되어버린 오늘날, 식이 섬유소의 중요성이 어느 때보다 중요하게 강조 되고 있다.

프리바이오틱스

최근에는 장 건강 개선뿐만 아니라, 면역 과민반응이나 피부상태 개선 등에 도움을 주는 프로바이오틱스와 함께 프리바이오틱스에 대한 관심과 제품 소비가 증가하고 있다. 프리바이오틱스(prebiotics)도 지금은 상당히 많이 알려진 용어이다. 프리바이오틱스란 "장내 유익세균의 증식에 도움이 되는 프로바이오틱스의 먹이로 장내 환경을 개선하여 장 건강에 도움을 주는 물질"로 1995년에 깁슨(Gibson GR)과 로버푸로이드(Roberfroid MB)가 프리바이오틱스라 명명하였다.[1] 이때 프리바이오틱스의 정의는 신체에 의해 소화가 되지 않는 성분으로 소개되었다. 인체가 소화할 수 없는 성분으로 위산에 저항할 수 있으며, 포유류 효소에 의해 분해되지 않고 위장관에 흡수된다. 프리바이오틱스는 장내 미생물에 의해 발효되고, 결장에 존재하는 특정 수의 박테리아를 선택적으로 자극함으로써 이들의 성장 및 활성을 변화시켜 숙주에 유익한 영향을 미친다.[1] 이러한 정의는 15년 이상 거의 변하지 않았다. 이 정의에 따라 아주 소수의 탄수화물 그룹만이 여기에 속하였으며, 짧은 사슬 β-프락탄(β-fructan, fructooligosaccharide)과 긴사슬 β-프룩탄(이눌린, inulin), 락툴로오스(lactulose) 및 갈락토올리고당(galactooligosaccharide) 만이 프리바이오틱스로 분류되었다. 2004년에 깁슨(Ginbson GR) 등은 프리바이오틱스는 선택적으로 발효될 수 있는 성분이며, 특히 "비피도겐 성인자(bifidogenic factor, bifidus factor)"라고 불리는 장내 유익한 숙주 건강 미생물체의 구성과 활동을 변화시킬 수 있는 성분이라고 제안했다.[2] 2007년에 프리바이오틱스의 기능성 연구를 통해 "숙주 건강에 유익한 방향으로 작용하는 장내 미생물의 성장과 활성을 선택적으로 자극하는 소재"로 다시 정의 되었다. 2008년 프로바이오틱스, 프리바이오틱스 국제과학자협회 미팅에서 위장관 미생물의 조성 및/또는 활성을 특정하게 변화시켜 숙주 건강에 혜택을 주는 선택적으로 발효된 성분으로 "식이 프리바이오틱스(dietary prebiotics)"를 정의했다.[3] 2016년 허트킨스(Hutkins R) 등은 동물성 식품에 대한 논의를 포함하여 프리바이오틱스의 정의에 대해 다시 논의하려는 노력들이 있었다.[4] 국제 프로바이오틱스 및 프리바이오틱스 전문가(ISAPP) 합의에서 "숙주의 미생물 중에서 건강 이익을 제공하는 미생물에 의해 선택적으로 이용되는 물질"로 의미가 확장해서 프리바이오틱스를 숙주 건강에 유익하다는 전제 하에 숙주 장내 미생물에 의해 선택적으로 사용되고 변형될 수 있는 물질로 재정의 하였다. 프리바이오틱스의 새로운 정의는 비탄수화물을 포함하며, 작용부위는 위장관에 국한되지 않으며, 그 종류도 식품에 국한되지 않는다.[5] 과거에는 섭취했을 때 장내 미생물 중에서 비피도박테리아(bifidobacteria)와 같은 유익세균들이 선택적으로 증가되는 것을 의미했는데, 인간 모유 올리고당(human milk oligosaccharides, HMO), 프락토올리고당(fructooligosaccharides, FOS), 이눌린(Inulin), 갈락토올리고당(galactooligosaccharides, GOS), 섬유소 등이 여기에 해당한다. 이전의 연구들은 프리바이오틱스를 올리고당 탄수화물로 간주했는데, 그 중 주로 자일로올리고당, 갈락토올리고당, 락툴로오스 및 이눌린과 여기에서 유도된 프락토올라고당이 포함된다.[6-9] 프리바이오틱스는 '이전', '앞서다' 등의 의미를 가진 접두사 'pre'가 붙어 프로바이오틱스의 먹이 역할을 하는 물질을 뜻한다. 일반적으로 프리바이오틱스는 올리고당과 같은 난소화성 탄수화물로 이루어져 있거나, 식이 섬유소로 존재한다. 프리바이오틱스는 2017년 ISAPP 전문가 합의에서 장내미생물에 국한하지 않은 이유는 대부분의 프리바이오틱스가 경구로 섭취되기는 하지만 경우에 따라 질이나 피부와 같은 신체의 다른 미생물군에도 투여될 수 있기 때문이다. 프리바이오틱스로 인정받으려면 소화기관에서의 분해 및 흡수에 저항성이 있고, 장내 미생물에 의해 발효가 가능하여야 하며, 숙주의 건강에 유익하고 프로바이틱스의 성장에 선택적인 자극이 되어야 하는 특성을 가져야 한다. 프리바이오틱스가 어떻게 작용하는지 기전 측면에 대한 설명은 아직 부족하지만 프로바이오틱스 기능과 떼어놓고 생각할 수는 없다. 식품공전에 나오는 프리바이오틱스로 활용되고 있는 올리고당으로는 프락토올리고당(fructooligosaccharide), 이소말토올리고당(isomaltooligosaccharide), 갈락토올리고당(galactooligosaccharide), 말토올리고당(maltooligisaccharide), 자일로올리고당(xylooligosaccharide), 젠티오올리고당(gentiooligosaccharide) 등 6종이 있으며,[10] 이 밖에도 락툴로오스(lactulose), 이눌린(innulin), 락토올리고당(lactooligisaccharide)은 기타 가공식품으로 분류된다. 식약처에서 인정받은 기능성 원료는 프락토올리고당, 이소말토올리고당, 자일로올리고당, 갈락토올리고당, 커피만노올리고당, 대두올리고당이다.[11] 시중에 판매되는 대부분의 프리바이오틱스 제품은 식약처 고시형 기능성 원료인 프락토올리고당을 사용하고 있다.[12] 프락토올리고당은 대부분 소화효소에 의해 분해되지 않고 대장에서 장내 세균에 의해 발효된다. 발효 결과로 생성된 짧은사슬지방산은 장내 환경을 산성화 하며, 장내 세균이 사용할 수 있는 에너지원으로 작용한다. 결과적으로 유해 세균은 감소되고, 유익한 비피더스균 등이 증가되어 장 내 환경을 개선해준다. 프락토올리고당의 공식적으로 인정된 기능성은 2가지로 "장내 유익 세균 증식에 도움을 줄 수 있음"과 "배변활동 원활에 도움"을 줄 수 있음이다. 일부 제품의 경우 면역기능 문구가 추가되는 경우가 있는데, 이는 프리바이오틱스가 아닌 아연(zinc)을 추가하여 표시하는 효능이다. 2020년 7월 1일 이후 그 전에 일부 제품에 "유익균 증식 및 유해균 억제, 칼슘 흡수, 배변활동에 도움을 줄 수 있음"이라 적혀 있었는데, 유해균 억제, 칼슘 흡수 부분은 제외되어 "장내 유익균 증식 및 배변활동 원활에 도움을 줄 수 있음"으로 변경되었다.[13] 프락토올리고당을 사용하는 대부분의 프리바이오틱스 제품들의 효능을 보면 1996년도 바우니(Bouhnik Y)의 '프럭토올리고당(FOS) 섭취시 대조군 대비 대변의 총 혐기성 세균과 비피도 박테리아에 미치는 영향'에 나오는 그래프를 기준으로 설명하고 있다.[14] 연구자들은 건강한 사람에서 프락토올리고당 섭취가 분변 비피더스균에 미치는 영향을 평가하고, 대장암 발생에 잠재적으로 관여할 수 있는 대사

지표를 선정했다. 무작위로 두 그룹으로 나뉘어잔 20명의 지원자들이 12일 동안 3회 연속으로 연구되었다. 섭취기간 동안, 3번의 경구투여로 12.5g/일 프락토올리고당을 받았거나 위약으로 당질(saccharose)을 받았다. 대변이 정기적으로 수집되었고 분석되었다. 프락토올리고당 섭취는 분변 비피도박테리아 수에서 7.9±0.5에서 9.1±0.3 대수(log) 집락형성단위(colony forming unit, CFU)/g wet로 증가하였고, 베타-과당 분해효소(β-fructosidase) 활성은 9.6±1.9에서 13.8±1.9 IU/g dry wt로 증가되었다. 프락토올리고당 섭취는 분변 총협기성 세균, pH, slxmfhghk 원효소(nitroredyctase), 아조환원효소(azoreductase) 및 베타-글루쿠로니다아제(β-glucuronidase)의 활성 및 담즙산 및 중성 스테롤(sterol)의 농도에 유의한 영향을 미치지 않았다. 결과적으로 임상적으로 허용되는 12,5 g/일의 용량에서 현 프락토올리고당을 섭취하면 대장 비피더스균이 증가한다고 결론지었다. 일부 기사나 제품 등에서 농촌진흥청 연구결과 "유산균의 먹이로 장내를 최적의 환경으로 만들면 유산균 1마리가 하루에 2500억 마리로 증식한다."는 이야기는 사실이 아니다.[15] 현재 건강기능식품 공전에는 프락토올리고당의 경우 일일섭취량을 3~8g으로 설정하였으며, 대부분 제품 경우 3,000~4,500 mg 정도의 프락토올리고당을 제공한다.[12] 2018년 건강기능식품 재평가에서 프락토올리고당 섭취 주의 사항에 '섭취 시 가스참, 트림, 복통, 복부팽만감 등이 발생할 수 있음'이 추가되었다.[16] 이는 발효시 발생되는 이산화탄소와 수소로 피할 수 없는 생성물 때문이다. 설치류 대상 반복 투여 독성 시험 및 유전자 독성시험에서 독성 및 염색체 이상은 관찰되지 않았으며, 임산부를 포함한 건강한 성인의 인체적용 시험에서 프락토올리고당 섭취

시 위장관 증상을 포함한 장 불편감이 나타났으나 대조군과 비교하였을 때 유의적 차이는 나타나지 않았다.[17-19] 인체적용시험에서 건강한 유아, 성인, 임산부를 대상으로 한 인체적용시험에서 프락토올리고당을 섭취하도록 했을 때, 분변 내 유익세균인 비피도박테리아 수가 유의적으로 증가하는 것으로 나타났다.[20] 영·유아 임산부, 건강한 성인에게 프락토올리고당을 섭취 시켰을 때, 배변 횟수, 변 굳기 및 형태, 설사 기간 등이 유의적으로 개선됨을 확인하였다.[21]

수많은 프리바이오틱스(prebiotics)들이 장에 서식하는 다양한 장내 세균의 성장을 자극한다. 프리바이오틱스는 장내 미생물군을 변형시킬 수 있는 엄청난 잠재력을 가지고 있지만, 이러한 변형은 개별 균주와 종(species) 수준에서 발생하며 선험적으로 쉽게 예측되지 않는다. 게다가, 장내 환경, 특히 pH는 종 간 경쟁의 결과를 결정하는 데 중요한 역할을 한다. 효능과 안전성의 이유로, 사람의 건강에 도움이 되는 프리바이오틱스의 개발은 결과를 초래할 수 있는 매우 개별적인 종 프로파일을 고려해야 한다.

과일, 야채, 시리얼, 그리고 다른 식용 식물들은 잠재적인 프리바이오틱스를 구성하는 탄수화물의 원천이다. 토마토, 아티초크(arttichoke), 바나나, 아스파라거스, 베리류, 마늘, 양파, 치커리(chicory), 녹색 채소, 콩류, 귀리, 아마씨, 보리 및 밀은 잠재적인 공급원으로 언급될 수 있다. 인공적으로 생성된 프리바이오틱스로는 락툴로오스(lactuloses), 갈락토올리고당(galactooligosaccharides), 프락토올리고당(fructooligosaccharides), 말토올리고당(maltooligosaccharides), 사이클로덱스트린(cyclodextrinse), 락토사카로오스(lactosaccharose) 등이 있다.[22] 락툴로오스는 생산된 올리고당의 중요한 부분(40%)을 구성한다.[22] 이눌린(inulin)과 올리고과당(oligofructose)과 같은 프룩탄(fructan)은 많은 종류의 프로바이오틱스와 관련하여 가장 많이 사용되고 효과적인 것으로 여겨진다.[23,24] 프로바이오틱스는 미생물과 프리바이오틱스의 종류에 따라 그 이용도에 차이가 있다. 즉, 선형의 탄수화물은 분지형 탄수화물에 비해 상대적으로 긴 사슬로 분해되며, 비피도박테리아(Bifidobacteria)는 중합도가 낮은 탄수화물을 선호하고, 박테로이데스(Bacteroides)는 중합도가 높은 탄수화물을 선호한다.[25-29]

앞에서 기술하였듯이 이전의 연구들은 프리바이오틱스를 올리고당 탄수화물로 간주하였는데, 주로 자일로올리고당(xylooligosaccharides), 갈락토올리고당(galactooligosaccharides), 락툴로오스(lactulose)와 이눌린(inulin), 그리고 이들로부터 파생된 프락토올리고당을 포함한다. 그러나 최근 연구에 따르면 프리바이오틱스에는 탄수화물뿐만 아니라 블랙라스베리[30] 및 블루베리[31]와 같은 과일에서 추출한 폴리페놀과 같은 프립자이오틱스 기준을 충족하는 다른 비탄수화물도 포함된다. 프리바이오틱 제제 공정의 지속적인 최적화로 다당류, 폴리페놀, 폴리펩티드 고분자를 중심으로 새로운 프리바이오틱 종들이 지속적으로 개발되고 있어 연구 전망이 폭 넓다.

갈락토올리고당 : 자연적인 성질을 갖는 새로운 기능성 물질인 갈락토올리고당은 쉽게 소화되지 않고 몸에 흡수된다. 갈락토올리고당은 2~8개의 당 단위로 구성되며, 그 중 하나는 말단 글루코오스(glucose)이고 나머지는 갈락토오스(galactose) 및 이당류(2개의 갈락토오스 단위

를 함유함)이다.[32] 갈락토올리고당의 중요한 특징은 글루코오스와 갈락토오스 사이의 상이한 글리코시드 결합(glycosidic linkage) 또는 중합도(degree of polymerization)와 갈락토오스 분자 사이의 상이한 글리코시드 결합에 이해 입증된 바와 같이 이들의 혼합(hybrid) 구조이다.[33] 여러 연구에서 갈락토올리고당이 매우 안전한 식품 성분임을 입증한 갈락토올리고당의 독성 및 유전독성을 평가했으며,[33-36] 미국, 일본 및 유럽연합을 포함한 여러 지역에서 공식 안전성 승인을 받았다.[37] 가장 일반적이고 널리 사용되는 프리바이오틱스 중 하나인 갈락토올리고당은 사람 대장 미생물의 균형을 조절하고, 장에서 비피도박테리아의 증식을 촉진하는 것과 같은 많은 건강상 혜택을 가지고 있다.[37,38] 현재 갈락토올리고당은 주로 조제분유 및 유아 분유에 사용된다. 유아가 모유를 얻을 수 없을 때, 갈락토올리고당이 풍부한 조제분유 또는 프락토올리고당과의 혼합물은 효과적으로 모유를 대체하고 유아의 장내 세균총을 변화시킬 수 있다.[39,40] 35명의 건강한 만삭 영아를 대상으로 한 실험에서 비피도박테리아가 풍부한 것은 갈락토올리고당이 보충된 유아용 조제분유를 섭취한 후에 유의하게 증가한 반면, 미생물 알파 다양성 [α-diversity, 국지적 규모의 서식지에서 평균 종 다양성(mean species diversity)을 의미한다. 알파 다양성은 베타 다양성, 감마 다양성과 함께 미국의 식물 생태학자 위태커(Whitaker RH)에 의해 1972년에 제시되었다. 생태계에서 생물 종들 간의 개체 수에 관계없이 얼마나 종의 수가 많은 지를 보는 지표이다.]의 감소는 명백한 갈락토올리고당이었다. 알파-다양성이란 한 샘플에 종들 간의 개체 수에 관계없이 얼마나 종의 수가 많은 가를 보는 지표이다. 얼마나 많은 다양성의 미생물들이 분포되어 있나 확인할 수 있는 분석이다. 즉, 하나의 샘플에 존재하는 종의 다양성을 분석하는 것이다. 또한 분변 pH와 짧은 사슬지방산 패턴은 대조군 유아의 패턴과 유사하여 갈락토올리고당이 토착 비피도박테리아 성장을 자극하고 모유 수유 아기와 유사한 미생물 군집을 확립한다는 것을 시사한다.[41] 이 실험 결과는 파나로(Fanaro S) 등의 결과와 일치했다.[42] 이 실험에서 400명이 넘는 조산아와 만삭 영아에 대한 여러 연구를 발표했는데, 여기서 생균제 혼합물(짧은사슬 갈락토올리고당과 긴사슬 프락토올리고당)은 비피도박테리아와 유산균의 성장을 효과적으로 자극하고 병원균 성장을 감소시키며, 갈락토올리고당 함유 유아식을 섭취하는 실험 대상자의 대변 특성은 모유를 먹인 유아의 대변 특성과 일치하였다.

이눌린형 프룩탄(Inulin-type fructans) : 갈락토올리고당 외에도 이눌린형 프룩탄은 일반적인 탄수화물로 프리바이오틱스 기준을 충족시킬 수 있다. 이눌린형 프룩탄은 α-2,1 결합에 의해 말단 α-연결 글루코오스에 연결된 프룩토오스로 만들어진 중합체다. 긴사슬은2~60 중합도를 갖는 이눌린이고, 짧은사슬은 2~8의 중합도를 갖는 올리고 프룩토오스/프룩토올리고당이다.[43] 여러 연구에 따르면 이눌린형과 프룩토오스는 비피더스균, 안토박테리아(Anthobacteria) 및 유산균의 성장을 촉진할 수 있다.[44] 수용성 저장 다당류인 이눌린은 소화되지 않는 탄수화물(프룩탄형)이다.[45,46] 이눌린은 수세기 동안 인간의 일상 식단의 일부였으며, 치커리 뿌리가 이눌린의 가장 풍부한 공급원으로 간주되며, 3,600 종의 식물 종에서 널리 발견된다.[47,48] 이눌린은 α-2,1으로 연결된 d-프락토퓨라노오스(α-2,1-linked d-fructofuranose) 분자의 선형 사슬로 구성되어 있으며, 환원 말단에서 글루코오스 잔기에 의해 자당형(sucrose-type) 결합에 의해 종결된다. 프락토오스 단위와 이눌린의 이성질체 탄소사이에 β-()-D 프락토실프락토오스(fructosyl fructose) 결합이 존재하면 이눌린이 사람의 소장에 의해 흡수되고 소화되기 어렵지만, 사람의 대장의 장내 세균에 의해 발효될 수 있다.[49,50] 이눌린은 ①음식에 좋은 향을 내기 위해 지방이나 탄수화물을 대체하지만 에너지의 1.3만 제공하며 자당보다 단맛이 훨씬 적고,[51.52] ②미네랄(예, 칼슘, 마그네슘 및 철분)의흡수를 증진하며,[53,54] ③변비를 완화시켜 위장관 질환을 예방하며, 면역계를 자극하고,[55] ④비피도겐성 효과(bifidogenic effect)를 가진 프리바이오틱으로서 대장에서 비피도박테리아와 락토바실러스 발육과 대사를 효과적으로 자극하며 장내 세균의 활성을 증가시킨다.[47,54] 또한 이눌린 보충 후에 아네로스티페스(Anerostipes), 페칼리박테리움(Faecalibacterium), 및 락토바실러스의 상대적 풍요성을 증가시키며, 박테로이데스의 상대적 풍요성은 감소시킨다.[55] 또 다른 잘 알려진 이눌린형 프룩탄인 프락토올리고당은 바나나, 밀, 마늘 및 양파와 같은 다양한 천연식물에서 발견된다. 이들은 저칼로리, 소화 불가능한 탄수화물로 중합체가 10개 이하이며, 식품산업에서 흔히 볼 수 있는 프리바이오틱이다.[56-59] 프락토올리고당은 발암성이 낮고, 장내 미네랄 흡수를 개선하며, 혈청 콜레스테롤 수치, 트리아실글리세롤, 인지질을 낮추는 등 다양한 유익한 생리적 효과가 있다.[60] 그 중에서도 위장 소화에서 프락토올리고당의 프리바이오틱 활성은 중점을 두고 있는 분야이다. 프락토올리고당은 신체의 장내 세균을 개선하고, 변비를 완화하며, 심장질환 및 특정 암의 위험을 줄이고, 고지혈증의 지질을 개선하고, 장 부패 물질의 생성을 억제하며, 신체의 조화 시스템이 보다 건강하게 기능할 수 있게 한다.[60-63]

새로운 프리바이오틱스

기술의 발전으로 프리바이오틱스의 제조 방법이 최적화되었다. 또한, 다양한 새로운 프리바이오틱 종(주로 다당류, 폴리페놀, 폴리펩티드 중합체를 포함)이 개발되었다[64]. 새로 떠오르는 프리바이오틱스는 주로 조류(algae), 과일 주스, 과일과 그 폐기물, 한약재(herbal medicine) 및 다양한 출처의 미생물에서 발견된다. 이러한 프리바이오틱스에 대한 지식은 프락토올리고당과 갈락토올리고당의 지식만큼 많지는 않지만 잠재력은 깊이 연구 될 가치가 있으며, 유망한 미래를 가지고 있다. 최근 몇 년 동안 준비된 새로운 프리바이오틱을 개관하기 위해 다당류, 폴리페놀 및 펩티드 중합체의 기능을 표 1에 기재하였다.

표 1. 새로운 프리바이오틱스 종류

프리바이오틱	성분	공급원	기능
폴리페놀 (polyphenol)	블루베리 폴리페놀 추출물	블루 베리	체중감량 및 지질대사 정상화
	와인 포도씨 가루	포도씨	장 투과성 증가 및 지방세포 유전자발현이 고지방유발 비만과 염증을 억제하도록 변화
	오렌지 알베도(albedo, 감귤류 껍질 안쪽의 흰 부분))	오렌지	락토바실러스 에시도필루스와 락토바실러스 애니말리스의 성장, 생식 및 대사자극
	카테킨(catechin), 펀리칼라긴(Punicalagin)	발효 석류 주스	항산화기능 증가 및 유산균 생존 개선
폴리펩티드 폴리머	폴리 감마 글루탐산 (poly-gamma glutamate, PGA)	바실러스 발효	락토바실러스 풍요성 증가 및 클로스트리디움 감소로 장내 세균총 조절을 도움
다당류	조류(algae) 다당류	조류	일부 유익세균의 활성 개선 및 장내 세균의 기능성 대사산물 생성 자극
	연밥 저항성 전분 (LRS3-20%)	연밥	비피도박테리움과 락토바실러스 애시도필루스에 대한 프로바이오틱 활성을 보임
	용안(longan) 펄프 다당류	용안	락토바실러스 플라나룸, 락토바실러스 불가리쿠스 및 락토바실러스 페르멘툼의 성장 증진

프리바이오틱스 작용기전

일반적으로 사람의 장에는 프리바이오틱스의 중합체 결합을 가수분해하는 효소가 부족하기 때문에 소장에서 소화에 저항하기 위해 위장관에 남아 있을 수 있다. 그 이후 사람은 이러한 프로바이오틱스를 그대로 대장으로 운반하여 장내 세균총에 의해 분해되고, 선택적으로 발효되어 장 상피에 흡수되거나 문맥을 통해 간으로 운반되는 특정 2차 대사산물을 생성하며, 숙주 생리과정에 이로운 영향을 미칠 수 있으며, 면역조절, 병원균 저항, 장 장벽 기능 개선, 미네랄 흡수 증가, 혈중 지질 수준 저하 등의 효과를 발휘할 수 있다.[65-67] 장에 가장 풍부한 짧은사슬 지방산은 초산(acetate), 부티르산(butyrate) 및 프로피온산(propionate)을 포함한 유익세균에 의해 대사되어 장 및 전신 건강을 유지하는데 유익하다.[68] 또한, 프리바이오틱스의 특별한 이점은 표적 세균의 성장을 촉진시키는 것으로 언급된다. 특정 프리바이오틱스(예, 이눌린, 프락토올리고당

, 갈락토올리고당)를 섭취한 후, 유익한 발효제품의 생산을 보호하거나 촉진함으로써 다른 종과 경쟁하기 위해 유익한 세균의 성장을 촉진할 수 있다.[69,70] 프리바이오틱스가 사람의 건강상 이점을 증진시키는 기전은 프리바이오틱스가 물과 결합이 증가하여 변을 소프트하게 하여 장 기능을 개선하며, 프로바이오틱스에 의해 선택된 발효산물이 장 통과시간을 줄여줌으로써 장 기능을 개선할 수 있다. 선택된 발효와 영양소 경쟁에 의해 생성된 초산, 부티르산, 프로피온산이 지방조직에 작용하여 식욕을 억제하는 렙틴(leptin) 분비를 증가시키고, 허기를 느끼게 해주는 그렐린(ghrelin) 분비를 감소시켜, 포만감을 증가시키며, 공복 호르몬인 그렐린 분비 감소, 식욕 및 지방 흡수 억제제인 GLP-1(glucagon-like peptide-1) 분비 증가, 식욕 억제호르몬인 펩티드 YY(peptide YY, PYY) 분비 증가를 통해 장의 연동운동을 증가시킨다. 증가된 오크루딘(occludin, 상피세포의 치밀 이음부에 존재하는 주요 접합 분자로, 상피세포의 극성을 유지하는 역할을 하고 세포사이를 통한 물질의 이동을 차단하는 역할을 한다.), 감소된 조눌린(zonulin, 소화관 벽의 세포 사이의 단단한 접합부의 투과성을 증가시키는 단백질), 증가된 ZO1(zonula occludens-1, 또는 tight junction protein-1)에 의해 장의 밀착연접(tight junction)을 유지하여 염증을 감소시키며, 지단백질(lipopolysacchride) 이동을 감소시키며, 증가된 오클루딘, 감소된 조눌린, 증가된 ZO1에 의해 초산, 부티르산, 프로피온산이 증가하여 pH를 감소시킨다. 프리바이오틱스에 의한 선택된 발효에 의해 생성된 항균제의 분비와 영양소에 대한 경쟁으로 감염 위험성이 줄어들어 병원균에 대한 방어를 한다. 용해성 증가와 pH 감소로 미네랄 흡수가 개선된다. 프리바이오틱스에 의해 면역세포를 개선하여 알레르기를 감소시킨다.

프리바이오틱스 선별 기준 요구사항

왕(Wang)에 따르면, 프리바이오틱스와 같은 식품 성분의 분류를 위한 5가지 기본 기준이 있다.[71] ①소화관 상부의 소화에 대한 저항성 : 소화관 상부에서 프리바이오틱스가 소화되지 않거나 단지 부분적으로 소화되어야 한다. 그렇기 때문에 프로바이오틱스가 대장에 도달할 수 있다. ②장내 미생물에 의한 발효성 : 대장에서 잠재적인 유익세균에 의해 선택적으로 발효되어야 한다.[72] ③숙주의 건강에 미치는 유익한 영향 : 발효에 의해 상대적으로 다양한 종류의 짧은사슬지방산(단쇄지방산, short chain fatty acid, SCFA) 생성 증가나 변화 유도, 대변 양의 증가, 대장 pH의 적당한 감소, 아질소 최종 생성물 및 대변 효소의 감소, 그리고 숙주에게 유익한 면역학적 시스템의 개선으로 이어질 수 있다.[73] ④프로바이오틱스의 성장을 위한 선택적 자극 : 건강 보호 및 웰빙과 잠재적으로 관련된 장내 세균의 성장 및/또는 활성을 선택적 자극해야 한다.[74]

⑤다양한 식품/식품가공 조건에서 안정성 : 프리바이오틱스가 식품 처리 조건을 견딜 수 있어야 하며 변하지 않거나, 분해되지 않거나, 화학적으로 변하지 않고 장에서 세균 대사에 사용할 수 있어야 한다.[71] 휴브너(Huebner J) 등은 상업적으로 이용 가능한 여러 프리바이오틱스를 다양한 처리 조건을 사용하여 테스트했지만,[75] 다양한 처리 조건에서 시험물질의 사전 생물학적 활성에 있어 중요한 변화를 발견하지 못했다. 한편, 2012년 제(Ze X) 등은 체외(in vitro)에서 녹말을 이용하여 장내 세균의 능력을 변화시킬 수 있음을 보여주었다.[76] 프리바이오틱스의 구조는 적절히 문서화되어야 하며, 의약용 조제식, 식품 또는 식품 첨가제로 사용되는 구성 요소는 산업 규모에서 비교적 쉽게 구할 수 있어야 한다.[77]

프리바이오틱스는 프로바이오틱스를 대신하여 사용하거나 프로바이오틱스에 대한 추가 지원 목적으로 사용할 수 있다. 식품, 음료 및 사료의 저장 수명 동안에 장기적인 안정성, 가공에 대한 저항성, 제품의 향미 및 일관성에 긍정적인 영향을 미치는 물리적 및 화학적 특성은 프로바이오틱스와 경쟁하도록 하여 프리바이오틱스를 장려할 수 있다.[22] 또한, 프리바이오틱스의 다른 바람직한 특성으로 간주할 수 있는 것으로 위장관에 존재하는 산, 단백질 분해효소 및 담즙산염에 대한 저항성이 있다.[22] 프리바이오틱스는 숙주의 장내 생태계에 존재하는 미생물을 선택적으로 자극하기 때문에 세균과 경쟁이 필요 없다.[22] 프리바이오틱스에 의한 장내 미생물군의 자극은 발효 활성을 결정하고 동시에 짧은사슬지방산의 양에 영향을 미쳐 숙주에게 건강상 이점을 제공한다.[78,79] 또한, 프리바이오틱스는 장내 pH 감소를 유발하고 장 내 수분의 삼투압 유지를 유지한다.[22,80] 그러나, 프리바이오틱스의 과다 복용은 고장(flatulence, 위나 장에 가스가 지나치게 많이 있는 상태)이나 설사를 유발할 수 있다는 것을 고려해야 한다.[22] 프리바이오틱스를 섭취하면 보호 미생물의 개체수를 늘려 면역 기능을 향성시킬 수 있다. 동물과 사람에서의 연구는 프리바이오틱스가 락토바실러스와 바파도박테리아에 의해 유해세균의 개체수를 감소시킬 수 있다.[81-85] 더욱이, 정확한 용량으로 사용될 때, 그것들은 설사, 자외선에 대한 민감성 또는 항생제에 의한 간 손상과 같은 어떠한 부작용도 자극하지 않는다.[22] 프리바이오틱스는 알레르기를 유발하지 않으며 항생제 내성 유전자의 풍부함을 증식시키지 않는다.[22] 물론, 프리바이오틱스의 사용에 의해 달성되는 선택된 병원체의 제거 효과는 항생제에 비해 열등할 수 있지만, 위에서 언급한 특성들은 항생제의 자연적인 대체물이 된다.[22]

프리바이오틱스 물질

확인된 대부분의 프리바이오틱스는 인간과 동물의 식단에서 자연적으로 발생하는 다양한 분자 구조의 탄수화물이다. 잠재적 프리바이오틱스의 생리학적 특성은 숙주의 건강에 대한 유익한 영향을 결정한다. 프리바이오틱스는 다음과 같은 특성에 따라 분류될 수 있다. ①위의 산성 pH에 저항성이 있어야 한다. ②포유동물 효소에 의해 가수분해 될 수 없다(소화되지 않거나 또는 부분적으로만 소화된다). ③위장관에서 흡수되어서는 안 된다. ④구강 내 세균에 의해 발효되는 세균이다. ④ 장내 미생물에 의해 발효될 수 있다. ⑤장내 세균의 성장 및/또는 활성이 화합물에 의해 선택적으로 자극될 수 있다. ⑥이러한 과정이 숙주의 건강을 향상시킨다.[3]

식이섬유소와 같은 탄수화물은 잠재적인 프리바이오틱스이다.[86,87] 프리바이오틱스 및 식이섬유소는 위장관에서 소화되지 않는 식품 성분에 대해 혼용해서 사용하는 용어이다.[88,89] 이 두 용어 사이의 중요한 차이점은 프리바이오틱스가 엄격하게 정의된 미생물 그룹에 의해 발효된다는 것이며, 식이섬유소는 대부분의 대장 미생물에 의해 사용된다는 것이다.[90] 따라서, 기본적인 분류 기준 중 하나를 고려할 때, 이러한 용어들을 서로 혼용하여 사용하는 것이 항상 옳은 것은 아니라는 것이다. 프리바이오틱스는 식이섬유소일 수 있지만, 식이섬유소가 항상 프리바이오틱스인 것은 아니다.[91] 비전분 다당류인 셀룰로스, 헤미셀룰로스, 펙틴, 검(gum), 해조류로부터 얻은 물질, 락툴로오스, 대두 올리고당, 이눌린, 프락토올리고당, 갈락토올리고당, 자일로올리고당, 이소말토올리고당(isomaltooligosaccharides)은 식이섬유소로 간주 된다.[22] 결합된 단량체의 수에 기초하여 프리바이오틱스는 이당류, 올리고당(3~10개의 단량체) 및 다당류로 분류할 수 있다. 시험관내(*in vitro*) 및 생체 내(*in vivo*) 연구에 의해 입증된 바와 같이, 프리바이오틱스 물질의 분류에 대한 가장 유망하고 선택 요구 조건을 충족시키는 것은 프락토올리고당(FOS), 갈락토올리고당(GOS), 이소말토올리고당(IMO), 자일로올리고당(XOS), 트랜스갈락토올리고당(TOS) 및 대두 올리고당(soybean oligosaccharides, SBOS)이다.[92,93]

또한, 이눌린, 환류 전분(reflux starch), 셀룰로오스, 헤미셀룰로오스 또는 펙틴과 같은 다당류도 잠재적으로 프리바이오틱스일 수 있다.[22] 인간 영양에서 가장 일반적으로 사용되는 프리바이오틱스는 프락토올리고당, 갈락토올리고당, 이눌린, 자일로올리고당, 락티톨, 락토수크로오스(lactosucrose), 락툴로오스, 대두 올리고당, 트랜스갈락토올리고당 등이다. 프리바이오틱스로서 글루코올리고당류(glucooligosaccharides), 글리코올리고당류(glycooligosaccharides), 락티톨(lactitol), 이소말토올리고당류(isomaltooligosaccharides), 스타키오스(stachyose), 라피노스(raffinose) 및 사카로스(saccharose)를 사용하기 위해서는 추가적인 연구가 필요하다.[94)]

식이 섬유소

식이섬유소는 1953년 힙스리(Hipsley EH)가 식물 세포벽을 구성하는 비소화성 구성 물질로 셀룰로오스(cellulose), 헤미셀룰로오스(hemicellulose), 리그닌(lignin)의 3가지 성분을 식이섬유소라 설명한 것을 시작으로 다양한 정의가 제안되어 왔다.[95] 1976년 트로웰(Trowell HD)은 인간의 소화효소로 분해할 수 없는 식물의 다당류와 리그닌으로 정의했는데,[96-104] 이는 미국 식품의약안전처(FDA)가 식이섬유소를 분리하기 위한 미국 공인분석학회(Association of Official Analysis Chemists, AOAC) 방법을 채택하는데 큰 도움을 주었다.[105,106] 1987년 미국 FDA는 식이섬유소를 비전분성 다당류, 리그닌 몇몇 저항성 전분의 혼합물이라 정의하고,[107] 1995년 영양표시에 대한 국제식품위원회 가이드라인(Codex Alimentarius Guidelines)에서 인간의 소화기관에서 소화효소에 의해 분해되지 않는 섭취 가능한 식물성 혹은 동물성 물질이라 정의하면서 동물성 공급원의 물질도 식이 섬유소의 범위에 포함되었다.[108] 2000년 미국 곡물 화학자 협회(American Association of Cereal Chemists)에서는 과거 30년간 연구에서 도출된 식이섬유소의 중요한 생리적 영향에 근거하여 소장에서 소화 흡수되지 않고 대장에서 부분적으로 혹은 완전히 발효되는 식물의 먹을 수 있는 부분과 유사 탄수화물이라 정의하였다.[109-111] 이처럼 식이섬유소에 대해 간단하게 정의 내리기는 어렵지만 많은 연구를 토대로 포유동물의 소화효소로 분해되지 않는 탄수화물과 리그닌과 같은 식물세포 성분에 내재된 성분을 말하며, 최근에는 분리하거나 합성하는 방법으로 제조하여 인체의 생리적 기능에 유익한 영향을 줄 수 있는 기능성 식이섬유소를 모두 포괄하여 지칭하고 있다.[110] 섬유소는 탄수화물의 일종이지만 우리 몸이 소화할 수 없는 탄수화물이다. 대부분의 탄수화물은 우리 몸에서 소화효소에 의해 소화가 돼서 작은 당질 분자로 분해되어 에너지원으로 사용이 되지만, 섬유소는 소화가 되지 않고 우리 몸의 소화기관을 통과하게 된다.

일반적으로 식이섬유소는 α-아밀라아제(α-amylase), 글루코시다아제(glucosidase)와 같은 사람의 소화효소가 분해하지 못하는 3당류 이상의 다당류로 정의된다.[112] 그러나 미국 FDA는 소화되지 않는 탄수화물과 기능성을 가지는 식이섬유소를 별도로 분류하고 있다.[113.114] 즉, 소화되지 않는다고 이 모두를 식이섬유소라고는 하지 않는다. 식이섬유소는 그 원료물질, 분자량, 분자 구조에 따라 매우 다양하며, 실제 한국식품의약품안전처의 건강기능식품의 기준 및 규격 고시 전문에서도 식이섬유소의 종류별로 별도의 기능성을 인정하고 있고, 심지어 동일 기능성일 경우에도 식이섬유소별로 최소 섭취량이 다르다.[115] 식이섬유소이면서도 한국 식약처에서 건강기능식품으로 인정이 안 되는 것들도 있으니, 간단하게 정의할 수 있는 것이 아니다. 미국 FDA는 건강에 유익함을 주는 것이 과학적으로 유의하게 증명된, 소화되지 않는 탄수화물을 식이섬유소로 정의하고 있다.[116-123] 식이섬유소(dietary fiber, 또는 섬유소 식품, roughage)는 사람의 체내 소화효소로는 분해되지 않아 소화가 되지 않는 고분자 화합물을 부르는 말로, 수용성 섬유소와 불용성 섬유소의 2 종류가 있다.[109,124-127] 수용성 섬유소는 물에 녹는 식이섬유소라는 뜻이다. 수용성 섬유소는 물에 녹아 팽윤되며, 대장에서 세균에 의해 발효되는 섬유소이다.[128-130] 난소화성 말토덱스트린(maltodextrin, 녹말의 불완전 가수 분해산물로 생성된 탄수화물이며, 엄밀히 말해 합성 감미료이다), 폴리덱스트로스[polydextrose, 포도당(glucose)과 솔비톨(sorbitol) 및 구연산(citric acid)을 89:10:1의 비율로 제조한 평균 분자량 약 2,000의 중합체로 합성 섬유질이다. 용해성이 높은 것이 특징이다), 이눌린(inulin, 뿌리 채소에 많이 함유된 일종의 수용성 식이섬유소로, 체내 소화효소에 의해 분해되지 않고 장내 미생물에 의해 발효되어 배변기능을 촉진한 후 체외로 배출된다. 또한 담즙산의 배출을 도와 혈액 내 콜레스테롤 수치 감소에 도움을 준다), 펙틴(pectin, 식물의 세포벽과 세포 간 조직에 들어 있는 수용성 탄수화물), 검[gum, 예로 콩과 구아 종자의 배유를 분쇄하여 얻거나, 온수나 열수로 추출하여 얻어지는 갈락토난(galactomannan)으로 구성된 다당류인 구아검(guar gum), 사탕수수에서 추출되는 잔탄검(xantham gum), 아카시아의 수액을 굳혀서 만든 아라비아검(arabia gum), 로커스트빈검(locust bean gum, 몸에 흡수되지 않고 소화관에서 젤로 변하기 때문에 대변을 부드럽게 하여 변비를 줄 일 수 있다), 카라기난(carrageenan, 홍조류 식물을 물이나 뜨거운 알칼리 용액으로, 정제해 얻는 물질) 등이 있으며, 기본적으로 빠른 흡습(습기를 빨아들임)과 습윤(젖어서 축축함) 기능을 가지고 있다], 점질물(mucilage, 점액으로 거의 모든 식물과 일부 미생물에 의해 생성되는 두껍고 끈적끈적한 물질) 등이 있다. 수용성 섬유소는 불용성 섬유소가 있는 채소나 과일 등에 함께 존재한다. 수용성 섬유소는 종류별로 기능성이 다 다르고, 요즘 시중에서 흔히 찾아볼 수 있는 올리고당에 들어 있다는 식이섬유소는 건강기능식품공전에 등재되어 있지 않아서 기능성 표기는 할 수 없다.[115] 2021년에 미국 FDA에서 올리고당을 식이섬유소의 정의에서 포함하였다.[89,131] 껌으로 유명한 자일리톨과 같은 당알코올도 따지고 보면 수용성 식이섬유소 역할을 한다는 말이 있지만, 이는 사실이 아니다. 당알코올은 칼로리가 적고 세균 이용성이 적다 보니 다소 오해가 있는 듯하다. 당알코올은 당알코올일 뿐이고 식이섬유소와는 완전히 다르다. 식이섬유소는 일반적으로 식품이나, 식품첨가물로 분류되는 것도 있다. 불용성 섬유소는 침에 의해 녹지 않으므로 소화효소가 분해하지 못한다. 먹을 때 입안에서 꺼칠꺼칠한 느낌을 주고, 일반적으로 식이섬유소가 음료에 많이 사용되는 관계로 수용성 섬유소가 식품산업에서 가장 많이 사용된다. 우리나라에서는 화이버졸-2(Fibersol-2, ADM & Matsudani LLC 제품), 폴리덱스트로오스(polydextrose, 혈중콜레스테롤 수치와 혈당치를 내리고 발암물질을 체외로 배출하며 고지혈증, 당뇨병, 대장암 등 성인병 예방을 비롯해 정장작용, 비만 예방 등 수용성 식이섬유가 갖는 유효작용을 모두 갖추고 있다.) 등이 유명하다. 폴리덱스트로오스는 실험실에서 만들어진 식이섬유소의 일종으로 글루코오스 중합체이다. 식품의 식이섬유소 함량을 높이기 위한 성분으로 사용되고 있다.[132] 폴리덱스트로오스는 건강기능식품으로 인정받기 위해서는 제조된 폴리덱스트로오스가 1 g당 650 mg 이상의 식이섬유소를 함유하여야 한다. 식약처의 공식 효능에 따르면 '배변활동에 도움'이 될 수 있다. 폴리덱스트로오스는 식이섬유소이기 때문에 배변의 부피를 늘릴 뿐만 아니라, 대변의 수분함량 역시 증가시켜 배변을 부드럽게 만든다. 또한 배변활동의 횟수 증가에 도움을 준다. 2019년의 연구에서 폴리덱스트로오스가 대변이 대장에서 이동하는 시간에도 영향을 줄 수 있다.[133] 192명의 참가자를 대상으로 2주 동안 폴리덱스트로오스를 섭취하도록 한 뒤, 그 결과를 확인하였다. 폴리덱스트로오스를 섭취하는 것이 참가자의 변비 증상, 삶의 질, 배변활동의 횟수, 대변의 일정한 형성 등에 긍정적인 영향을 미치는 것으로 보고하였다. 이는 폴리덱스트로오스를 섭취하기 전과 비교했을 때, 보다 개선된 수치였다.[133] 또한 12 g의 폴리덱스트로오스를 섭취한 참가자의 경우, 특별한 부작용 역시 관찰되지 않았다. 한국영양학회가 제시한 영양섭취기준에 따르면, 성인 남성은 하루 평균 25 g, 성인 여성은 20g의 식이섬유소를 섭취할 것을 권장한다.[134] 아이들의 경우 이보다 더 적은 15~20 g의 양을 섭취하는 것이 좋다. 혹은 1,000 kcal당 14 g 정도를 권장하기도 한다. 적정량의 식이섬유소는 건강에 이롭지만, 권장 섭취량을 훌쩍 뛰어넘도록 섭취했을 때는 장 건강을 해치는 것은 물론, 골다공증 등 또 다른 질병의 원인 된다.[135-137] 식이섬유소의 과도한 섭취는 가스를 많이 생성해 장의 운동을 방해한다.[138,139] 이로 인해 설사, 구토, 복부팽만 등의 증상이 나타나고, 더 나아가 과민성 대장증후군으로 이어질 수 있다.[140,141] 철분, 아연, 칼슘 등 미네랄의 흡수를 막아 탈모, 빈혈, 뼈 건강 악화 등의 문제를 일으킨다.[142,143] 무기질이 영양소로 제 기능을 못하면 키 성장에도 영향을 끼쳐 영유아와 어린이는 특히 식이섬유소 섭취량에 주의가 필요하다. 식이섬유소가 변비를 예방하지만, 이미 만성 변비 증상에 시달릴 때는 식이섬유소 섭취가 큰 도움이 되지 않으며, 전문의 진단을 받도록 한다.[144] 이런 경우 대변 활동에 관여하는 장내 유산균이 부족하기 때문에 식이섬유소가 몸속의 수분을 빼앗고, 가스를 유발해 복부 팽만을 심화시킨다. 식품별로 보면 사과 120 g 기준 2.4 g, 현미밥 140 g 기준 1.7 g, 양배추 140 g 기준 3,8 g, 귤 240 g 기준 2.4 g, 라면 1봉지 2.2 g, 김치 50 g 기준 2.1 g, 건미역 14 g 기준 4.9 g, 깻잎김치 20장 기준 2.28 g, 방울 토마토 150 g 기준 3.1 g, 콩나물 140 g 기준 2.8 g, 통마늘 50 g 기준 2.2 g, 대파 20 g 기준 0.3 g을 예상한다. 어육류군(고기, 해산물 등)은 섬유소가 없다고 봐도 된다. 1일 50 g 이상은 권장하지 않는다. 100 g당 식이섬유소 함량이 높은 식품(10.1g 이상)으로는 곡류 중에는 곤약, 귀리, 밀가루, 보리, 숫, 카무트, 통밀이 있으며, 콩류에는 강낭콩, 동부, 렌틸콩, 리마콩, 작두, 쥐눈이콩, 콩조림, 검은콩이 있고, 해조류에는 미역 튀각, 채소류에는 무말랭이, 염교(락교), 버섯류에는 마른 목이버섯, 마른 표고버섯, 과일로는 감말랭이, 견과 및 종실류로는 들깨, 땅콩, 아마씨, 아몬드, 참깨, 치아씨. 파스타치오너트가 있고, 기타 겨자 페이스트, 계피가루, 고춧가루, 다크초콜릿, 산초가루, 올리브유 월계수잎, 마른 파슬리가 있다.

식이 섬유소의 기능과 공급원

수용성 식이섬유소는 과일류, 해조류, 견과류에 들어 있어, 귤, 유자 등의 감귤류, 사과, 바나나, 키위 등의 과일, 미역이나 다시마, 곤약 등 끈끈한 점성을 가진 해조류에 많이 들어 있고, 콜레스테롤과 중성지방을 낮추어 심혈관질환을 예방한다.[145] 또한 당의 흡수를 늦추어 당뇨병을 예방하고 치료에도 도움을 준다.[146-150] 또한 포만감을 오랫동안 느끼게 해 체중조절에 도움이 된다.[151-160] 불용성 섬유소는 물에 녹지 않는 식이섬유소라는 뜻이다. 정제된 식품, 즉 설탕, 흰쌀, 흰 밀가루가 아닌, 통곡물이나 채소류의 거친 부분을 생각하면 된다.

리그닌(lignin, 침엽수나 활엽수 등의 목질부를 구성하는 다양한 구성 성분 중에서 지용성 페놀 고분자이다), **키틴**(chitin, 곤충, 게, 바다가재의 외골격 및 다른 무척추동물의 내부구조에서 발견되는 흰색의 딱딱한 물질), **키토산**(chitosan, 갑각류에서 추출한 키틴을 알칼리 처리하여 얻은 물질), **셀룰로오스**(cellulose, 수백에서 수천 개의 포도당 단위들이 β-1,4-글리코시드결합으로 연결된 선형 사슬), **헤미셀룰로오스**(hemicellulose, 식물 세포벽의 구성 성분 중 펙틴질을 제외한 것으로 셀룰로오스 표면에 특징적으로 결합하는 유연한 다당류), **리그난**(lignan, 식물성 에스트로겐으로 채소 및 과일과 다양한 식품에 포함되어 있다)이 있다.

식품으로는 곡류에는 현미, 보리, 팥, 옥수수, 토란, 밀기울 빵, 통밀 빵처럼 거친 것에 들어 있으며, 채소류에는 질경이, 상추, 양배추, 나물, 청, 고사리, 양파, 치커리, 우엉, 브로콜리, 표고버섯 등에 많이 있다. 또한 우리가 먹지 않고 버리는 과일 껍질에도 불용성 섬유소가 많은 편이다. 단, 불용성 섬유소를 충분한 수분과 함께 섭취하지 않으면 소화되지 않은 불용성 섬유소들이 대장에서 뭉쳐 딱딱한 변을 형성하므로 뒷간에서 고생할 수 있으니 주의해야 한다.[161] 물론 물을 충분히 마셔주면 딱히 문제가 될 일은 거의 없다. 장에 있는 물을 흡수해서 변의 부피를 늘려 부드럽게 하며, 유익 세균을 증식시켜 장운동을 촉진시켜 변비를 예방한다. 또한 포만감을 느껴 식사량 조절에 도움이 되며, 발암물질에 달라붙어 대장을 빨리 통과시켜 배출함으로써 대장암을 예방한다.

식이섬유소는 식물성 식품에만 들어있는 난소화성(소화가 안 되는) 물질로서 그 대부분이 다당류 형태 이다. 불용성 섬유소는 물에 녹지 않기 때문에 오직 배변 활동 관련 기능성만 있다.[162] 불용성 섬유소는 몸에 흡수되지 않고 펄프 그대로 남아 변을 잘 나아가게 만드는데, 영양분이 흡수된 후에 차차 개선되는 효과가 아니라 먹은 식이섬유소가 대장으로 가면 바로 영향을 주기 때문에 야채류를 많이 먹었다면 그 다음 날에 바로 효과를 볼 수 있을 정도로 즉효성이 있다. 이러한 불용성 섬유소가 많이 포함된 식품에는 고구마, 감자, 현미, 부추, 시금치, 양배추, 옥수수, 브로콜리 등이 있다. 이렇게 불용성 섬유소는 수용성 섬유소가 혈당치 상승 억제나 혈중 중성지질을 낮추는 효과를 갖는 것과는 기능이 다르다. 그러나 장기적으로 보면 수용성 섬유소 섭취 역시 장내 유익세균 증가 등의 강점이 있다. 그러므로 건강을 위해서 불용성이건 수용성이건 적정량을 골고루 먹는 게 좋다.

우리 몸에는 셀룰로오스를 분해하는 효소가 없기 때문에 이를 소화 및 흡수할 수는 없지만,[163,164] 소와 같은 초식동물은 셀룰로오스 분해 효소가 있기 때문에 이를 포도당으로 분해해서 흡수할 수 있다. 정확히는 초식동물이 스스로 효소를 분비하여 셀룰로오스를 소화하는 것은 아니고, 초식동물의 위장관내 미생물이 셀룰로오스를 분해해서 미생물이 쓰면서 남는 것을 내놓은 부산물을 흡수하는 것이다. 이 과정에서 많은 가스를 발생시킨다. 이산화탄소도 많이 나오지만 가장 특징적인 것은 메탄가스이다. 얼마나 많이 나오면, 지구 온난화를 소 트림과 방귀 탓으로 돌리려는 시도가 있었을 정도다. 인위적으로 초식동물이 아닌 동물에게 이 장내 미생물을 집어넣어도 섬유질 분해 효소를 내놓지 않고 불리한 기생만을 한다.

일반 대중들은 섬유소의 기능을 변비 해결에 도움을 준다는 정도로만 아는 이들이 많다. 식품의약품안전처에서 인정하는 기능성은 정장 작용(배변 관련), 혈당치 상승 억제, 혈중 중성지질 저하가 있다. 물론 모든 식이 섬유소에 3가지 기능성이 다 있는 것은 아니다. 기능성 관련 최소 법적 섭취량도 식이섬유소 종류별로 전부 다르다. 그렇지만 꾸준히 적정량을 섭취하면 건강에 좋은 것은 사실이다. 그 외 장내 유익세균의 먹이가 되어 장내 환경을 개선하거나 포만감을 줘 다이어트에도 꽤 도움이 된다. 일반적으로 포유동물들은 셀룰로오스를 자체적으로 소화할 수가 없다.[164] 소는 위가 여러 개이고 되새김질을 하여 소화하고,[165] 토끼는 소화가 덜 된 부산물을 다시 먹어서,[166,167] 말은 소장이 엄청 길고 거대한 맹장 내부에서 미생물의 도움을 받아서 소화한다.[168] 말은 맹장(또는 막창자 cecum)을 가지고 있는데 아주 커서 50 kg이나 되며 풀을 발효시키는 장소이다. 소나 양, 염소와 같은 반추동물과는 달리 전장(foregut, 반추동물은 전문화 된 4개의 위를 갖는다.)보다는 후장(hindgut)에서 발효를 한다. 대장(colon)과 함께 셀룰로오스 분해효소(cellulase)를 분비하는 세균에 의해 셀룰로오스를 발효한다. 그렇기 때문에 트림을 하고 방귀를 뀐다. 인간 역시 장 내에서 일부 미생물이 분해하는 덕에 약간 흡수한다.[169] 이때 장내 미생물이 이용하여 분해되는 정도는 식이섬유소의 종류마다 전부 다르다. 비타민, 미네랄과 달리 식이섬유소는 미국 FDA에서 한동안 정의를 내리는 데 애먹었을 정도로 굉장히 광범위한 개념이다.

식이섬유소는 우리 몸에서 소화되지 않아 영양소로 이용되지는 못하지만, 인체에 미치는 생리적인 효과는 크다. 식이섬유소는 물을 흡수하는 능력이 있어 음식물과 함께 섭취하면 용적이 커지게 된다. 그런데 소화되지 않기 때문에 열량은 제공하지 않으면서 포만감을 주게 되어 자연히 열량 섭취량이 적어지므로 열량과다 즉, 비만을 억제할 수 있다. 또한 용적이 큰 물질이 장을 그대로 통과하여 배설되기 때문에 변의 양을 늘리고 부드럽게 하여 변비를 예방하는 효과가 있다. 동시에 식이섬유소는 장의 연동운동을 촉진하여 음식물 찌꺼기가 장을 통과하는 시간을 단축시킴으로서 음식물 찌꺼기가 장내에서 발효되어 유해한 물질을 형성하는 것을 억제하기 때문에 게실염(게실이란 식도, 위, 소장, 대장의 약해진 장벽이 늘어나 생기는 꽈리 모양의 주머니를 말한다. 게실 질환은 대부분 대장에 발생한다.), 대장암 등 대장 질환을 예방하는데 효과적이다. 배변작용이 불량하여 변비가 발생하면 많은 질병의 원인이 될 수 있다. 변은 주로 섬유소와 세균으로 이루어져 있는데, 변비를 예방하려면 변의 양을 늘려주고 수분의 보유량을 늘려주는 섬유소가 필요하다. 또 섬유소는 대장의 노폐물을 청소해주는 역할까지 해주기 때문에 변비 해결뿐만 아니라 체중 감소와 장내 독소제거에도 아주 중요한 역할을 한다. 콜레스테롤을 과다하게 섭취하면 심장, 순환기계 질환의 발생률이 증가하게 된다. 펙틴이라는 수용성 식이섬유소는 담즙과 결합하고 배설시키므로 담즙의 재흡수를 방해해서 혈중 콜레스테롤의 양을 감소시킨다.[170] 섬유소는 당뇨병 환자의 식이요법에도 중요한데, 이는 섬유소의 섭취가 혈당치의 과도한 상승이나 급격한 상승을 억제시키기 때문이다. 섬유소는 점성을 가지기 때문에 포도당의 흡수를 지연시켜서 혈중 포도당의 농도를 일정하게 유지하게 한다. 이를 위해서 하루 40~50 g 정도의 섬유소 섭취가 권장된다. 섬유소는 소화물이 장을 통과하는 속도를 빠르게 하므로 영양소 흡수량을 적게 하고,[171] 또 다른 영양소의 흡수를 방해하므로 영양소 이용 측면에서는 단점으로 작용한다.[172]

그러나 비만을 억제시키는 데는 매우 유효한 작용이 된다. 비만 치료를 위해서는 단지 섬유소 섭취를 증가시켜서는 안 되고 근본적으로 식사량을 줄이고 적당한 운동을 병행해야한다. 특히 섬유소는 위와 대장의 운동을 촉진시켜 대장 속의 내용물을 밀어내리고 대변을 시원하게 배출되게 함으로서 독소물질이 대장 속에 정체되어 있는 시간을 단축시키게 된다. 따라서 평소 섬유소가 풍부한 채소와 과일을 섭취하는 것은 변비를 예방하고 피부의 트러블을 예방하는 데도 중요한 역할을 한다. 변비를 예방하기 위해서는 충분한 식이섬유소를 먹어주는 것이 좋다. 변비에 효과 있는 것으로 식이섬유소가 대표 이미지를 갖게 된 데에는 다른 영양소와 달리 다량의 식이섬유소를 섭취하면 길어야 며칠 이내에 바로 효과를 볼 수 있어서 체감효과가 뛰어나기 때문이다. 우리가 즐겨 먹는 고지방 고단백 저섬유소의 음식(high fat high protein low fiber diet)은 대장속의 담즙과 산소를 싫어하는 세균을 증가시키게 되며,[173] 이들 물질들은 발암물질로 전환되는데, 특히 고지방 음식 속의 일부 성분은 장 속에서 분해되어 발암물질로 전환된다.[174] 이들 발암물질은 결장 궤양이나 결장 종양 등이 쉽게 유발되도록 돕는다. 하지만 과일이나 채소에 들어있는 섬유소는 장 속의 잔류물질을 감소시키고 발암물질의 발생을 줄이는 작용을 할뿐만 아니라 대변운동을 가속화 시켜 변속의 발암물질과 대장 점막의 접촉시간을 감소시켜 대장 속의 종양을 예방하는데 효과적으로 작용한다. 직장암 예방을 위해서는 섬유소의 섭취와 더불어 비타민 B, 비타민 E, 베타카로틴과 기타 레티노이드(retinoid, 레티노이드는 비타민 A와 그 유도체를 총칭하는 용어로 레티노산, 레티놀, 레틴알데하이드를 모두 포함한다)의 섭취 증가도 중요한 요인이 된다.

프리바이오틱스로서 섬유소

우리 인간에게는 섬유소를 처리하는 능력이 없다. 복합 탄수화물 분해를 돕는 글리코시드 가수분해효소(glycoside hydrolase)라는 효소를 가지고 있지만, 이들 중 섬유소와 같은 거대분자를 분해하도록 설정된 효소는 없다. 사람이 겨우 17가지의 효소를 가지고 있지만 장내 미생물은 무려 6만 가지 이상의 효소를 가지고 있다.[175] 전체 식물이 40만종이고, 이중 식용 식물이 30만 종으로,[176] 각각의 식물은 여러 종류의 섬유소를 가지기 때문에 아마도 수백만 종의 섬유소가 있어 장내 미생물이 이들 중 다수를 소화할 수 있는 엄청난 소화효소를 가지고 있다는 사실이 놀랍지 않다. 모든 섬유소가 프리바이오틱스(prebiotics)는 아니다. 수용성 섬유소는 대부분 프리바이오틱스인 반면 불용성 섬유소는 대부분 프리바이오틱스가 아니다. 흔히 불용성 섬유소를 섬유소 식품이라 부르는데, 섬유소 식품은 소화 작용이나 미생물에 의해 분해되지 않아서 몸 밖으로 배출된다. 섬유소만이 유일한 프리바이오틱스는 아니다. 귀리, 쌀, 감자, 콩 같은 식물에서 볼 수 있는 저항성 전분(resistant starch)은 엄밀한 의미에서 섬유소는 아니지만, 수용성 섬유소와 비슷한 작용을 한다.[177-179] 저항성 전분은 분해되지 않은 상태로 소장을 통과해서 대장에서 미생물에 의해 발효된다. 모유에도 모유 올리고당(human milk oligosaccharide, HMO)이라 부르는 물질이 들어 있어서 수용성 섬유소와 같은 기능을 하고, 아기의 장내 미생물이 발달하는 데 필요한 영양분을 제공한다. 그렇기 때문에 포스트바이오틱스로 짧은사슬지방산(또는 단쇄지방산, short chain fatty acid, SCFA)을 얻고 싶다면 식단에 수용성 섬유소와 저항성 전분을 포함시켜야 하고, 아기들에게는 모유를 먹여야 한다.

장 건강 영양보충제로서 섬유소

이하의 글은 윌 벌서위츠(Will Bulsiewicz)의 『최강의 식물식(Fiber fueled)』의 제 7장 "장 건강 보충제의 힘" 내용이 중요하다 생각되어 요약하고 또 필요 사항을 추가하였다.[180] 우리는 모든 섬유소가 똑 같은 것이라 생각한다. 아침에 먹는 시리얼이든, 그래놀라 바, 물에 섞어 먹는 분말 형태의 섬유소 등 모든 형태의 섬유소는 상호 대체할 수 있기 때문에 섭취하는 섬유소 양만 계산하면 된다고 생각하지만, 이것은 잘못된 것이다. 시리얼이나 아침 식사용 빵에 들어 있는 섬유소는 퀴노아 , 남아메리카 안데스 산맥이 원산지인 비름과 명아주속의 작물이며, 곡물로서는 보기 드물게 벼목이 아닌 식물에 속한다. '퀴노아(quinoa)'의 어원은 '모든 곡식의 어머니'를 뜻하는 케추아어(잉카제국의 언어와 페루, 에콰도르, 볼리비아 등의 국가에서 가장 많은 수의 아메리카 원주민이 오늘날 사용하고 있는 언어이다)에서 유래되었다. 약 4,000년 전부터 안데스산맥 일대에서 주요작물로 재배해 왔다. 스페인어로는 '키노아', 영어로는 '키누아' 라고 발음한다. 현재는 세계 70개국에서 재배되고 있지만, 그래도 2018년 세계 퀴노아의 생산량 99% 가량은 원산지인 페루와 볼리비아가 주도하고 있는 형국이다]의 섬유소와 똑 같지 않다. 우리는 자연계에 얼마나 많은 종류의 섬유소가 존재하는지 알지 못한다. 아마도 자연계에는 수십만 종의 섬유소가 존재할 것이라 추산한다.[181] 우리는 이를 단순화 시켜 수용성 섬유소와 불용성 섬유소로 나누었다. 이미 앞에서 기술하였듯이 사람에서는 섬유소를 소화시키는 능력이 없다. 만약 세균이 없는 멸균된 상태로 살았다면 섬유소의 효능에 대하여 알지 못하였을 것이다. 우리 몸속 장내 미생물이 탄수화물을 처리하는 복잡한 효소를 가지고 있어서 장내 미생물은 무려 6만 가지 이상의 효소를 가지고 있다.[182] 우리는 섬유소의 소화를 미생물에 맡김으로써 이들의 적응력에 따른 이득을 취하고 있다. 모든 종류의 섬유소는 주어진 일을 처리하기 위해 특정 미생물을 필요로 한다. 장내 세균에 의해 섬유소가 분해되면 자연계에서 가장 치유력이 뛰어난 영양소가 생성되는데 짧은사슬지방산(SCFA, 탄소수가 6개 이하로 적은 지방산을 말한다)이다. 섭취한 섬유소는 소장까지 소화되지도 않고, 흡수되지 않아서 대장에서 장내 미생물이 대사하는 과정에 짧은사슬지방산이 생성된다. 그러므로 사람의 효소로는 완전히 소화되지 못하는 식이섬유소의 섭취량이 많을수록 짧은사슬지방산 농도는 높아진다. 짧은사슬지방산은 장내 미생물에 의해 대장에서 만들어져 대장에 흡수된다. 짧은사슬지방산은 종류에 따라 마이크로바이옴(microbiome)에 기여하는 역할이 조금씩 다르지만, 공통적으로 장관 내 pH를 낮춰 산성 환경을 유지하여 유해세균의 정착을 막고, 영양분 흡수를 돕는다.

섬유소와 저항성 전분 그리고 모유 올리고당

유익세균은 특정 유형의 섬유소를 대사하여 우리 몸에 좋은 유기물질로 대사시키는 능력이 있다. 이 유기물질을 짧은사슬지방산(또는 단쇄지방산, SCFA)이라 한다. 짧은사슬지방산에는 3가지 유형이 있는데, 아세트산(acetic acid, 초산이라고도 함), 프로피온산(propionic acid), 부티르산(butyric acid, 낙산이라고도 함)이다. 이들 유기물질은 각각 2개, 3개, 4개의 탄소원자가 연결된 짧은 사슬 구조를 갖는다. 이들 3가지 짧은사슬지방산은 우리 체내에서 상호보완적으로 작용하여 우리의 건강을 위해 적절히 균형을 이루며 함께 작용한다. 우리가 섭취하는 다양한 섬유소는 각각 유익세균에 의해 대사되어 다른 조합의 짧은사슬지방산으로 대사한다. 프로바이오틱스와 더불어 프리바이오틱스의 유행도 어느 정도 지속될 것이다. 최근에는 포스트바이오틱스(postbiotics)라는 용어도 자주 등장한다. 여기에 신바이오틱스(synbiotics)라는 용어까지 자주 등장하는 시대에 살고 있다. 간단히 설명하면 프로바이오틱스는 우리에게 유익한 효능이 있다고 입증된 살아있는 세균(생균)이다. 프리바이오틱스는 프로바이오틱스의 성장과 유익한 효능을 유도하는 물질이다. 즉 프리바이오틱스는 유익한 미생물의 영양분이다. 포스트바이오틱스는 미생물이 프리바이오틱스를 대사하여 생성하는 유익한 대사산물이다. 프리바이오틱스와 프로바이오틱스를 합쳐 신바이틱스라 한다. 1995년 이전에는 프리바이오틱스라는 용어는 들어볼 수 없었지만 오늘날은 누구나 한번쯤은 들어봤을 정도로 자주 사용하는 용어가 되었다. 프리바이오틱스는 '건강상의 이점을 주는 숙주 미생물에 의해 선택적으로 이용되는 기질'이라 정의된다. 결과적으로 프리바이오틱스란 포스트바이오틱스를 생산해 건강상의 이점을 주기 위해 미생물(프로바이오틱스)이 이용하는 것이다.

저항성 전분(resistant starch)은 엄밀히 말하면 섬유소가 아니지만 수용성 섬유소와 유사한 작용을 나타낸다. 저항성 전분은 분해되지 않은 상태로 소장을 통과해 대장에 존재하는 세균에 의해 발효가 된다. 발효란 미생물이나 균류 등을 이용해 사람에게 유용한 물질을 얻어내는 과정으로 좁은 의미에서 산소를 사용하지 않고 에너지를 얻는 당 분해과정을 말한다. 부패란 미생물이 유기물을 분해할 때 악취를 내거나 유독물질을 생성하는 경우를 말한다. 발효와 부패는 모두 미생물에 의해 유기물을 분해하는 현상이지만 사람에게 유용한 경우에 발효라 하고, 유용하지 못할 경우에 한하여 부패라 한다. 저항성 전분을 먹는 방법은 밥이나 삶은 감자를 식혀서 차게 먹는 것이다. 전분이 식으면서 저항성 전분으로 바뀌게 되기 때문이다. 저항성 전분은 부티르산의 생성을 증

가시킴으로써 결장 세포에 에너지원을 공급하고, 소화 시스템의 기능을 다양하게 향상시킨다.[183)]

모유에도 모유 올리고당(human milk oligosaccharide, HMO)이라는 물질이 들어 있어 수용성 섬유소와 같은 기능을 하며, 신생아의 장내 미생물이 발달하는데 필요한 영양분을 공급한다. 소젖 우유 속에는 모유 올리고당 성분이 들어 있지 않다. 그렇기 때문에 유아에게 모유를 먹이는 것은 중요하다. 프리바이오틱스는 다른 식물 화합물에도 들어 있다. 코코아, 녹차, 홍차, 석류, 사과, 블루베리 등 많은 식물의 치유 효능은 식물 속에 들어 있는 폴리페놀 때문이다. 폴리페놀은 항산화 효능을 가진 화합물로 90~95%는 대장에서 미생물에 의해 건강을 촉진하는 화합물로 대사가 되어 활성화 된다. 호두에서 발견되는 오메가-3 불포화지방산도 일종의 프리바이오틱스이다.[184)] 폴리페놀이나 오메가-3 지방산은 섬유소처럼 짧은사슬지방산을 생성하지는 않지만 장내 미생물에 영향을 주어 포스트바이오틱스를 분비한다.[185)]

장내 미생물과 섬유소

유익세균은 섬유소가 없으면 생존할 수가 없다. 락토바실러스(Lactobacillus), 비피도박테리아(Bifidobacteria), 프레보텔라(Prevotella)와 같은 건강에 좋은 유익세균은 섬유소가 세균 증식을 촉진하는 것으로 밝혀졌다.[186,187] 나아가 섬유소는 장내 미생물의 다양성도 증가시킨다.[188] 장내 미생물은 섬유소와 같은 프리바이오틱스 효과로 영양분을 얻고 증식한다. 섬유소로 활력을 찾은 미생물은 섬유소를 짧은사슬지방산으로 대사하여 대장을 치유한다.[189,190] 짧은사슬지방산은 말 그대로 산성이기 때문에 대장을 더욱 산성화시켜 염증을 유발하는 병원성 세균의 증식을 억제한다. 또한 짧은사슬지방산은 대장균이나 살모넬라와 같은 위험한 균주도 억제한다. 즉, 짧은사슬지방산은 염증성 미생물을 억제함으로써 그 균형을 회복시킨다. 규칙적으로 섬유소를 섭취하면 장 마이크로비옴(microbiome)을 훈련시켜 섬유소 처리뿐만 아니라 섬유소로부터 더 유익한 포스트바이오틱스를 얻을 수 있다. 식단에 들어 있는 섬유소에 장내 미생물을 규칙적으로 노출시키면, 그 상황에 적응하고, 유익한 짧은사슬지방산 생성에 더 능숙해진다. 그러나 섬유소가 부족하면 섬유소 대사 능력이 고갈되고, 포스트바이오틱스도 덜 생성한다. 어쩌다 한번 섬유소를 대사하다보면 미생물이 섬유소를 다루는 능력이 떨어지기 때문이다. 불과 2주 정도만 섬유질이 적은 식단을 먹으면 장내 미생물이 달라지고, 장 내벽의 보호 장벽이 무너져 병에 걸리기 쉬워진다. 반대로 2주간만 섬유소를 먹으면 장내 미생물이 증가한다.[191] 이는 마치 영양의 카르마(karma, 업보)라 할 수 있다. 좋은 일을 하면 좋은 일로 보상을 받을 것이다. 다시 말해 내가 먹는 것이 내가 아니라 장내 미생물이 먹는 것이 곧 나라는 말이다. 결과적으로 우리가 선택한 식품은 장내 세균에 흔적을 남기고, 그 식품은 장내 세균을 훈련시켜 우리의 건강을 지키거나 유해 세균에 해를 주게 된다. 짧은사슬지방산은 장내벽을 감싸고 있는 대장의 세포를 치료한다.

대부분 사람들은 섬유소가 소화되지 않아 흡수되지 않기 때문에 에너지를 공급하지 못한다고 생각한다. 그렇지만 우리에게 필요한 1일 에너지 필요량의 10%는 섬유소에서 얻는 짧은사슬지방산으로부터 충족한다.[192] 대장 세포의 주 에너지 공급원이 짧은사슬지방산이며, 필요 에너지의 70%가 짧은사슬지방산으로부터 공급된다.[193] 대장 세포는 부티르산(butyric acid)을 에너지원으로 사용한다. 대부분의 부티르산은 장 내벽에 흡수되어 장 건강에 도움을 준다.[194,195] 대장에서 부티르산의 95%가 대장 세포(colonocytes)에서 흡수되어서 β-산화(β-oxxidation)과

TCA(tricarboxylic acid) 회로의 에너지 공급원이 된다.[196] 이에 비해 소장에서는 장세포가 부티르산을 흡수하지만 글루코오스와 글루탐산에서 유래된 에너지를 주로 사용한다.[197] 분화가 된 대장 세포와 미분화된 대장세포에서 세포 에너지를 위한 서로 다른 대사경로는 '부티르산 역설(butyrate paradox)'의 원인이 된다. 대장 내강에서 미생물에서 유래된 부티르산은 여러 막 결합 수송단백질(membrane-bound transport proteins) 중 소듐 결합 모노카르복실산 수송체-1(sodium-coupled monocarboxylate transporter-1, SMCT1)과 모노카르복실산 수송체-1(monocarboxylate transporter-1, MCT1)에 의해 세포 내로 수송된다. 세포질의 부티르산의 운명은 세포의 분화상태에 의존된다. ①분화된 대장세포에서 부티르산은 빠르게 산화되어 세포 에너지 생산에 사용된다. 신생물 세포(neoplastic cells)와 같은 미분화 대장 세포에서, 세포 연료는 우선적으로 분해경로로부터 유도되어 세포 내 부티르산 축적을 유도한다. ②부티르산은 히스톤 탈아세틸화 효소(histone deacetylase, HDAC) 억제제로서 히스톤 H3의 과아세틸화(hyperacetylation)를 초래하여 결과적으로 염색질 이완과 히스톤 탈아세틸화 효소 활성에 의해 침묵된 유전자의 발현을 야기한다. ③특히. 부티르산에 의해 유도된 히스톤 변형은 세포주기 억제 및 세포사멸에 관여하는 유전자의 전사 활성화와 관련이 있다.

프리바이오틱스는 천연물에 존재하지만, 식품에 첨가될 수도 있다. 이러한 첨가물의 목적은 그들의 영양적, 건강적 가치를 향상시키는 것이다. 예를 들어 이눌린, 프락토올리고당, 락툴로스, 갈락토스 및 β-글루칸의 유도체가 있다. 이러한 물질들은 프로바이오틱스의 매개체 역할을 할 수 있다. 프리바이오틱스는 프로바이오틱스의 성장을 자극하고 미생물을 포함하지 않는다.

프리바이오틱스는 숙주 효소에 의해 소화되지 않고 실질적으로 변형되지 않은 형태로 대장에 도달하며, 당분해(saccharolytic) 박테리아(예: 비피도박테리움 속)에 의해 발효된다. 프리바이오틱스의 섭취는 장내 미생물군의 구성과 그 대사 활성에 크게 영향을 미친다.[25,198,199] 이는 지질 대사의 조절, 칼슘의 흡수성 향상, 면역학적 시스템에 미치는 영향 및 장 기능의 수정 때문입니다.[200] 이러한 다른 요인들보다 장내 세균총의 특정 종들만이 이용할 수 있는 에너지원을 제공하는 것이 장내세균총의 구성 및 신진대사에 더 큰 영향을 미칠 가능성이 높다. 프리바이오틱스의 분자 구조는 프리바이오틱스의 생리적 영향과 장에서 탄소와 에너지의 원천으로 사용할 수 있는 미생물의 유형을 결정한다.[22] 생물학적 활성을 보이는 탄수화물의 다양성에도 불구하고, 그들의 투여 효과는 대부분 비피도박테리움속의 유익한 박테리아의 수가 증가한다는 것이 입증되었다.[201,202]

면역학적 기능에 대한 프리바이오틱스의 유익한 효과의 기전은 여전히 불분명하다. 몇 가지 가능한 모델이 제안되었다 : 203) ①프리바이오틱스는 프로피온산과 같은 짧은사슬지방산의 생산 증가에 영향을 줌으로써 간의 지질 생성 효소(hepatic lipogenic enzymes)의 작용을 조절할 수 있다. ②발효의 결과로 짧은사슬지방산(특히 부티르산)의 생성은 히스톤 아세틸화의 조절 인자로 확인되어 전사 인자에 대한 수많은 유전자의 가용성을 증가시켰다. ③뮤신(micin) 생산의 조절. ④프락토올리고당과 몇몇 다른 프리바이오틱스는 내장 관련 림프조직(gut-associated lymphoid tissue, GALT) 및 말초혈액에서 림프구 및/또는 백혈구의 수를 증가시키는 것으로 나타났다. ⑤내장 관련 림프조직(GALT)에 의한 IgA의 분비 증가는 염증 내 대식세포의 식작용을 자극할 수 있다.

프리바이오틱스의 주요 목적은 위장에서 유익 세균의 성장과 활동을 자극하는 것이며, 이는 숙주에게 건강상의 이점을 제공한다. 장내 미생물군은 길항작용(항균성 물질의 생산)과 상피 접착 및 영양분 경쟁을 포함한 기전을 통해 병원체의 장벽 역할을 한다. 탄수화물 대사의 최종 생성물은 대부분 짧은사슬지방산, 즉 아세트산, 부티르산 및 프로피온산으로, 이후 숙주에 의해 에너지원으로 사용된다.[204] 탄수화물의 발효의 결과로, 비피도박테리움 또는 락토바실러스는 위장 병원체의 발달을 저해하는 일부 화합물을 생성할 수 있을 뿐만 아니라 장내 pH의 감소를 유발할 수 있다.[205] 또한, 비피도박테리움 속 세균은 생성된 짧은사슬지방산에 대한 내성과 pH 감소를 보여준다. 따라서 유익한 장내 세균의 발달에 좋은 영향을 미치기 때문에, 프리바이오틱스의 투여는 병원체의 발달 억제에 참여할 수 있다. 프리바이오틱스에 의한 병원체 발생 억제에 관한 문서화된 연구 결과는 거의 없다. 1997년과 2003년에, 보비 오덴호벤(Bovee-Oudenhoven) 등은 쥐 모델에서 살모넬라 엔테리티디스(Salmonella enteritidis) 감염을 예방하기 위해 락툴로스의 사용을 연구했다.[206] 이 연구 결과에서 락툴로오스 발효의 결과로 발생하는 장의 산성화가 병원체의 발달을 감소시키고 장에서 병원체의 전위를 증가시킨다는 것을 보고하였다. 또한 프리바이오틱스를 투여하면 대부분 마그네슘과 칼슘을 포함한 미네랄 흡수가 증가한다는 것이 입증되었다.[207,208]

사람을 위한 프리바이오틱스

식단에 프리바이오틱스가 존재하면 많은 건강상의 이점을 얻을 수 있다. 대장암에 대한 연구는 채소와 과일을 자주 먹는 사람들에서 질병이 덜 발생한다는 것을 보여주었다. 이러한 효과는 주로 이눌린과 올리고프락토오스에서 기인한다.[209] 이러한 프리바이오틱스의 장점 중에서, 혈액 LDL(저밀도 지단백질) 수준의 감소, 면역학적 시스템의 자극, 칼슘의 흡수성의 증가, 정확한 장내 pH 값의 유지, 낮은 칼로리 값, 소화성 궤양 및 질 진균증의 증상 완화를 언급할 수 있다.[210] 인간의 건강에 대한 이눌린과 올리고과당의 다른 효과는 발암의 예방과 유당 불내성 또는 충치 치료의 지원이다.[211] 랫드 연구는 5주 동안 이눌린을 투여하면 혈중 트리아실글리세롤 수치가 유의하게 감소한다는 것을 입증했다.[209] 인간 연구에 따르면 1개월 동안 매일 12 g의 이눌린을 사용하면 혈중 VLDL(초저밀도 지질단백질) 수치가 감소하는 것으로 나타났다(트리아실글리세롤 27%, 콜레스테롤 5% 감소). 이 효과는 간 대사에 대한 프리바이오틱의 영향과 아세틸-CoA 카르복실화 효소(acetyl-CoA carboxylase) 및 글루코오스 6-인산 탈수소효소(glucose 6-phosphate dehydrogenase)의 억제와 관련이 있다. 또한 올리고당은 지질의 이화작용을 촉진한다고 추정된다.[210]

2001년 아사하라(Asahara T) 등은 쥐 모델에서 살모넬라 타이피무륨(*Salmonella typhimurium*) 감염 예방에 갈락토올리고당(GOS)의 보호 효과를 입증했다.[212] 2002년 버딩턴(Buddington KK) 등은 프럭토올리고당(FOS)이 살모넬라 타이피무륨 및 리스테리아 모노사이토제네스(*Listeria cytogenesis*) 감염에 대한 방어에 미치는 긍정적인 영향을 확인했다.[213] 또한, 프리바이오틱스는 살모넬라 엔테리티디스 및 대장균과 같은 병원성 미생물을 퇴치하고 냄새 화합물을 감소시키는 데 도움이 된다.[214] 프리바이오틱스가 발암 과정에 미치는 긍정적인 영향에 대한 많은 보고가 있다. 쥐 연구의 결과는 생물학적으로 풍부한 식단이 발암 지표를 현저히 감소시킨다는 것을 증명했다. 과학적 연구는 부티르산이 발암의 화학 예방 인자일 수도 있고,[215] 세포 분화 촉진을 통한 대장암 발병을 방지하는 약제일 수도 있음을 보여주었다.[216] 부티르산 외에도 프로피온산은 대장암 세포와 관련하여 항염증 특성을 가질 수 있다. 인간 L97 및 HT29 세포주에 대한 체외 연구(대장암 초기 및 후기를 나타냄)는 혈장 상등액의 이눌린 분획이 인간 대장암에서 현저한 성장억제와 세포자멸(apoptosis) 유도를 유발한다는 것을 입증했다.[217] 과학 보고서에 따르면, 쥐에 대한 이눌린과 올리고과당의 투여는 성장 단계에서 아족시메탄(azoxymethane) 유도 대장암의 억제를 유발했다.[218] 5%-15% 용량에서 이눌린과 올리고과당의 보충은 랫드에서 유방암 발생 감소와 폐로의 전이에도 영향을 미쳤다.[219] 그러나 그러한 결과는 인간에게서 확인되어야 한다.

장내 세균과 면역

우리 면역체계의 70%는 장벽 바로 안쪽(gut-associated lymphoid tissue, GALT)에 분포한다.[220-222] 주로 면역글로불린 A(immunoglobulin A)를 가지고 있는 형질세포(-plasma cell)의 80%도 여기에 존재한다.[223] 장에 서식하는 미생물 수가 39조이고, 우리 몸을 구성하는 세포 수는 30조이다.[224] 우리 몸은 10%만 인간이고 90%는 세균이다. 우리는 하루 약 1.4kg의 음식물을 섭취하지만 대부분은 좀 비정상적인 형태이다. 면역체계에 작은 혼란을 야기하여도 기능 정지가 일어난다. 과잉 반응을 보일 경우 알레르기성 또는 자가 면역성 질환들이 발생한다. 약한 반응을 보일 경우 감염이 일어나거나 암도 유발할 수 있다. 짧은사슬지방산은 장 마이크로비옴과 면역체계의 연결통로이다. 즉, 장 마이크로바이옴과 면역체계는 짧은사슬지방산을 통해 서로 소통 한다.[225,226] 짧은사슬지방산은 위기 협상가 역할을 하여 면역체계가 과잉으로 일어나면 약하게 일어나도록 조절한다. 장내 세균의 불균형과 세균 내독소의 분비는 염증을 유발한다. 감염이나 부상이 있을 경우에는 좋지만, 필요 없이 지속되거나 불필요할 경우 좋은 일은 아니다. 면역체계는 끊임없이 낮은 정도의 스트레스를 주기 때문이다. 짧은사슬지방산은 장내 미생물 불균형과 세균 내독소의 분비 모두에 관여하여 염증성 질환의 근본 원인을 통제한다. 짧은사슬지방산은 가장 강력한 염증신호인 NF-κB, IFN-g, TNF-α를 억제한다.[227-230] 결과적으로 짧은사슬지방산은 면역세포가 장내 세균을 관대하게 대하고 장의 염증 지표를 감소시킨다. 나아가 식품도 관대하게 대하도록 하여 식품 알레르기나 식품 민감성을 떨어뜨리는데도 관여한다.

식이 섬유소와 암 예방 및 억제

장내 미생물 불균형은 대장암, 위암, 식도암, 후두암, 담낭암, 유방암과 같은 여러 유형의 암 발생과도 관련이 있다. 암이 발생하는 것은 억제되지 않는 세포증식과 증가 때문이다. 악성세포 속 유전자인 DNA가 2개로 분할되기 전에 스스로 복제할 수 있어야 한다. 그래야 딸세포에 유전자를 전달할 수 있기 때문이다. 이 과정이 일어나려면 히스톤탈아세틸화효소(histone deacetylase)가 필요하다. 따라서 이 효소를 차단하면 DNA 복제과정을 정지시킬 수 있다. 부티르산이 이 효소를 억제해서 악성세포의 유전자 발현을 변화시키고,[231-234] 그 결과 암 형성의 기반이 되는 확인 불명의 세포 증식을 억제한다는 것을 알았다. 위험한 세포가 존재할 경우 증식 속도를 억제하는 것만으로는 부족하다. 세포증식 자체를 막아야 하는데 세포사멸(apoptosis, 예정된 프로그램에 의하여 세포가 스스로 죽는 현상으로 형태적으로는 세포가 쭈그러들면서 염색질이 농축되고 세포 자멸 소체가 형성된다. 신체에서 그 세포가 더 필요 없거나 그 세포가 유기체의 건강을 위협 하는 등 여러 가지 경우에 발생한다)을 유도하는 것이다. 매일 500억에서 700억 개 세포가 자신을 보호하기 위해 이타적인 방식으로 스스로 죽음을 선택하는 것이다.[235]

짧은사슬지방산은 암으로 변환될 수 있는 세포를 특정해서 제거함으로써 암 예방에 도움을 준다. 영국 의학학술지 랜싯(Lancet)에 실린 뉴질랜드 오타고대학교의 짐 만(Jim Mann) 교수와 앤드류 레이놀즈(Andrew Reynolds) 연구팀은 13,500만 명에 달하는 243건(185건의 관측연구와 58건의 임상연구)의 데이터를 조사하여 총 4,600명을 모집해서 분석한 연구는 40년에 걸쳐 이루어졌다.[236] 전향적 코호트연구와 무작위 개입 연구에만 제한하여 자료를 분석한 결과 자연 상태의 식품에서 발견되는 섬유소가 대장암, 유방암, 식도암을 예방하는 것으로 나타났다. 나아가 식이섬유소의 비율은 하루 25~29 g 사이로 권장량보다 낮은 수치이다. 서구사회의 섬유소 섭취는 무척 부족하여 섬유소를 많이 섭취하는 사람의 경우에도 이 목표치를 밑돌고 있다. 비전이성 대장암에 걸린 1,575명을 전향적 연구에서 식이섬유소를 더 많이 섭취하도록 하면 도움이 되는 것으로 나타났다.[237] 섬유소 섭취를 5g 늘릴 때마다 대장암으로 인한 사망 위험성은 18% 감소했고, 후속 치료과정에서도 이로 인한 사망 위험성 역시 14%가 감소하였다. 2017년 다수가 채식주의자인 영국의 성인 65,000명을 대상으로 1993년부터 만성질환 및 암 발병의 위험성과 식단의 관계에 대한 연구로 대규모 메타분석 에픽-옥스포드 연구(EPIC-Oxford Study)와 제7일 안식교 건강연구(Adventist Health Study) 모두 식단과 암 발병 가능성에 관해 동일한 결론에 도달했다.[238,239] 즉, 섬유소가 풍부한 식물성 식단이 암 발병 위험성을 낮추었다. 앞에 기술한 랜싯에 실린 식이섬유소에 대한 동일한 메타분석에서 레이놀즈 박사 연구팀은 식이섬유소 섭취가 체중 감소, 제2형 당뇨병 발병률 감소, 총콜레스테롤 수치 저하, 수축기 혈압 저하와 관련이 있다고 하였다. 2018년 사이언스(Science)에 실린 리핑 자오(Liping Zhao) 연구팀의 논문 등의 연구에서 섬유소가 풍부한 식단은 혈당 조절을 개선하는 짧은사슬지방산을 생성하는 미생물의 증식을 촉진한다고 하였다.[240]

당뇨병의 위험성을 결정하는 것은 단지 우리가 먹는 식품뿐만 아니라 식품이 정내 미생물에 미치는 영향도 관계가 있다. 이런 효과를 '렌틸 효과(lentil effect)'라고 불렀지만 지금은 '2번째 식사효과(second meal effect)'라는 개념으로 설명한다.[241-245] 2 사람이 점심으로 같은 칼로리와 빵과 렌틸콩을 식사하였다면 렌틸콩을 식사한 사람이 혈당 스파이크가 낮게 나타난다. 이들이 저녁 식사로 모두 흰 빵을 식사하였다면 점심 때 렌틸콩을 먹은 사람이 혈당 스파이크가 낮다. 왜 동일한 식사를 하였는데 점심에 무엇을 먹었는지에 따라 다른 효과가 나타난 것일까? 점심으로 한 식사가 짧은사슬지방산을 만들어 저녁 식사 때 그 효력을 나타냈기 때문이다. 즉 렌틸콩을 식사할 경우 더 많은 짧은사슬지방산을 형성하였기 때문이다. 비전이성 대장암에 걸린 1,575명을 대상으로 실시한 전향적 연구에서 식이 섬유소를 더 많이 섭취할수록 더 오래 사는 것으로 밝혀졌다.[235] 섬유소 섭취를 5g 증가시킬 때마다 대장암으로 인한 사망 위험성은 18% 감소했고, 후속 치료 과정에서도 다른

이유로 인한 사망 위험성이 14%나 감소하였다.[246)]

식이섬유소에 대한 레이놀즈(Reynolds) 등의 연구에서 식이섬유소 섭취가 체중 감소, 제2형 당뇨병 발병률 감소, 총콜레스테롤 수침 감소, 수축기 혈압 저하 등과 관련이 있었다.[236)] 짧은사슬지방산은 혈당 조절을 개선하는 바, 포도당 불내성(glucose tolerance, 혈당이 적절한 수준으로 조절되지 않는 증상)을 예방하고, 취장 인슐린 반응을 개선하며, 간과 주변 조직의 지방산 흡수를 억제한다.[247,248)] 섬유소가 풍부한 식단은 혈당 조절을 개선하는 짧은사슬지방산을 생성하는 미생물의 증식을 촉진한다고 하였다.[249,250)] 관상동맥질환이 있는 환자에서 부티르산을 생성하는 장내 세균의 수가 감소된 것이 밝혀졌으며, 동물실험에서 짧은사슬지방산이 울혈성심부전과 고혈압을 예방하는 것으로 보고하였다.[251)] 최근에는 장벽의 기능성을 유지하고, 세균 내독소의 분비를 억제함으로써 혈관 염증을 낮춰서 죽상동맥경화증을 예방하는 것도 밝혀졌다. 울혈성심부전이 있는 환자의 경우 짧은사슬지방산을 생성하는 장내 세균이 없고, 트리메틸아민 옥사이드(trimethylamine oxide, TMAO)를 생성하는 장내 세균이 증가하는 것으로 밝혀졌다.[252)] 이 환자들의 경우 부티르산 수치는 낮고 TMAO 수치가 높다. 짧은사슬지방산은 트리메틸아민 옥사이드와 대립 관계다.

식이 섬유소와 인지력

장 누수 문제를 가진 사람들은 브레인 포그(brain fog, 머리에 안개가 낀 것처럼 멍한 증상)를 호소한다.[253-260] 짧은사슬지방산은 장 투과성 증가를 고치기 위해 치밀결합단백질을 활성화하며, 혈뇌장벽에고 작용을 준다.[261] 부티르산은 학습과 기억력 향상에 큰 영향을 준다, 알츠하이머병 , 중금속 독성, 외상성 뇌손상, 나아가 신경 감염의 사례에서 증명되었다.[262] 알츠하이머병의 특징 중 하나로 뇌의 신경세포 사이에 아밀로이드반(amyloid plaque, 알츠하이머 환자의 뉴런의 세포 밖에 축적된 단백질 구조물이다. 뉴런의 바깥 공간에 축적된 아밀로이드반은 뉴런과 뉴런 사이에 형성된 시냅스의 구조와 기능을 망가뜨리는 것으로 알려져 있다. 때문에 아밀로이드반은 알츠하이머병을 비롯한 퇴행성 뇌질환의 발병과 연관성이 높은 것으로 여겨지고 있다.)이 축적되는 것이다. 실험실 연구에서 짧은사슬지방산이 아밀로이드의 생성을 방해하는 것으로 밝혀졌다.[263] 또한 실험실 연구에서 부티르산이 파킨슨병에 걸린 환자의 뇌를 보호하는 것으로 나타났다.[264-267] 임상시험에서 파킨슨병 환자들은 짧은사슬지방산을 생성하는 장내 세균의 수가 적고, 분변의 짧은사슬지방산의 농도도 낮게 나타난다.[268-271] 파킨슨병 환자들은 거의 모두 소화기계 질환이 있으며, 가장 흔한 증상이 변비이다.[272,273]

섬유소의 재소환

저스틴 소넨버그(Justin Sonnenburg) 연구팀은 탄자니아의 하드자(Hadza) 부족과 미국인을 비교한 연구에서 서구화가 장내 미생물의 다양성을 떨어트린다는 것을 보여 주었다.[274] 하드자 부족은 지구상에 마지막 남은 수렵, 채취 공동체 중 하나이며, 이들의 생활 방식은 원시시대 인간의 생활과 마이크로바이옴 모습을 파악하는데 도움이 된다. 하드자 부족은 하루 100g 이상의 식이섬유소를 섭취한다. 1년이면 약 600종의 식물이 식단에 포함되는 셈이다. 미국인은 평균적으로 하루에 고작 15 g의 식이 섬유를 섭취하고, 식단에 포함되는 식물은 60종 이하이다.[275-279] 이들 사이에서 장내 세균의 차이는 엄청나다. 하드자 부족은 미국인에 비해 약 40% 이상, 영국인에 비해 약 15% 이상의 장내 미생물 다양성을 보여준다.[280] 아프리카 현지인에 비해 아프리카계 미국인의 대장암 발병률이 65배나 더 높다.[281,282] 아프리카 미국인과 아프리카 현지인의 식단을 2주 동안 바꾸는 실험을 했다.[281] 아프리카 현지인은 고지방 저섬유질 식단을 먹고, 아프리카계 미국인은 저지방 고섬유질 식단을 먹었다. 아프리카 현지인이 미국인 식단을 시작하자 부티르산 수치는 감소하고 트리메틸아민 옥사이드(trimethylamine oxide, TMAO) 수치는 증가했다. 아프리카계 미국인은 정반대 결과가 나왔다. 아프리카화는 부티르산을 2.5배 증가시킨 반면. 미국화는 부티르산을 절반으로 떨어뜨렸다. 전형적인 아프리카 현지인 식단은 속발성 담즙산염을 70% 감소시킨 반면, 미국식 식단은 400%나 증가시켰다. 미국 식품의약안전처(FDA)는은 '수용성 식이섬유소'를 심장병 예방효과 A등급(충분한 과학적 근거가 있음)으로 분류했다. 미국의 세계적인 영양학자 크리체브스키(Kritchevsky D) 박사의 역학조사 결과에 의하면 식이섬유소를 하루 20g 이상 섭취하면 관상동맥 등 순환계 질환 발병률이 낮아지는데 특히 감귤, 사과, 귀리, 미역 등 물에 녹는 수용성 식이섬유소가 효과적인 것으로 나타났다.[283]

2016년 소넨버그(Sonnenberg JL) 연구팀은 생쥐실험을 진행해 미국식 식단은 장내 미생물의 다양성을 잃게 만들며, 이는 여러 세대를 거치며 복합적인 영향을 미칠 수 있음을 밝혔다.[274] 즉 할머니가 어렸을 때 1,200종의 미생물이 있었지만, 엄마가 출산했을 때 900종 미생물이었다면, 엄마가 얻는 미생물은 900종이며, 다시 아이를 낳을 때쯤 300종을 잃어 600종의 미생물을 가지고 있으면 태어난 아이는 600종의 미생물을 가지고 출발하는 것이다. 3대를 거치며 미생물 다양성이 반으로 감소하였다.

섬유소와 COVID-19

디비나 라미레즈(Divina Ramirez)는 2021년 5월 3일 고섬유소 식단이 COVID-19와 관련된 염증을 감소시키는 데 도움이 될 수 있다고 보고하였다.284) COVID-19 환자 중 최대 50%가 복통이나 설사 같은 위장 질환을 겪고 있다. 또 음식에서 섬유소를 발효시켜 짧은사슬지방산을 만드는 장내 세균의 수가 낮은 경향이 있다. 짧은사슬지방산은 장벽의 무결성을 유지하는 데 중요한 역할을 하며 면역세포의 기능을 조절한다. 2021년 온라인학술지인 장 미생물(Gut Microbes)에 실린 짧은사슬지방산으로 처리된 대장 및 장 상피세포가 염증을 선호하는 사이토카인의 일종인 인터페론-β와 주요 바이러스 수용체를 암호화하는 유전자의 발현을 감소시켰다는 연구 결과가 나왔다.[285] 사이토카인은 면역체계의 특정 세포에 의해 분비되는 작은 단백질이다. 바이러스 감염 시 발열, 콧물, 통증, 염증 등의 증상을 유발한다. 그러나 너무 많은 사이토카인은 죽음을 포함한 심각한 COVID-19 결과의 확산에 영향을 미치는 "사이토카인 폭풍(cytokine storm)"을 초래할 수 있다.[286] 이 연구 결과는 내장 마이크로바이옴과 대사산물의 변화가 감염된 환자의 면역 반응을 변형시킬 수 있다는 것을 시사해준다.[285] 이 연구의 브라질 캄피나스 대학(Universidade Estadual de Campina)의 공동 저자인 패트리샤 로드리게스(Patricia Rodriguez)에 따르면, 이전의 동물 연구에서 짧은사슬지방산과 같은 내장 마이크로바이옴이 생산하는 대사산물이 생명체를 호흡기 감염으로부터 보호하는 데 도움을 주는 것으로 나타났다. 장내 세균에 의해 생성된 짧은사슬지방산이 COVID-19를 유발하는 바이러스인 사스-CoV-2에 의한 장내 세포 감염에 영향을 미치는지 확인하기 위해 로드리게스 연구팀은 건강한 환자의 대장 조직 샘플과 장 상피세포를 바이러스로 감염시켰다. 그 후 조직과 세포는 가장 풍부한 짧은사슬지방산인 부티르산, 초산(acetate), 프로피온산의 혼합물로 처리하였다. 그 결과는 짧은사슬지방산 혼합물로 조직과 세포를 치유한다 하더라도 바이러스 부하를 변화시키지는 않았다. 나아가 이 치료로 인해 세포벽 투과성과 무결성에도 영향을 주지 않았다. 그러나 연구팀은 치유된 조직과 세포가 레티노산 유도 유전자 I(retinoic acid inducible gene 1, RIG-I)라고 불리는 핵심 바이러스 수용체를 암호화하는 유전자 *DDX58*[*RIG-1*, Asp-Glu-Ala-Asp(DEAD) box polypeptide 58로 I형 인터페론 반응의 유도를 매개할 수 있는 세포질 패턴 인식 수용체의 유전자이다. 이태릭체로 쓰면 유전자이고 정자로 쓰면 단배길이다. RIG-1는 바이러스에 감염된 세포를 인식하기 위한 선천 면역체계의 필수 분자이다. 대문자로 쓰면 사람 유래이고 소문자로 쓰면 동물유래이다.]의 발현을 현저하게 감소시키는 것을 발견했다. 또한 내피세포 표면 단백질인 TMPRSS2(transmembrane protease serine 2)의 발현을 감소시켰다. 트립신, 푸린(Furin) 및 여러 다른 전구단백질 전환효소, 카텝신, TMPRSS와 엘라스타제는 코로나바이러스가 세포 내로 침입할 때 수행하는 역할이 있다. 특히 호흡계통에 있는 세포의 외피에서 더 자주 볼 수 있는 프로테아제인 TMPRSS2와 TMPRSS11a는 SARS-CoV가 세포 속으로 들어가는 것을 도우며, human airway trypsin-like protease(HAT)로도 알려진 TMPRSS11d는 SARS-CoV의 돌기단백질을 단백질분해과정을 통해 활성화시키는 역할을 한다는 것이 밝혀졌다. TMPRSS2 단백질은 사스-CoV-2를 포함한 코로나 바이러스의 유입과 확산에 관여한다. 최근 연구에 따르면 TMPRSS2 차단은 COVID-19에 효과적인 임상 치료일 수 있다. 이러한 연구결과에 의해 공동 저자인 라켈 릴(Raquel Leal)은 장내 세균에 의해 생성된 짧은사슬지방산이 사스-CoV-2에 의한 장 세포 감염에 잠재적으로 유익한 영향에 대해 추가 연구를 수행하는 것이 중요하다고 말했다.[287]

식이 섬유소 충분섭취량

식이 섭취 패턴 차이, 섭취하는 식이섬유소의 양, 개인의 대사 상태의 차이, 소화능력의 차이 등에 의해 식이섬유소로부터 얻어지는 에너지 값은 변이가 큰데, 식이섬유소로부터 회수되는 에너지는 탄수화물 4 kcal/g 보다 적은 1.5~2.5 kcal/g 정도이다.[288] 식이섬유소는 흡수되지 않는 성분이므로 혈중 농도를 측정할 수 없다. 그러므로 필수 영양소로서의 기능보다는 섭취에 따른 잠재적인 건강상의 이점에 대해 연구되었다. 미국/캐나다 경우 역학적 임상 자료들을 근거로 하여 심혈관질환을 예방하는 것으로 식이섬유소 섭취기준(14 g/1000 kcal)을 충분섭취량의 기준으로 정하고 여기에 성별, 연령별로 1일 일상 에너지섭취량의 중앙값을 곱하여 하루 충분섭취량을 산출하였다. 일본의 경우 식이섬유는 생활습관병의 예방을 목적으로 '생활습관병의 예방을 위한 현재 일본인이 당면한 목표로 해야 할 섭취량'으로 간주하고 목표섭취량을 정하였다. 우리나라의 경우에는 2005년도 식이섬유 충분섭취량 설정 당시에는 식이섬유소 섭취수준과 만성질환과의 관계에 관한 국내 자료가 거의 없었기 때문에 만성퇴행성질환이 주요 사안이 되지 않았던 60년대 말~70년대 초의 한국인의 평균 식이섬유소 추정량(12 g/1000 kcal)을 식이섬유소 충분섭취량 설정기준으로 정하였다. 이후 2015년 개정 시까지 식이섬유소 평균 섭취량이 충분섭취량에 비해 낮아 그대로 유지하였다. 2020년 개정에서 2016~2018년도에는 11 g/1000 kcal로 여전히 충분섭취량에 비해 낮은 섭취 수준을 보이고 있다. 그러므로 충분섭취량 역시 그대로 유지하고 있다. 경북대 식품영양학과 이혜성 교수의 논문 '한국인의 식이섬유 섭취 상태의 연차적 추이'에 따르면 1인당 하루 평균 식이섬유소 섭취 추정량은 1969년 24.46 g에서 1990년 17.31 g로 약 30% 감소했다. 쌀과 나물 중심이던 전통적 식단이 서구식으로 바뀌었기 때문이다. 2006년 보건복지부 자료에 따르면 1인당 하루 평균 식이섬유소 섭취량은 19.8 g로 1990년에 비해 소폭 증가했으나 아직 권장량(한국영양학회 12g/1000 kcal, WHO 27 g~40 g)에 못 미치는 수준이다.[289] 이혜성 교수는 "자연식품 보다는 가공식품이나 정제식품 섭취가 늘면서 식이섬유소 섭취량이 크게 줄어들었으나, 최근 식이섬유소의 중요성이 강조되면서 섭취량이 조금씩 늘고 있다"고 말했다.[290]

식이 섬유소 공급원

식이섬유소는 어디에 많이 들어 있을까? 식이섬유소는 한천(우뭇가사리), 미역 같은 해조류나 건조 표고버섯과 같은 버섯류에 압도적으로 함유량이 많고, 콩이나 배, 고구마, 시금치 같은 과일이나 채소류에도 많이 포함되어 있다. 참고로 한국인의 섬유소 일일 섭취 권장량은 여자 20 g, 남자 25 g이다. 하지만 이런 권장 섭취량도 못 먹는 사람들이 상당수이고, 과유불급이라고 과도한 섭취도 몸에 좋진 않은데, 하루 60 g 정도의 과다 섬유소 섭취는 장을 막는 등 오히려 건강에 위험할 수 있다고 한다.[138] 다만 변비에 한정한다면 불용성 섬유소가 도움이 되지만, 해조류 등에 많이 포함된 수용성 섬유소는 별로 도움이 안 된다는 주장도 있다. 과일류 중 식이섬유소가 가장 풍부한 과일은 배다. 커다란 배 한 개에는 무려 9.9 g, 작은 크기의 배에는 5.5 g 식이섬유소가 들어있다. 사과는 100 g당 1.63 g, 그 외 산딸기(raspberry, 1/4컵당 4 g), 블랙베리

(blackberry, 1/2컵당 3.8 g), 바나나(중간 크기 3.1 g), 블루베리(blueberry, 1/2컵당 2 g)도 섬유소 섭취에 좋은 음식이다. 일반 가정식으로 섭취가 어렵다면 섬유질 보충제나 차전자피(질경이 씨앗) 같은 정제된 식이섬유소를 먹는 것도 한 방법이 될 수 있다. 그런데 정작 약국에서 변비 때문에 식이섬유소 보충제를 달라고 하면 유산균 보충제를 추천하는 경우가 많다. 참고로 꾸준한 섬유소 섭취와 수분 섭취, 규칙적인 식사에도 불구하고 장기간 변이 안 나오는 사람이라면 대장이나 갑상선 이상 같은 병일 수도 있으므로 병원에 가서 정밀검사를 받고 치료를 받는 것이 좋다.

보리에는 β-글루칸[β-glucan, 곡류, 세균, 균계의 세포벽에 자연적으로 발생하는 β-D-글루코스 다당류 그룹을 구성하며 원천에 의존하는 상당히 상이한 물리화학적 특성을 지닌다. 보통 베타글루칸은 1-3 베타글리코사이드 결합과 선형 근간(linear backbone)을 형성하지만 분자 질량, 용해도, 점성, 분기 구조, 젤화(겔화) 특성에 따라 다양하며 이로 인해 동물에 다양한 다양한 생리적 효과를 가져다준다. 하루에 적어도 3 g을 섭취하는 기준으로 귀리 섬유 베타글루칸은 LDL 콜레스테롤의 혈중 농도를 낮춰주므로 심혈관계 질환의 위험을 줄일 수 있다. 베타글루칸은 다양한 영양 보조물질과 화장품의 텍스처제로서, 또 식이 섬유 보충제로서 사용된다]이라는 섬유소가 있어 유익한 미생물의 증식을 촉진하고, 총콜레스테롤 수치를 낮추고, 혈당 조절을 돕는다. 셀레늄도 풍부하다. 통귀리에도 β-글루칸 함량이 높으며, 항산화 기능과 항염증 효과가 있는 페놀산(phenolic acid)이 들어있다. 아마씨(flaxseed)에는 아라비아풀 점액에서 추출하는 수용성 섬유소가 20~40% 들어 있어서 배변활동을 돕는다. 밀기울(wheat bran, 밀 알곡의 겉껍질을 벗긴 다음에 나오는 고운 속껍질)에는 아라비노자일란 올리고당(arabinoxylan oligosaccharide)으로 만들어진 특별한 종류의 섬유소가 있다. 이 섬유소는 비피도박테리아(Bifidobacteria)와 같은 유익한 장내 미생물을 활성화하고 헛배 부름이나 복통 같은 소화관련 증상을 감소시킨다. 감자는 저항성 전분(resistant starch)의 훌륭한 공급원이다. 물론 가공하지 않은 감자이어야 한다. 프렌치프라이나 감자 칩은 몸에 좋지 않지만 으깬 감자는 저항성전분의 공급원이다. 감자는 치커리 뿌리에 들어있는 이눌린(inulin)보다 짧은사슬지방산 수치를 증가시킨다. 감자를 식히는 과정에서 더 많은 저항성 전분이 만들어진다. 만약 감자를 반복해서 데우고 식힐 경우 저항성 전분이 늘어난다. 해조류는 50~85%의 수용성 섬유소를 함유한다.

섬유소 섭취 주의사항

식이섬유소는 다양하게 인체에 유익한 영향을 미치지만 좋은 영양성분은 아니므로 인체에 불편함을 끼치기도 한다. 장점으로 작용하였던 그 성질이 과하게 되면 즉시 단점으로 바뀌게 되므로 이에 대한 주의도 필요하다. 주요한 단점은 영양소의 흡수 속도를 느리게 하여 장내 가스를 생성하고, 무기질의 흡수 및 이용률을 저하시키며, 장의 불안감을 초래한다. 식이섬유소 관련 건강기능식품을 보면, 물과 함께 충분히 섭취하라는 경고가 있다. 이는 불용성 섬유소에만 해당되는 이야기이다. 불용성 섬유소는 물을 흡수하는 종류가 있어, 충분한 물을 섭취하지 않으면 도리어 변비 유발의 가능성이 있다. 반면, 수용성 섬유소는 물에 녹기 때문에 특별한 문제가 생기진 않는다. 그러나 식약처에서 일괄적으로 표시하도록 하고 있는 이유는 일일이 구분하여 소비자에게 설명하는 것이 현실적으로 쉽지 않기 때문으로 보인다. 섬유소의 정의 자체가 전문가들도 헷갈릴 만큼 광범위하고, 사실 같은 식이섬유소로 분류된다고 하더라도 그 맛, 물성, 인체에 미치는 유효성 등이 모두 다른 점을 고려하면 식약처의 입장도 아예 이해하지 못할 건 아니다. 즉, 섬유소는 섭취 방법에 따라 건강에 유익할 수도 유해할 수도 있다.

식이섬유소의 적당한 섭취는 장 활동을 도와주고 소화기 계통 질병이나 변비 등을 예방해주지만, 앞에 기술하였듯이 불용성 식이섬유소의 경우 과다섭취는 오히려 독이 될 수 있다. 일단 불용성 식이섬유소의 주요 역할 중 하나는 바로 흡착인데, 이것으로 변의 크기를 키워주고 변을 부드럽게 만들어주는 것이다. 또 다른 역할은 장을 자극해 장의 활동을 활발하게 하고 장내 유익 세균을 증식하여 소화를 도와주는 것이다. 그런데 불용성 섬유소의 양이 과하게 되면 흡착이 과도해져 인체가 흡수해야 할 영양분을 흡수하지 못하고, 오히려 불용성 섬유소에 흡착돼서 배출된다. 따라서 성장기에 불용성 섬유소의 경우 과도하게 섭취하면 안 좋다. 또 극단적인 예긴 하지만 변비 탈출을 넘어 하루에 몇 번씩 화장실을 갈 수도 있고, 이로 인해 장 트러블이 발생할 수도 있다. 장내 미생물을 과도하게 증식시켜 방귀를 자주 뀌게 될 수도 있다. 따라서 모든 음식은 적당히 그리고 골고루 섭취하는 것이 좋다.

한국외식신문 2016년 3월 29일자 '50대 이상 국민 33%, 식이섬유 불필요하게 많이 섭취'에서 50대 이상 국민 3명 중 1명이 식이섬유소를 불필요하게 너무 많이 섭취하는 것으로 나타났다.[290-292] 특히 어린이 60만 명 가량은 식이섬유소를 과다 섭취해 성장 장애 등의 건강상

손해를 볼 수 있다는 우려가 나왔다. 서울대병원 소아청소년과 문진수 교수는 "보건복지부와 한국영양학회가 낸 '2015년 한국인의 영양소 섭취 기준' 자료를 분석한 결과 18세 이하 어린이의 3.7-8.6%(약 60만 명)가 식이섬유소를 충분섭취량 이상으로 섭취하는 것으로 나타났다"며 "한참 자라는 어린이가 식이섬유소를 과량 섭취하면 칼슘의 체내 흡수가 줄어 키가 덜 자라는 등 성장 장애와 설사, 복부 팽만 등 부작용이 동반될 수 있다"고 강조했다. 보건복지부가 발표한 국민건강영양조사(조사 연도 2013년) 결과에 따르면 식이섬유소의 충분섭취량 이상 섭취율은 50-64세에서 37.8%로 가장 높았다. 그 다음은 65-74세 노인(33.5%), 75세 이상 노인(31%), 30-40대(21%), 20대(10.8%), 15-18세(8.6%), 1-2세(6.5%), 12-14세(6.1%), 9-11세(5.5%), 6-8세(4.6%), 3-5세(3.7%) 순으로, 나이 들수록 식이섬유소 과다 섭취 비율이 증가하는 경향을 보였다. 충분섭취량은 '이 정도 먹으면 충분하다고 여겨져 더 이상 먹을 필요는 없다'는 의미로, 소비자가 흔히 알고 있는 권장섭취량과는 개념이 다르다. 충분섭취량 이상 섭취하는 것은 백해무익하다는 것이다. 한국소비자원도 "식이섬유소의 과다 섭취는 지나친 가스 생산, 복통 유발 또는 악화, 비타민, 미네랄, 단백질의 흡수 저해 등 오히려 건강에 해로울 수 있다"고 지적했다. 문 교수는 "배 등의 과일과 꿀, 설탕이 포함된 음식은 영유아에게 위험한 조합이 될 수 있다"며 "과일, 꿀, 설탕은 과민성장증후군이 발생할 수 있기 때문에 적게 섭취하는 것이 이로운 포드맵(FODMAP) 식품에 속한다."고 설명했다. 이어서 "2세 미만의 어린이에겐 일반적인 이유식과 식사에 포함된 식이섬유의 양으로도 충분하므로 식이섬유를 따로 보충할 필요가 없다."며 "유리국민의 통상적인 세끼 음식 안에 식이섬유가 충분히 들어 있으므로 정상적인 식사를 하는 한 식이섬유 부족은 걱정하지 않아도 된다."고 보충했다. 일부 건강기능식품엔 식이섬유가 성인의 하루 충분섭취량(20~25 g) 이상 들어 있어 과량섭취로 인한 부작용 발생이 우려된다. 과민성 장증후군은 어린이에겐 만성 복통의 형태로 주로 나타나며 전체 소아과 환자의 약 10%를 차지하는 것으로 알려져 있다.

포드맵 (FODMAP)

포드맵은 식물성 식품에서 발견되는 단순 탄수화물 또는 짧은 사슬 탄수화물을 말한다. 장내에서 발효되기 쉬운(Fermentable) 올리고당(Oligosaccharide), 이당류(Disaccharide), 단당류(Monosaccharide) 그리고(And), 폴리올(Polyol)의 머리글자를 딴 약자이다. 즉, 포드맵이란 장에서 잘 흡수되지 않는 특정 당 성분들의 집합으로 발효가 가능한 올리고당, 이당류, 단당류, 폴리올을 가리킨다. 정의에 따르면 포드맵은 발효되기 쉬운 식품이며, 흡수가 잘 되지 않는다. 즉, 장에 수분을 끌어들여 설사를 유발할 수 있다. 포드맵은 수화과정을 피해 장내 세균이 서식하는 장 하부에 도달한다. 장내 세균이 이 탄수화물을 섭취하고, 그 과정에 수소 가스와 함께 다른 부산물을 생성한다. 장내 미생물이 가지고 있는 글리코시드 가수분해효소(glycoside hydrolase)로 포드맵 식품을 분해시킨다. 과민성대장증후군이 있는 경우처럼 세균총이 손상된 사람에서 소화능력 상실은 소화불량, 복부팽만, 체내 가스, 복통, 설사로 이어질 수 있다. 일부 치즈나 우유, 아이스크림 같은 유제품에서 볼 수 있는 이당류인 젖당(락토오스 또는 유당, lactose), 체리나 수박 사과와 같은 과일, 아스파라가스, 돼지감자 등의 채소, 고과당옥수수시럽(high fructose corn syrup, HFCS), 꿀에서 볼 수 있는 과당(프룩토오스, fructose), 과일과 마늘, 양파와 같은 채소, 글루텐(gluten)을 함유한 밀, 보리, 호밀과 같은 곡물에서 볼 수 있는 프룩탄(fructan), 보통 콩에서 볼 수 있는 복합다당류인 갈락토올리고당(galacto-oligosaccharide), 만니톨(mannitol), 솔비톨(sorbitol)처럼 주로 인공감미료나 몇몇 과일이나 채소에서 볼 수 있는 당알코올(sugar alcohol)이 포드맵이다. 여기서 설탕은 대표적인 이당류이고, 과일, 꿀의 과당은 단당류다. 사과, 배, 수박, 마늘, 양파, 양배추 등은 일반인에겐 웰빙 식품이지만 과민성 장증후군 환자에겐 가급적 적게 먹는 것이 좋은 요주의 식품인 셈이다. 올리고당, 자일리톨(폴리올의 일종), 사과, 배 등의 식품의 섭취를 줄이면 과민성 장증후군의 증상을 완화할 수 있다. 최근 소화기내과 등 의료계에서 과민성 장증후군 환자에게 저포드맵 다이어트를 권하는 것은 이러한 이유에서이다. 즉, 포드맵을 적절히 제한하면 과민성대장증후군이 있는 사람의 소화 장애를 줄일 수 있기 때문이다. 그러나 영구적으로 포드맵을 제한하면 유익세균에 해를 끼칠 수 있고 세균 수치가 감소할 것이다. 그리하면 짧은사슬지방산을 생산하는 세균이 줄어들고, 동시에 프리바이오틱스를 제한하게 된다. 결과적으로 포스트바이오틱스인 짧은사슬지방산의 감소를 초래하는 악수가 될 수 있다. 또한 저포드맵 식단의 제한적 속성 때문에 미량 영양소의 결핍이 나타날 수 있다. 저포드맵 식단은 레티놀(비타민 A), 티아민, 리보

플래빈, 칼슘 같은 중요한 미량 영양소가 감소하게 된다. 건강한 장을 위해 프룩탄과 갈락토올리고당이 필요하다. 포드맵이 낮은 음식과 포드맵이 높은 음식을 표 2에 나타냈다. 포드맵이 높은 음식 중에도 섭취가 꼭 필요한 사람이 있고, 장에 좋은 음식도 있다. 다만 과민성대장증후군의 경우는 음식의 종류에 따라 증상이 달라지기 때문에 포드맵이 낮은 음식을 섭취하는 것이 좋다.

표 2. 포드맵이 높고 낮은 음식

	포드맵이 낮은 음식	포드맵이 높은 음식
곡류	쌀밥, 감자, 오트밀, 고구마	잡곡, 보리, 빵
콩류	완두콩, 두부	강남콩
채소류	가지, 당근, 호박, 시금치, 두부, 감자, 고구마, 상추, 시금치	앵배추. 마늘, 양파, 브로콜리, 버섯
과일류	바나나, 블루베리, 딸기, 토마토, 오렌지, 귤, 포도, 키위	사과, 배, 복숭아, 수박, 살구, 체리, 자두, 아보카도
유제품	유당 제거 우유	우유, 치즈, 아이스크림
조미료	소금, 설탕, 버터, 올리브유, 메이플 시럽	꿀, 액상 과당, 자일리톨

○ **참고 문헌**

1. Gibson GR, Roberfroid MB : (1995) Dietary modulation of the human colonic microbiota: introducing the concept of prebiotics. J Nutr 125(6):1401-12. doi: 10.1093/jn/125.6.1401.
2. Gibson GR, Probert HM, Van Loo J, Rastall RA, Roberfroid MB : (2004) Dietary modulation of the human colonic microbiota: updating the concept of prebiotics. Nutr Res Rev 17:259–275. doi: 10.1079/NRR200479
3. Gibson GR, Scott KP, Rastall RA, Tuohy KM, Hotchkiss A, Dubert-Ferrandon A, Gareau M, Murphy EF, Saulnier D, Loh G, Macfarlane S, Delzenne N, Ringel Y, Kozianowski G, Dickmann R, Lenoir-Wijnkoop I, Walker C, Buddington RK : (2010) Dietary prebiotics: Current status and new definition. Food Sci Technol Bull Funct Foods 7:1–19. doi: 10.1616/1476-2137.15880.
4. Hutkins RW, Krumbeck JA, Bindels LB, Cani PD, Fahey Jr. G, Goh YJ, Hamaker B, Martens EC, Mills DA, Rastal RA, Vaughan E, Sanders ME : (2016) Prebiotics: why definitions matter. Curr Opion Biotechnol 37:1-7.
5. Gibson GR, Hutkins R, Sanders ME, Prescott SL, Reimer RA, Salminen SJ, Scott K, Stanton C, Swanson KS, Cani PD, Verbeke K, Reid G : (2017) Expert consensus document: The International Scientific Association for Probiotics and Prebiotics (ISAPP) consensus statement on the definition and scope of prebiotics. Nat Rev Gastroenterol Hepatol 14:491–502. 10.1038/nrgastro.2017.75
6. Yin X, Cai T, Liu C, Ma Y, Hu J, Jiang J, Wang K : (2022) A novel solvothermal biorefinery for production of lignocellulosic xylooligosaccharides, fermentable sugars and lignin nano-particles in biphasic system. Carbohydr Polym 295:119901. doi :10.1016/j.carbpol.2022.119901
7. Zhao J, Zhang X, Zhou X, Xu Y : (2021) Selective production of xylooligosaccharides by xylan hydrolysis using a novel recyclable and separable furoic acid. Front Bioeng Biotechnol 9:660266. doi :10.3389/fbioe.2021.660266
8. Ashwini A, Ramya HN, Ramkumar C, Reddy KR, Kulkarni RV, Abinaya V, NaveenS, Raghu AV : (2019) Reactive mechanism and the applications of bioactive prebiotics for human health. J Microbiol Methods 159:128–37. doi :10.1016/j.mimet.2019.02.019
9. Khangwal I, Shukla P : (2019) Potential prebiotics and their transmission mechanisms: Recent approaches. J Food Drug Anal 27:649–56. doi: 10.1016/j.jfda.2019.02.003
10. 인포메이션Booth : [올리고당] 다양한 종류 알아보기 (프락토, 이소말토 등). https://informationbooth.tistory.com/26
11. 식약처 인정 기능성 건강식품 안내 : ①장건강. https://kattyhome.tistory.com/entry/식약처-인정-기능성-건강기능식품-안내
12. 궁금한 정보 블로그 : [유산균 알아보기] 2. 프리바이오틱스-효능, 프로바이오틱스와 차이점. https://lyscias.tistory.com/311 2021.03.24.
13. 한국건강기능식품협회(KHFF) : 법률 제·개정사항, 「건강기능식품의 기준 및 규격」일부개정고

시 안내. www.khff.or.kr/user/info/InfoBoardUserView.do?_menuNo=227&boardSeqno=10010&postsSeqno=113024

14. Bouhnik Y, Flourié B, Riottot M, Bisetti N, Gailing MF, Guibert A, Bornet F, Rambaud JC : (1996) Effects of fructo-oligosaccharides ingestion on fecal bifidobacteria and selected metabolic indexes of colon carcinogenesis in healthy humans. Nutr Cancer 26(1):21-9. doi: 10.1080/01635589609514459.
15. 이종호 기자, 뉴스데일리 : "프리바이오틱스 2,500억 마리 증식 효과"..농진청 발표한 적도, 연구한 적도 없어. www.newsdaily.kr/news/articeView.html?idxno=105027 2019.10.07.
16. 닥터곰 : 건강기능식품 기능성 원료 기술문서(모노그래피)-프락토올리고당. https://blog.naver.com/healthfood02/223234285246
17. Boyle FG, Wrenn JM, Marsh BB, Anderson WI, Angelosanto FA, McCartney AL, Lien EL (2008) Safety evaluation of oligofructose: 13 week rat study and in vitro mutagenicity. Food Chem Toxicol 46(9):3132-9. doi: 10.1016/j.fct.2008.06.079.
18. Bouhnik Y, Raskine L, Simoneau G, Paineau D, Bornet F (2006) The capacity of short-chain fructo-oligosaccharides to stimulate faecal bifidobacteria: a dose-response relationship study in healthy humans. Nutr J 5:8. doi: 10.1186/1475-2891-5-8.
19. Bouhnik Y, Raskine L, Simoneau G, Vicaut E, Neut C, Flourié B, Brouns F, Bornet FR : (2004) The capacity of nondigestible carbohydrates to stimulate fecal bifidobacteria in healthy humans: a double-blind, randomized, placebo-controlled, parallel-group, dose-response relation study. Am J Clin Nutr 80(6):1658-64. doi: 10.1093/ajcn/80.6.1658.
20. Paineau D, Respondek F, Menet V, Sauvage R, Bornet F, Wagner A : (2014) Effects of short-chain fructooligosaccharides on faecal bifidobacteria and specific immune response in formula-fed term infants: a randomized, double-blind, placebo-controlled trial. J Nutr Sci Vitaminol(Tokyo 60(3):167-75. doi: 10.3177/jnsv.60.167.
21. Wernimont S, Northington R, Kullen MJ, Yao M, Bettler J : (2015) Effect of an α-lactalbumin-enriched infant formula supplemented with oligofructose on fecal microbiota, stool characteristics, and hydration status: a randomized, double-blind, controlled trial. Clin Pediatr(Phila) 54(4):359-70. doi: 10.1177/0009922814553433.
22. Markowiak P, Śliżewska K : (2017) Effects of Probiotics, Prebiotics, and Synbiotics on Human Health. Nutrients 9(9):1021. doi: 10.3390/nu9091021.
23. Hughes RL, Alvarado DA, Swanson KS, Holscher HD : (2022) The Prebiotic Potential of Inulin-Type Fructans: A Systematic Review. Adv Nutr 13(2):492-529. doi: 10.1093/advances/nmab119.
24. Roberfroid MB : (2007) Inulin-Type Fructans: Functional Food Ingredients. J Nutr 137(11):2493S-2502S. doi.org/10.1093/jn/137.11.2493S. ISSN 0022-3166
25. Wang S, Xiao Y, Tian F, Zhao J, Zhang H, Zhai Q, Chen W : (2020) Rational use of prebiotics for gut microbiota alterations: Specific bacterial phylotypes and related mechanisms. J Funct Foods 66:103838. doi.org/10.1016/j.jff.2020.103838. ISSN 1756-4646
26. Pokusaeva K, Fitzgerald GF, van Sinderen D : (2011) Carbohydrate metabolism in Bifidobacteria. Genes Nutr 6(3):285-306. doi: 10.1007/s12263-010-0206-6.
27. Rios-Covian D, Arboleya S, Hernandez-Barranco AM, Alvarez-Buylla JR, Ruas-Madiedo P, Gueimonde M, de los Reyes-Gavilan CG : (2013) Interactions between Bifidobacterium and

Bacteroides species in cofermentations are affected by carbon sources, including exopolysaccharides produced by bifidobacteria. Appl Environ Microbiol 79(23):7518-24. doi: 10.1128/AEM.02545-13.

28. Van den Abbeele P, Duysburgh C, Ghyselinck J, Goltz S, Berezhnaya Y, Boileau T, De Blaiser A, Marzorati M : (2021) Fructans with Varying Degree of Polymerization Enhance the Selective Growth of Bifidobacterium animalis subsp. lactis BB-12 in the Human Gut Microbiome In Vitro. Applied Sciences 11(2):598. doi.org/10.3390/app11020598
29. Bondue P, Delcenserie V : (2015) Genome of Bifidobacteria and Carbohydrate Metabolism. Korean J Food Sci Anim Resour 35(1):1-9. doi: 10.5851/kosfa.2015.35.1.1.
30. Gu J, Thomas-Ahner JM, Riedl KM, Bailey MT, Vodovotz Y, Schwartz SJ, Clinton SK : (2019) Dietary black raspberries impact the colonic microbiome and phytochemical metabolites in mice. Mol Nutr Food Res 63:1800636. 10.1002/mnfr.201800636
31. Jiao X, Wang Y, Lin Y, Lang Y, Li E, Zhang X, Zhang Q, Feng Y, Meng X, Li B : (2019) Blueberry polyphenols extract as a potential prebiotic with anti-obesity effects on C57BL/6 J mice by modulating the gut microbiota. J Nutr Biochem 64:88–100. 10.1016/j.jnutbio.2018.07.008
32. Delgado-Fernandez P, de Las Rivas B, Munoz R, Jimeno ML, Doyaguez EG, Corzo N, Moreno J : (2021) Biosynthesis of nondigestible galactose-containing hetero-oligosaccharides by lactobacillus plantarum WCFS1 MelA α-Galactosidase. J Agric Food Chem 69:955–65. doi: 10.1021/acs.jafc.0c06417
33. Torres D, Gonçalves MP, Teixeira JA, Rodrigyes LR : (2010) Galacto-oligosaccharides: production, properties, applications, and significance as prebiotics. Compr Rev Food Sci Food Saf 9(5):438-454. doi: 10.1111/j.1541-4337.2010.00119.x.
34. Baek Y, Ahn Y, Shin J, Suh HJ, Jo K. Evaluation of safety through acute and subacute tests of galacto-oligosaccharide (GOS). Prevent Nutr Food Sci. (2021) 26:315. 10.3746/pnf.2021.26.3.315 [PMC free article] [PubMed] [CrossRef] [Google Scholar]
35. Kobayash T, Ishida S, Kaneko K, Onoue M. A 6-week oral gavage toxicity study of a novel galacto-oligosaccharide in juvenile rats. Hum Exp Toxicol. (2014) 33:722–28. 10.1177/0960327113506239 [PubMed] [CrossRef] [Google Scholar]
36. Kobayashi T, Yasutake N, Uchida K, Ohyama W, Kaneko K, Onoue M : (2017) Safety of a novel galacto-oligosaccharide: genotoxicity and repeated oral dose studies. Hum Exp Toxicol 28:619–30. 10.1177/0960327109346789
37. Zhou Y, Kruger C, Ravi GS, Kumar DS, Vijayasarathi SK, Lavingia M, Chen X, Ambriz P : (2017) Safety evaluation of galacto-oligosaccharides: subchronic oral toxicity study in Sprague-Dawley rats. Toxicol Res Appl 1:2397847317715864. doi: 10.1177/2397847317715864 [CrossRef] [Google Scholar]
38. Slavin J : (2013) Fiber and prebiotics: mechanisms and health benefits. Nutrients 5:1417–35. doi :10.3390/nu5041417
39. Ambrogi V, Bottacini F, O'Callaghan J, Casey E, Van Breen J, Schoemaker B, CaoL, Kuipers B, Motherway MO, Schoterman M, van Sinderen D : (2021)Infant-associated Bifidobacteria β-Galactosidases and their ability to synthesize galacto-oligosaccharides. Front Microbiol 12:662959. doi: 10.3389/fmicb.2021.662959

40. van Hoffen E, Ruiter B, Faber J, M'Rabet L, Knol EF, Stahl B, Arslanoglu S, Moro G, Boehm G, Garssen J : (2009) A specific mixture of short-chain galacto-oligosaccharides and long-chain fructo-oligosaccharides induces a beneficial immunoglobulin profile in infants at high risk for allergy. Allergy 64:484–87. doi: 10.1111/j.1398-9995.2008.01765.x
41. Matsuki T, Tajima S, Hara T, Yahagi K, Ogawa E, Kodama H : (2016) Infant formula with galacto-oligosaccharides (OM55N) stimulates the growth of indigenous bifidobacteria in healthy term infants. Benef Microbes 7(4):453-61. doi: 10.3920/BM2015.0168.
42. Fanaro S, Boehm G, Garssen J, Knol J, Mosca F, Stahl B, Vigi V : (2005) Galacto-oligosaccharides and long-chain fructo-oligosaccharides as prebiotics in infant formulas: a review. Acta Paediatr Supp 94(449):22-6. doi: 10.1111/j.1651-2227.2005.tb02150.x.
43. Wilson B, Whelan K : (2017) Prebiotic inulin-type fructans and galacto-oligosaccharides: definition, specificity, function, and application in gastrointestinal disorders. J Gastroenterol Hepatol 32:64–8. doi: 10.1111/jgh.13700
44. Moens F, Verce M, De Vuyst L : (2017) Lactate- and acetate-based cross-feeding interactions between selected strains of lactobacilli, Bifidobacteria and colon bacteria in the presence of inulin-type fructans. Int J Food Microbio 241:225–36. doi: 10.1016/j.ijfoodmicro.2016.10.019
45. Martínez-Tomé M, Cedeño-Pinos C, Bañón S, Jiménez-Monreal AM : (2022) Rosemary extracts improved the antioxidant status of low-fat yoghurt sauces enriched with inulin. Antioxidants 11:789. doi: 10.3390/antiox11040789
46. Illippangama AU, Jayasena DD, Jo C, Mudannayake DC : (2022) Inulin as a functional ingredient and their applications in meat products. Carbohydr Polym 275:118706. doi: 10.1016/j.carbpol.2021.118706
47. Shoaib M, Shehzad A, Omar M, Rakha A, Raza H, Sharif HR, 노만디 A, Ansari A, Niazi S : (2016) Inulin: properties, health benefits and food applications. Carbohydr Polym 147:444–54. doi: 10.1016/j.carbpol.2016.04.020
48. Giri S, Dutta P, Giri TK : (2021) Inulin-based carriers for colon drug targeting. J Drug Deliv Sci Techno 64:102595. doi: 10.1016/j.jddst.2021.102595
49. Apolinário AC, de Lima Damasceno BPG, de Macêdo Beltrão NE, Pessoa A, Converti A, da Silva JA : (2014) Inulin-type fructans: a review on different aspects of biochemical and pharmaceutical technology. Carbohydr Polym 101:368–78. doi: 10.1016/j.carbpol.2013.09.081
50. Chi ZM, Zhang T, Cao TS, Liu XY, Cui W, Zhao CH : (2011) Biotechnological potential of inulin for bioprocesses. Bioresour Techno 102:4295–303. doi: 10.1016/j.biortech.2010.12.086
51. Ahmed W, Rashid S : (2019) Functional and therapeutic potential of inulin: a comprehensive review. Crit Rev Food Sci Nutr 59:1–13. doi: 10.1080/10408398.2017.1355775
52. Lightowler H, Thondre S, Holz A, Theis S : (2018) Replacement of glycaemic carbohydrates by inulin-type fructans from chicory (oligofructose, inulin) reduces the postprandial blood glucose and insulin response to foods: report of two double-blind, randomized, controlled trials. Eur J Nutr 57:1259–68. doi: 10.1007/s00394-017-1409-z
53. Wan X, Guo H, Liang Y, Zhou C, Liu Z, Li K, Niu F, Zhai X, Wang L : (2020) The physiological functions and pharmaceutical applications of inulin: a review. Carbohydr Polym 246:116589. doi:

10.1016/j.carbpol.2020.116589

54. Lin H, Wang Q, Yuan M, Liu L, Chen Z, Zhao Y, Das R, Duan Y, Xu X, Xue Y, Luo Y, Mao D : (2020) The prolonged disruption of a single-course amoxicillin on mice gut microbiota and resistome, and recovery by inulin, Bifidobacterium longum and fecal microbiota transplantation. Environ Pollut 265:114651. doi: 10.1016/j.envpol.2020.114651
55. Bastard QL, Chapelet G, Javaudin F, Lepelletier D, Montassier E : (2020) The effects of inulin on gut microbial composition: a systematic review of evidence from human studies. Eur J Clin Microbiol Infect Dis 39:403–13. doi: 10.1007/s10096-019-03721-w
56. Agopian R, Soares CA, Purgatto E, Cordenunsi BR, Lajolo FM : Identification of fructooligosaccharides in different banana cultivars. J Agric Food Chem 56:3305–10. doi: 10.1021/jf073011l
57. Kumar VP, Prashanth K, Venkatesh YP. Structural analyses and immunomodulatory properties of fructo-oligosaccharides from onion (Allium cepa). Carbohydr Polym. (2015) 117:115–22. 10.1016/j.carbpol.2014.09.039 [PubMed] [CrossRef] [Google Scholar]
58. Pinto-Sanchez MI, Verdu EF. Non-celiac gluten or wheat sensitivity: it's complicated! Neurogastroenterol Motil. (2018) 30:e13392. 10.1111/nmo.13392 [PubMed] [CrossRef] [Google Scholar]
59. Sunu P, Sunarti D, Mahfudz LD, Yunianto VD. Prebiotic activity of garlic (Allium sativum) extract on Lactobacillus acidophilus. Vet World. (2019) 12:2046. 10.14202/vetworld.2019.2046-2051
60. Hussain M, Anjum FM, Rahim MA, Saeed F, Khalid W : (2021) Functional and nutraceutical properties of fructo-oligosaccharides derivatives: a review. Int J Food Properties 24:1588–602. doi: 10.1080/10942912.2021.1986520
61. Nie Y, Luo F : (2021) Dietary fiber: an opportunity for a global control of hyperlipidemia. Oxid Med Cell Longev 2021:5542342. doi: 10.1155/2021/5542342
62. Pinna C, Vecchiato CG, Bolduan C, Grandi M, Stefanelli C, Windisch W, Zaghini G, Biagi G : (2018) Influence of dietary protein and fructooligosaccharides on fecal fermentative end-products, fecal bacterial populations and apparent total tract digestibility in dogs. BMC Vet Res 14:1–10. doi: 10.1186/s12917-018-1436-x
63. Zheng Z, Tao LA, Ym A, Miao H, Lun S, Hj A, et al.. FOS/GOS attenuates high-fat diet induced bone loss via reversing microbiota dysbiosis, high intestinal permeability and systemic inflammation in mice. Metabolism. (2021) 119:154767. 10.1016/j.metabol.2021.154767
64. Rezende ESV, Lima GC, Naves MM : (2021) Dietary fibers as beneficial microbiota modulators: a proposed classification by prebiotic categories. Nutrition 89:111217. doi: 10.1016/j.nut.2021.111217
65. Slavin J : (2013) Fiber and prebiotics: mechanisms and health benefits. Nutrients 5:1417–1435. doi: 10.3390/nu5041417
66. Cockburn DW, Koropatkin NM : (2016) Polysaccharide degradation by the intestinal microbiota and its influence on human health and disease. J Mol Biol 428:3230–52. doi: 10.1016/j.jmb.2016.06.021
67. Guarino MPL, Altomare A, Emerenziani S, Di Rosa C, Ribolsi M, Balestrieri P, Iovino P, Rocci G, Cicale M : (2020) Mechanisms of action of prebiotics and their effects on gastro-intestinal disorders in adults. Nutrients 12:1037. doi: 10.3390/nu12041037
68. David R, Patricia RM, Abelardo M, Miguel G, de los Reyes-Gavilán Clara G, Nuria S : (2016)

Intestinal short chain fatty acids and their link with diet and human health. Front Microbiol 7:185. 10.3389/fmicb.2016.00185
69. Ashaolu TJ : (2020) Immune boosting functional foods and their mechanisms: a critical evaluation of probiotics and prebiotics. Biomed Pharmacother 130:110625. doi: 10.1016/j.biopha.2020.110625
70. Carlson JL, Erickson JM, Hess JM, Gould TJ, Slavin JL : (2017) Prebiotic dietary fiber and gut health: comparing the in vitro fermentations of beta-glucan, inulin and xylooligosaccharide. Nutrients 9:1361. 10.3390/nu9121361
71. Wang Y : (2009) Prebiotics: Present and future in food science and technology. Food Res Int 42:8–12. doi.org/10.1016/j.foodres.2008.09.001
72. Macfarlane GT, Steeda H, Macfarlane S : (2008) Bacterial metabolism and health-related effects of galacto-oligosaccharides and other prebiotics. J Appl Microbiol 104:305–344. doi: 10.1111/j.1365-2672.2007.03520.x.
73. Crittenden R, Playne MJ : Prebiotics. In Handbook of Probiotics and Prebiotics; Lee YK, Salminen S, Eds. John Wiley & Sons Inc. Hoboken, NJ, USA, 2009; pp.535–561
74. Gibson GR, Probert HM, van Loo J, Rastall RA, Roberfroid M : (2004) Dietary modulation of the human colonic microbiota: Updating the concept of the prebiotics. Nutr Res Rev 17:259–275. doi: 10.1079/NRR200479.
75. Huebner J, Wehling RL, Parkhurst A, Hutkins RW : (2008) Effect of processing conditions on the prebiotic activity of commercial prebiotics. Int Dairy J 18:287–293. DOI:10.1016/j.idairyj.2007.08.013
76. Ze X, Duncan SH, Louis P, Flint HJ : (2012) Ruminococcus bromii is a keystone species for the degradation of resistant starch in the human colon. ISME J 6:1535–1543. doi.org/10.1038/ismej.2012.4
77. Angelakis E : (2017) Weight gain by gut microbiota manipulation in productive animals. Microb Pathog 106:162–170. doi: 10.1016/j.micpath.2016.11.002.
78. Sivieri K, Morales MLV Saad SMI Adorno MAT Sakamoto IK, Rossi EA : (2014) Prebiotic effect of fructooligosaccharide in the simulator of the human intestinal microbial ecosystem (SHIME® Model). J Med Food 17:894–901. doi: 10.1089/jmf.2013.0092.
79. Van Den Abbeele P, Venema K, van de Wiele T, Verstraete W, Possemiers S : (2013) Different human gut models reveal the distinct fermentation patterns of Arabinoxylan versus inulin. J Agric Food Chem 61:9819–9827. doi: 10.1021/jf4021784.
80. Yamamura R, Inoue KY, Nishino K, Yamasaki S : (2023) Intestinal and fecal pH in human health. Front Microbiomes 2:1192316. doi: 10.3389/frmbi.2023.1192316
81. Stinson LF, Payne MS, Keelan JA : (2017) Planting the seed: Origins, composition, and postnatal health significance of the fetal gastrointestinal microbiota. Crit Rev Microbiol 43:352–369. doi: 10.1080/1040841X.2016.1211088.
82. Denji KA, Mansour MR, Akrami R, Ghobadi S, Jafarpour S, Mirbeygi S : (2015) Effect of dietary prebiotic mannan oligosaccharide (mos) on growth performance, intestinal microflora, body composition, haematological and blood serum biochemical parameters of rainbow trout (oncorhynchus mykiss) juveniles. J Fish Aquat Sci 10:255-265. DOI: 10.3923/jfas.2015.255.265
83. Klatt NR, Canary LA, Sun X, Vinton CL, Funderburg NT, Morcock DR, Quiñones M, Deming CB,

Perkins M, Hazuda DJ, Miller MD, Lederman MM, Segre JA, Lifson JD, Haddad EK. Estes JD, Branch JM : (2013) Probiotic/prebiotic supplementation of antiretrovirals improves gastrointestinal immunity in siv-infected macaques. J Clin Investig 123:903–907. doi: 10.1172/JCI66227.

84. Langen LV, Mirjam A, Dieleman LA : (2009) Prebiotics in chronic intestinal inflammation. Inflamm. Bowel Dis 15:454–462. doi: 10.1002/ibd.20737.
85. Steed H, Macfarlane S : Prebiotics and Probiotics Science and Technology. Springer; New York, NY, USA: 2009. Mechanisms of prebiotic impact on health; pp.135–161.
86. Khangwal I, Shukla P : (2019) Potential prebiotics and their transmission mechanisms: Recent approaches, J Food Drug Analysis 27(3):649-656. doi.org/10.1016/j.jfda.2019.02.003. ISSN 1021-9498
87. Slavin J : (2013) Fiber and prebiotics: mechanisms and health benefits. Nutrients 5(4):1417-35. doi: 10.3390/nu5041417.
88. Holscher HD : (2017) Dietary fiber and prebiotics and the gastrointestinal microbiota. Gut Microbes 8(2):172-184. doi: 10.1080/19490976.2017.1290756.
89. Stribling P, Ibrahim F : (2023) Dietary fibre definition revisited - The case of low molecular weight carbohydrates, Clinical Nutrition ESPEN 55:340-356. doi.org/10.1016/j.clnesp.2023.04.014. ISSN 2405-4577
90. Ouwehand A, Derrien M, de Vos W, Tiihonen K, Rautonen N : (2005) Prebiotics and other microbial substrates for gut functionality. Curr Biol 16:212–217. doi: 10.1016/j.copbio.2005.01.007.
91. Śliżewska K, Nowak A, Barczyńska R, Libudzisz Z : (2013) Prebiotyki—Definicja, właściwości i zastosowanie w przemyśle. Żywność Nauka Technologia Jakość 1:5–20. https://wydawnictwo.pttz.org/wp-content/uploads/2015/02/01_Slizewska.pdf
92. Patterson JA, Burkholder KM : (2003) Application of prebiotics and probiotics in poultry production. Poult Sci 82:627–631. doi: 10.1093/ps/82.4.627.
93. Annison G, Illman R, Topping D : (2003) Acetylated, propionylated or butyrylated starches raise large bowel short-chain fatty acids preferentially when fed to rats. J Nutr 133:3523–3528. doi: 10.1093/jn/133.11.3523.
94. Baurhoo B, Letellier A, Zhao X, Ruiz-Feria CA : (2007) Cecal populations of Lactobacilli and Bifidobacteria and Escherichia coli after In Vivo Escherichia coli challenge in birds fed diets with purified lignin or mannanoligosaccharides. Poult Sci 86:2509–2516. doi: 10.3382/ps.2007-00136.
95. Hipsley EH : (1953) Dietary "fibre" and pregnancy toxaemia. Brit Med J 2:420. doi: 10.1136/bmj.2.4833.420
96. Trowell H : (1972) Crude fibre, dietary fibre, and artheroschlerosis. Atheroscler. 16:138-140. doi: 10.1016/0021-9150(72)90017-2.
97. Trowell H : (1972) Ischemic heart disease and dietary fibre. Am J Clin Nutr 25:926-932. doi: 10.1093/ajcn/25.9.926.
98. Trowell HC : (1974) Definition of dietary fibre. Lancet 1(7856):503. doi.org/10.1016/s0140-6736(74)92802-5
99. Trowell HC, Southgate DAT, Wolever TMS, Leeds AR, Gassull MA, Jenkins DJA : (1976) Letter: Dietary fiber redefined. Lancet 1(7966):967. doi: 10.1016/s0140-6736(76)92750-1.

100. AACC Report : The Definition of Dietary Fiber. Report of the Dietary Fiber Definition Committee to the Board of Directors of the American Association Of Cereal Chemists. Submitted January 10, 2001. Cereal Foods World 46(3):112-126. www.cerealsgrains.org/resources/definitions/Documents/DietaryFiber/DFDef.pdf
101. De Vries JW : (2003) On defining dietary fibre. Proceedings Nutr Soc 62:37-43/ www.cambridge.org/core/services/aop-cambridge-core/content/view/67177B38FC870323404F903950E23A1E/S0029665103000077a.pdf/on-defining-dietary-fibre.pdf
102. Betteridge V : (2009) Dietary fibre: an evolving definition? Nutr Bull 34(2):122-125. doi.org/10.1111/j.1467-3010.2009.01757.x
103. Southgate DA : (1976) Dietary fibre. Br Med J 2(6029):236. doi: 10.1136/bmj.2.6029.236.
104. Eastwood MA, Passmore R : (1983) DIETARY FIBRE. Lancet, 322(8343):202-206. doi.org/10.1016/S0140-6736(83)90183-6.
105. McCleary BV : (2023) Measurement of Dietary Fiber: Which AOAC Official Method of AnalysisSM to Use, J AOAC INTERNATIONAL 106(4):917–930, doi.org/10.1093/jaoacint/qsad051
106. Phillips KM, Haytowitz DB, Pehrsson PR : (2019) Implications of two different methods for analyzing total dietary fiber in foods for food composition databases, J Food Composition Analysis 84:103253. doi.org/10.1016/j.jfca.2019.103253.
107. Institute of Medicine (US) Panel on the Definition of Dietary Fiber and the Standing Committee on the Scientific Evaluation of Dietary Reference Intakes. Dietary Reference Intakes Proposed Definition of Dietary Fiber. Washington (DC): National Academies Press (US); 2001. II. DEFINITIONS OF DIETARY FIBER. www.ncbi.nlm.nih.gov/books/NBK223586/
108. Lee SC, Prosky L : (1995) International survey on dietary fiber: def inition, analysis, and reference materials. J AOAC Int 78(1): 22–36. https://pubmed.ncbi.nlm.nih.gov/7703724/
109. Dhingra D, Michael M, Rajput H, Patil RT : (2012) Dietary fibre in foods: a review. J Food Sci Technol 49(3):255-66. doi: 10.1007/s13197-011-0365-5.
110. AACC (American Association of Cereal Chemists). (2001). The definition of dietary fiber. Cereal Foods World, USA, 46(3): 112–114.
111. Grundy MM, Edwards CH, Mackie AR, Gidley MJ, Butterworth PJ, Ellis PR : (2016) Re-evaluation of the mechanisms of dietary fibre and implications for macronutrient bioaccessibility, digestion and postprandial metabolism. Br J Nutr 116(5):816-33. doi: 10.1017/S0007114516002610.
112. Nilsson U, Björck I : (1988) Availability of Cereal Fructans and Inulin in the Rat Intestinal Tract. J Nutrition 118(12):1482-1486. doi.org/10.1093/jn/118.12.2182.
113. Shrifteylik A, Maiolini M, Dufault M, Austin DL, Subhadra B, Lamichhane P, Deshmukh RR : (2023) A Current Review on the Role of Prebiotics in Colorectal Cancer. Biologics 3(3):209-231. doi.org/10.3390/biologics3030012
114. Bamigbade GB, Subhash AJ, Kamal-Eldin A, Nyström L, Ayyash M : (2022) An Updated Review on Prebiotics: Insights on Potentials of Food Seeds Waste as Source of Potential Prebiotics. Molecules 27(18):5947. doi.org/10.3390/molecules27185947.
115. 나무위키 : 섬유질. https://namu.wiki/w/섬유질, 2024.01.26.
116. U.S. Food & Drug : Questions and Answers on Dietary Fiber. www.fda.gov/food/food-labeling-

nutrition/questions-and-answers-dietary-fiber, 2021.12.17.

117. Lattimer JM, Haub MD : (2010) Effects of dietary fiber and its components on metabolic health. Nutrients 2(12):1266-89. doi: 10.3390/nu2121266.
118. U.S. Department of Health and Human Services Food and Drug Administration Center for Food Safety and Applied Nutrition : The Declaration of Certain Isolated or Synthetic Non-Digestible Carbohydrates as Dietary Fiber on Nutrition and Supplement Facts Labels: Guidance for Industry. www.fda.gov/files/food/published/Guidance-for-Industry—The-Declaration-of-Certain-Isolated-or-Synthetic-Non-Digestible-Carbohydrates-as-Dietary-Fiber-on-Nutrition-and-Supplement-Facts-Labels-PDF.pdf, June 2018.
119. Intertek : FDA Dietary Fiber Guidance and Its Impact on the Food Industry. www.intertek.com/blog/2016/12-02-fda/, 02 Dec. 2016.
120. Food Insight : Fiber Ract Sheet. https://foodinsight.org/fiber-fact-sheet/, July 10, 2019.
121. Office of Nutrition and Food Labeling Center for Food Safety and Applied Nutrition Food and Drug Administration U.S. Department of Health and Human Services : Review of the Scientific Evidence on the Physiological Effects of Certain Non-Digestible Carbohydrates. www.fda.gov/files/food/published/Review-of-the-Scientific-Evidence-on-the-Physiological-Effects-of-Certain-Non-Digestible-Carbohydrates-PDF.pdf, June 2018.
122. Turner ND, Lupton JR : (2021) Dietary Fiber. Adv Nutr 12(6):2553-2555. doi: 10.1093/advances/nmab116.
123. Stribling P, Ibrahim F : Dietary fibre definition revisited - The case of low molecular weight carbohydrates, Clinical Nutrition ESPEN 55:340-356. doi.org/10.1016/j.clnesp.2023.04.014.
124. Mount Sinai : Soluble vs. insoluble fiber. www.mountsinai.org/health-library/special-topic/soluble-vs-insoluble-fiber, reviewed by Michael M Phillips, Last reviewed on : 7/30/2022
125. Ella ME, Lanham-New SA, Kok K : Nutrition. In: Feather A, Waterhouse M, eds. Kumar and Clarke's Clinical Medicine. 10th ed. Philadelphia, PA: Elsevier; 2021:chap 33.
126. Iturrino JC, Lembo AJ : Constipation. In: Feldman M, Friedman LS, Brandt LJ, eds. Sleisenger and Fordtran's Gastrointestinal and Liver Disease. 11th ed. Philadelphia, PA: Elsevier; 2021:chap 19.
127. Maqbool A, Parks EP. Shaikhkhalil A, Panganiban J, Mitchell JA, Stallings VA : Nutritional requirements. In: Kliegman RM, St. Geme JW, Blum NJ, Shah SS, Tasker RC, Wilson KM, eds. Nelson Textbook of Pediatrics. 21st ed. Philadelphia, PA: Elsevier; 2020:chap 55.
128. Jennifer Huizen, Medical News Today : Soluble and insoluble fiber: What is the difference? www.medicalnewstoday.com/articles/319176 Medically reviewed by Natalie Butler. June 13, 2023.
129. Tan C, Wei H, Zhao X, Xu C, Zhou Y, Peng J : (2016) Soluble Fiber with High Water-Binding Capacity, Swelling Capacity, and Fermentability Reduces Food Intake by Promoting Satiety Rather Than Satiation in Rats. Nutrients 8(10):615. doi: 10.3390/nu8100615.
130. Linus Pauling Institute Oregon State University : Fiber. https://lpi.oregonstate.edu/mic/other-nutrients/fiber
131. GRAS Notice(GRN) No.1006 : GRAS Notification for Ingredion Incorporated's Short-Chained Fructooligosaccharides. www.fda.gov/media/155444/download
132. Wikipedia : Polydextrose. https://en.wikipedia.org/wiki/Polydextrose

133. Ibarra A, Pelipyagina T, Rueffer M, Evans M, Ouwehand AC : (2019) Efficacy of Polydextrose Supplementation on Colonic Transit Time, Bowel Movements, and Gastrointestinal Symptoms in Adults: A Double-Blind, Randomized, Placebo-Controlled Trial. Nutrients 11(2):439. doi: 10.3390/nu11020439.
134. 이시연, 조선일보 : 식이섬유, 많이 먹으면 안 먹느니만 못하다. www.chosun.com/site/data/html_dir/2017/06/09/2017060901256.html 2017.07.12.
135. Dai Z, Zhang Y, Lu N, Felson DT, Kiel DP, Sahni S : (2018) Association Between Dietary Fiber Intake and Bone Loss in the Framingham Offspring Study. J Bone Miner Res 33(2):241-249. doi: 10.1002/jbmr.3308.
136. Taehoon Lee, Heuy Sun Suh : (2019) Associations between Dietary Fiber Intake and Bone Mineral Density in Adult Korean Population: Analysis of National Health and Nutrition Examination Survey in 2011. J Bone Metab 26(3):151-160. doi.org/10.11005/jbm.2019.26.3.151
137. Tang Y, Liu J, Zhang X, Geng B : (2022) Dietary Fiber Intake and Femoral Bone Mineral Density in Middle-Aged and Older US Adults: A Cross-Sectional Study of National Health and Nutrition Examination Survey 2013–2014. Front Nutr Sec. Nutrition Methodology Volume 9 – 2022, doi.org/10.3389/fnut.2022.851820
138. Danielle Dresden, Medical News Today : How much fiber is too much? Medically reviewed by Amy Richter, www.medicalnewstoday.com/articles/321286. Feb 9, 2024.
139. Jay W. Marks, Medicine Net : How Can I Reduce Stomach Gas when I Eat Fiber? www.medicinenet.com/can_i_reduce_stomach_gas_when_i_eat_fiber/ask.htm 6/12/2017.
140. El-Salhy M, Ystad SO, Mazzawi T, Gundersen D : (2017) Dietary fiber in irritable bowel syndrome (Review). Int J Mol Med 40(3):607-613. doi: 10.3892/ijmm.2017.3072.
141. IFFGD : Dietary Fiber – Is it good for IBS? Did you know that dietary fiber intake can affect your irritable bowel syndrome (IBS) symptoms? https://aboutibs.org/treatment/ibs-diet/dietary-fiber/
142. Monica Reinagel : Does Eating Too Much Fiber Cause Mineral Deficiencies? Sci Am Oct 4. 2019.
143. Courtney Southwick, Health : Are You Eating Too Much Fiber? These Are The Signs and Symptoms. www.health.com/too-much-fiber-signs-and-symptoms-7559276. Medically reviewed by Karina Tolentino, July 30, 2023.
144. Yang J, Wang HP, Zhou L, Xu CF : (2012) Effect of dietary fiber on constipation: a meta analysis. World J Gastroenterol 18(48):7378-83. doi: 10.3748/wjg.v18.i48.7378.
145. Reynolds AN, Akerman A, Kumar S, Pham HTD, Coffey S, Mann J : (2022) Dietary fibre in hypertension and cardiovascular disease management: systematic review and meta-analyses. BMC Medicine 20:139. doi.org/10.1186/s12916-022-02328-x
146. Centers for Disease Control and Prevention(CDC) : Diabetes. Fiber: The Carb That Helps You Manage Diabetes. www.cdc.gov/diabetes/library/features/role-of-fiber.html
147. Lattimer JM, Haub MD : (2010) Effects of dietary fiber and its components on metabolic health. Nutrients 2(12):1266-89. doi: 10.3390/nu2121266.
148. Mayo Clinic : Nutrition and healthy eating. Dietary fiber: Essential for a healthy diet. www.mayoclinic.org/healthy-lifestyle/nutrition-and-healthy-eating/in-depth/fiber/art-20043983
149. Goff HD, Repin N, Fabek H, El Khoury D, Gidley MJ : (2018) Dietary fibre for glycaemia control:

Towards a mechanistic understanding, Bioactive Carbohydrates and Dietary Fibre, 14:39-53. doi.org/10.1016/j.bcdf.2017.07.005.
150. Giuntini EB, Sardá FAH, de Menezes EW : (2022) The Effects of Soluble Dietary Fibers on Glycemic Response: An Overview and Futures Perspectives. Foods11(23):3934. doi: 10.3390/foods11233934.
151. Joe Leech, Heathline : Fiber Can Help You Lose Weight — But Only a Specific Type. Medically reviewed Kim Rose-Francis, Feb 8, 2023. www.healthline.com/nutrition/fiber-can-help-you-lose-weight
152. Ryan Raman, Healthline : How Eating Fiber Can Help You Lose Belly Fat. www.healthline.com/nutrition/fiber-and-belly-fat
153. Howarth NC, Saltzman E, Roberts SB : (2001) Dietary fiber and weight regulation. Nutr Rev 59(5):129-39. doi: 10.1111/j.1753-4887.2001.tb07001.x.
154. Adam B. Gorelick, Nuvance Health : How fiber can help manage your weight and feel full. 11/29/2023. www.nuvancehealth.org/health-tips-and-news/how-fiber-can-help-manage-your-weight-and-feel-full
155. Harvard Health Publishing Harvard Medical School : Making one change — getting more fiber — can help with weight loss. Feb 17. 2015. www.health.harvard.edu/blog/making-one-change-getting-fiber-can-help-weight-loss-201502177721
156. Amanda Gardner, WebMD : High-Fiber Diets and Weight Loss. July 24, 2015. Medically reviewed by David. Kiefer, www.webmd.com/diet/features/fiber-weight-control
157. Tim Newman, Medical News Today : Why do we need dietary fiber? January 11. 2024. Medically reviewed by Jillain Kubala, www.medicalnewstoday.com/articles/146935
158. The Silhouette Clinic : A Fuller Plate, a Slimmer Waist: The Fiber-Weight Loss Equation Explained. Sep 18, 2023, https://thesilhouetteclinic.com/high-fiber-diet-for-weight-loss/
159. Neelman S, Linkedin : Can dietary fiber help me lose weight? 2016sus 12월 20일, www.linkedin.com/pulse/can-dietary-fiber-help-me-lose-weight-neelam-singh
160. Marisa Cohen, Prevention : Fiber for Weight Loss: How It Works. Aug 26, 2022. www.prevention.com/weight-loss/a33382312/fiber-for-weight-loss/
161. Guts Charity : Fibre : for every one? https://gutscharity.org.uk/advice-and-information/health-and-lifestyle/fibre/fibre-for-everyone/
162. Arelle Mitton : DOES FIBER MAKE YOU POOP? https://khealth.com/learn/bowel-movement/does-fiber-make-you-poop/ Medically reviewed April 27. 2022.
163. ByJu's Classes : Why are humans unable to digest cellulose? https://byjus.com/question-answer/why-are-humans-unable-to-digest-cellulose-because-humans-are-mostly-non-vegetarians-because-of/
164. Quora : Why do humans have no enzyme to digest cellulose and can it be bio-engineered in the future (human biology, biochemistry, zoology, enzymes, carbohydrates)? Related Why didn't humans evolve to digest cellulose? Answered by Adam Wu. https://www.quora.com/Why-do-humans-have-no-enzyme-to-digest-cellulose-and-can-it-be-bio-engineered-in-the-future-human-biology-biochemistry-zoology-enzymes-carbohydrates

165. ByJu's Classes : Digestion in Grass. https://byjus.com/biology/digestion-in-grass-eating-animals/
166. Khan Academy : Lesson 16. Gastrointestinal system. Mini MCAT passage: Why rabbits can digest cellulose. www.khanacademy.org/test-prep/mcat/organ-systems/the-gastrointestinal-system/e/gastrointestinal-system---passage-2
167. Gidenne T : (2003) Fibres in rabbit feeding for digestive troubles prevention: respective role of low-digested and digestible fibre. Livestock Production Science 81(2-3):105-117. doi.org/10.1016/S0301-6226(02)00301-9.
168. Quora : Do horses have an appendix? www.quora.com/Do-horses-have-an-appendix Answered by Jim Euclid.
169. Fujimori S : (2021) Humans have intestinal bacteria that degrade the plant cell walls in herbivores. World J Gastroenterol 27(45):7784-7791. doi: 10.3748/wjg.v27.i45.7784.
170. Fang W, Zhang L, Meng Q, Wu W, Lee YK, Xie J, Zhang H : (2018) Effects of dietary pectin on the profile and transport of intestinal bile acids in young pigs. J Anim Sci 96(11):4743-4754. doi: 10.1093/jas/sky327.
171. Lattimer JM, Haub MD : (2010) Effects of dietary fiber and its components on metabolic health. Nutrients 2(12):1266-89. doi: 10.3390/nu2121266.
172. Adams S, Sello CT, Qin G-X, Che D : (2018) Does Dietary Fiber Affect the Levels of Nutritional Components after Feed Formulation? Fibers 6(2):29. doi.org/10.3390/fib6020029
173. Erhardt JG, Sang Sun Lim, Bode JC, Bode C : (1997) A Diet Rich in Fat and Poor in Dietary Fiber Increases the In Vitro Formation of Reactive Oxygen Species in Human Feces, J Nutr 127(5): 706-709. doi.org/10.1093/jn/127.5.706.
174. Tong Y, Gao H, Qi Q, Liu X, Li J, Gao J, Li P, Wang Y, Du L, Wang C : (2021) High fat diet, gut microbiome and gastrointestinal cancer. Theranostics 11(12):5889-5910. doi: 10.7150/thno.56157.
175. El Kaoutari A, Armougom F, Gordon JI, Raoult D, Henrissat B : (2013) The abundance and variety of carbohydrate-active enzymes in the human gut microbiota. Nat Rev Microbiol 11(7):497-504. doi: 10.1038/nrmicro3050.
176. Lachat C, Raneri JE, Smith KW, Kolsteren P, Van Damme P, Verzelen K, Penafiel D, Vanhove W, Kennedy G, Hunter D, Odhiambo FO, Ntandou-Bouzitou G, De Baets B, Ratnasekera D, Ky HT, Remans R, Termote C : (2018) Dietary species richness as a measure of food biodiversity and nutritional quality of diets. Proc Natl Acad Sci USA. 115(1):127-132. doi: 10.1073/pnas.1709194115.
177. Arp CG, Correa MJ, Ferrero C : (2022) Resistant Starch. In: Jafari SM, Rashidinejad A, Simal-Gandara J (eds) Handbook of Food Bioactive Ingredients. Springer, Cham. doi.org/10.1007/978-3-030-81404-5_34-1
178. Quora : What is the difference between dietary fiber and resistant starch? Answered by Pierre Dalcourt and Marcos Miguel Gaser www.quora.com/What-is-the-difference-between-dietary-fiber-and-resistant-starch
179. Payton Baker, NutriSense : Resistant Starch and Fiber: What's the Difference? www.nutrisense.io/blog/the-difference-between-resistant-starch-and-fiber February 2, 2022.
180. 윌 벌서위츠, 정미화 옮김 : 최강의 식물, 청림라이프. ISBN : 9791188700844, 2021.07.14.[Will Bulsiewicz : Fiber Fueled: The Plant-Based Gut Health Program for Losing Weight, Restoring

Your Health, and Optimizing Your Microbiome. Avery, ISBN-13 : 978-0593084564, May 12, 2020.]
181. Textile Engineering : Natural Fibres: Types, Classification, Properties and Uses. January 28, 2023. https://textileengineering.net/natural-fibres-types-classification-properties-and-uses/
182. Bergman EN : (1990) Energy contributions of volatile fatty acids from the gastrointestinal tract in various species. Physiol Rev 70(2):567-590. doi: 10.1152/physrev.1990.70.2.567.
183. Bojarczuk A, Skąpska S, Khaneghah AM, Marszałek K : (2022) Health benefits of resistant starch: A review of the literature. J Funct Foods 93:105094. doi.org/10.1016/j.jff.2022.105094.
184. Wang G, Zhong D, Liu H, Yang T, Liang Q, Wang J, Zhang R, Zhang Y : (2021) Water soluble dietary fiber from walnut meal as a prebiotic in preventing metabolic syndrome. J Funct Foods 78:104358. doi.org/10.1016/j.jff.2021.104358.
185. Zhang Y, Yu W, Zhang L, Wang M, Chang W : (2022) The Interaction of Polyphenols and the Gut Microbiota in Neurodegenerative Diseases. Nutrients 14(24):5373. doi: 10.3390/nu14245373.
186. Ji J, Jin W, Liu SJ, Jiao Z, Li X : (2020) Probiotics, prebiotics, and postbiotics in health and disease. MedComm (2020) 4(6):e420. doi: 10.1002/mco2.420.
187. Oniszczuk A, Oniszczuk T, Gancarz M, Szymańska J : (2021) Role of Gut Microbiota, Probiotics and Prebiotics in the Cardiovascular Diseases. Molecules 26(4):1172. doi: 10.3390/molecules26041172.
188. Cronin P, Joyce SA, O'Toole PW, O'Connor EM : (2021) Dietary Fibre Modulates the Gut Microbiota. Nutrients ;13(5):1655. doi: 10.3390/nu13051655.
189. den Besten G, van Eunen K, Groen AK, Venema K, Reijngoud DJ, Bakker BM : (2013) The role of short-chain fatty acids in the interplay between diet, gut microbiota, and host energy metabolism. J Lipid Res 54(9):2325-40. doi: 10.1194/jlr.R036012.
190. Zhang F, Fan D, Huang J-l, Zuo T : (2022) The gut microbiome: linking dietary fiber to inflammatory diseases. Medicine in Microecology 14:100070. doi.org/10.1016/j.medmic.2022.100070.
191. Timothy Huzar, Medical News Today : Short-term increase in fiber alters gut microbiome. www.medicalnewstoday.com/articles/short-term-increase-in-fiber-alters-gut-microbiome, Fact checked by Catherine Carver, April 3. 2021.
192. Alexander C, Swanson KS, Fahey GC, Garleb KA : (2019) Perspective: Physiologic Importance of Short-Chain Fatty Acids from Nondigestible Carbohydrate Fermentation. Adv Nutr. 10(4):576-589. doi: 10.1093/advances/nmz004.
193. van der Hee B, Wells JM : (2021) Microbial Regulation of Host Physiology by Short-chain Fatty Acids. Trends in Microbiology 29(8):700-712. doi.org/10.1016/j.tim.2021.02.001.
194. Banasiewicz T, Domagalska D, Borycka-Kiciak K, Rydzewska G : (2020) Determination of butyric acid dosage based on clinical and experimental studies - a literature review. Prz Gastroenterol 15(2):119-125. doi: 10.5114/pg.2020.95556.
195. Salvi PS, Cowles RA : (2021) Butyrate and the Intestinal Epithelium: Modulation of Proliferation and Inflammation in Homeostasis and Disease. Cells 10(7):1775. doi: 10.3390/cells10071775.
196. Roediger WE : (1982) Utilization of nutrients by isolated epithelial cells of the rat colon. Gastroenterology83:424–429. doi: 10.1016/S0016-5085(82)80339-9.
197. Newsholme P, Procopio J, Lima MMR. Pithon-Curi TC, Curi R : (2003) Glutamine and glutamate—

Their central role in cell metabolism and function. Cell Biochem. Funct 21:1–9. doi: 10.1002/cbf.1003.

198. Bedu-Ferrari C, Biscarrat P, Langella P, Cherbuy C : (2022) Prebiotics and the Human Gut Microbiota: From Breakdown Mechanisms to the Impact on Metabolic Health. Nutrients14(10):2096. doi: 10.3390/nu14102096.

199. Umu ÖCO, Rudi K, Diep DB : (2017) Modulation of the gut microbiota by prebiotic fibres and bacteriocins. Microb Ecol Health Dis28(1):1348886. doi: 10.1080/16512235.2017.1348886.

200. Van Loo J, Clune Y, Bennett M, Collins JK : (2005) The SYNCAN project: Goals, set-up, first results and settings of the human intervention study. Br J Nutr 93:S91–S98. doi: 10.1079/bjn20041353.

201. Schiffrin EJ, Kumar VB, Brown C, Hager C, Van't Hof MA, Morley JE, Guigoz Y : (2007) Systemic inflammatory markers in older persons: The effect of oral nutritional supplementation with prebiotics. J Nutr Health Aging 11:475–479. www.proquest.com/openview/98f179d1f6fdd61ae85db2a8ae2b1ab8/1?pq-origsite=gscholar&cbl=28850

202. Vulevic J, Drakoularakou A, Yaqoob P, Tzortzis G, Gibson GR : (2008) Modulation of the fecal microflora profile and immune function by a novel transgalactooligosaccharide mixture (B-GOS) in healthy elderly volunteers. Am J Clin Nutr 88:1438–1446. doi.org/10.3945/ajcn.2008.26242

203. Schley PD, Field CJ : (2002) The immune-enhancing effects of dietary fibres and prebiotics. Br J Nutr 87:S221–S230. DOI: 10.1079/BJN/2002541

204. Grajek W, Olejnik A, Sip A : (2005) Probiotics, prebiotics and antioxidants as functional foods. Acta Biochim Pol 52:665–671. https://pubmed.ncbi.nlm.nih.gov/16086074/

205. Gibson GR, Wang X : (1994) Regulatory effects of bifidobacteria on the growth of other colonic bacteria. J Appl Microbiol 77:412–420. doi: 10.1111/j.1365-2672.1994.tb03443.x.

206. Bovee-Oudenhoven IMJ, Termont DS, Heidt PJ, van der Meer R : (1997) Increasing the intestinal resistance of rats to the invasive pathogen Salmonella enteritidis: Additive effects of dietary lactulose and calcium. Gut 40:497–504. doi: 10.1136/gut.40.4.497

207. De Preter V, Hamer HM, Windey K, Verbeke K : (2011) The impact of pre- and/or probiotics on human colonic metabolism: Does it affect human health? Mol Nutr Food Res 55:46–57. doi.org/10.1002/mnfr.201000451

208. Demigné C, Jacobs H, Moundras C, Davicco MJ, Horcajada MN, Bernalier A, Coxam V : (2008) Comparison of native or reformulated chicory fructans, or non-purified chicory, on rat cecal fermentation and mineral metabolism. Eur J Nutr 47:366–374. doi:10.1007/s00394-008-0736-5

209. Mojka K : (2014) Probiotyki, prebiotyki i synbiotyki—Charakterystyka i funkcje. Probl Hig Epidemiol 95:541–549. http://www.phie.pl/pdf/phe-2014/phe-2014-3-541.pdf

210. Socha P, Stolarczyk M, Socha J : (2002) Wpływ probiotyków i prebiotyków na gospodarkę lipidową. Pediatr. Współcz. Gastroenterol. Hepatol Żyw Dziecka 4: 85–88.

211. Jakubczyk E, Kosikowska M : (2000) Nowa generacja mlecznych produktów fermentowanych z udziałem probiotyków i prebiotyków, produkty synbiotyczne. Prz Mlecz 12:397–400.

212. Asahara T, Nomoto K, Shimizu K.,Watanuki M, Tanaka R : (2001) Increased resistance of mice to Salmonella enteritica serovar Typhymurium infection by synbiotic administration of bifidobacteria and transgalactosylated-oligosaccharides. J Appl Microbiol 91:985–996. doi: 10.1046/j.1365-

2672.2001.01461.x.
213. Buddington KK, Danohoo JB, Buddington RK : (2002) Dietary oligofructose and inulin protect mice from enteric and systemic pathogens and tumour inducers. J Nutr 132: 472–477. doi: 10.1093/jn/132.3.472.
214. Cummings JH, Macfarlane GT : (2002) Gastrointestinal effects of prebiotics. Br J Nutr 87:145–151. doi: 10.1079/BJNBJN/2002530.
215. Scheppach W, Weiler F : (2004) The butyrate story: Old wine in new bottles? Butyrate appears to be essential for a wide range of intestinal mucosal health benefits; however, the mechanisms behind this remain to be determined. Curr Opin Clin Nutr Metab Care 7:563–567. doi: 10.1097/00075197-200409000-00009.
216. Kim YS, Tsa OD, Morita A, Bella A : (1982) Effect of sodium butyrate and three human colorectal adenocarcinoma cell lines in culture. Falk Symp 31:317–323. www.scirp.org/reference/referencespapers?referenceid=1301409
217. Munjal U, Glei M, Pool-Zobel BL, Scharlau D : (2009) Fermentation products of inulin-type fructans reduce proliferation and induce apoptosis in human colon tumour cells of different stages of carcinogenesis. Br J Nutr 27:1–9. doi: 10.1017/S0007114509274770.
218. Verghese M, Rao DR, Chawan CB, Williams LL, Shackelford L : (2002) Dietary inulin suppresses azoxymethane-induced aberrant crypt foci and colon tumors at the promotion stage in young Fisher 344 rats. J Nutr 132: 2809–2813. doi: 10.1093/jn/132.9.2809.
219. Taper HS, Roberfroid MB : Inulin/oligofructose and anticancer therapy. Br J Nutr 87:283–286. doi: 10.1079/BJNBJN/2002549.
220. Wiertsema SP, van Bergenhenegouwen J, Garssen J, Knippels LMJ : (2021) The Interplay between the Gut Microbiome and the Immune System in the Context of Infectious Diseases throughout Life and the Role of Nutrition in Optimizing Treatment Strategies. Nutrients 13(3):886. doi: 10.3390/nu13030886.
221. Sandy Cohen, UCLA Health : If you want to boost immunity, look to the gut. 70% of the immune system is located in the gut, where diverse bacteria is best. www.uclahealth.org/news/want-to-boost-immunity-look-to-the-gut, March 19, 2021.
222. ResBiotic : 70% of Your Immune System Lives in Your Gut. https://resbiotic.com/a/blog/70-of-your-immune-system-lives-in-your-gut 01/05/2022.
223. Vighi G, Marcucci F, Sensi L, Di Cara G, Frati F : (2008) Allergy and the gastrointestinal system. Clin Exp Immunol 153 Suppl 1(Suppl 1):3-6. doi: 10.1111/j.1365-2249.2008.03713.x.
224. Sender R, Fuchs S, Milo R : (2016) Revised Estimates for the Number of Human and Bacteria Cells in the Body. PLoS Biol 14(8):e1002533. doi: 10.1371/journal.pbio.1002533.
225. Silva YP, Bernardi A and Frozza RL : (2020) The Role of Short-Chain Fatty Acids From Gut Microbiota in Gut-Brain Communication. Front Endocrinol 11:25. doi: 10.3389/fendo.2020.00025
226. Portincasa P, Bonfrate L, Vacca M, De Angelis M, Farella I, Lanza E, Khalil M, Wang DQ, Sperandio M, Di Ciaula A : (2022) Gut Microbiota and Short Chain Fatty Acids: Implications in Glucose Homeostasis. Int J Mol Sci 23(3):1105. doi: 10.3390/ijms23031105.
227. Liu XF, Shao JH, Liao YT, Wang LN, Jia Y, Dong PJ, Liu ZZ, He DD, Li C, Zhang X : (2023)

Regulation of short-chain fatty acids in the immune system. Front Immunol 14:1186892. doi: 10.3389/fimmu.2023.1186892.

228. Vinolo MA, Rodrigues HG, Nachbar RT, Curi R : (2011) Regulation of inflammation by short chain fatty acids. Nutrients 3(10):858-76. doi: 10.3390/nu3100858.

229. Duan H, Wang LJ, Huangfu M, Li H : (2023) The impact of microbiota-derived short-chain fatty acids on macrophage activities in disease: Mechanisms and therapeutic potentials. Biomedicine & Pharmacotherapy 165:115276. doi.org/10.1016/j.biopha.2023.115276.

230. Parada Venegas D, De la Fuente MK, Landskron G, González MJ, Quera R, Dijkstra G, Harmsen HJM, Faber KN and Hermoso MA : (2019) Short Chain Fatty Acids (SCFAs)-Mediated Gut Epithelial and Immune Regulation and Its Relevance for Inflammatory Bowel Diseases. Front Immunol 10:277. doi: 10.3389/fimmu.2019.00277

231. Bindels LB, Porporato P, Dewulf EM, Verrax J, Neyrinck AM, Martin JC, Scott KP, Buc Calderon P, Feron O, Muccioli GG, Sonveaux P, Cani PD, Delzenne NM : (2012) Gut microbiota-derived propionate reduces cancer cell proliferation in the liver. Br J Cancer 107(8)1337-1344. doi.org/10.1038/bjc.2012.409

232. Siavoshian S , Segain JP, Kornprobst M, Bonnet C, Cherbut C, Galmiche JP, Blottière HM : (2000) Butyrate and trichostatin A effects on the proliferation/differentiation of human intestinal epithelial cells: induction of cyclin D3 and p21 expression. Gut 46(4):507-514. doi: 10.1136/gut.46.4.507.

233. Khan S, Jena GB : (2014) Protective role of sodium butyrate, a HDAC inhibitor on beta-cell proliferation, function and glucose homeostasis through modulation of p38/ERK MAPK and apoptotic pathways: study in juvenile diabetic rat. Chem Biol Interact 213:1-12. doi: 10.1016/j.cbi.2014.02.001.

234. Glozak MA, Seto E : (2007) Histone deacetylase and cancer. Oncogene 26(37):5420-5432. doi: 10.1038/sj.onc.1210610.

235. Reed JC : (1999) Dysregulationj of apoptosis in cancer. J Clin Oncology 17(9):2941. doi: 10.1200/JCO.1999.17.9.2941.

236. Reynolds A, Mann J, Cummings J, Winter N, Mete E, Morenga LT : (2019) Carbohydrate quality and human health: a series of systematic reviews and meta-analyses. Lancet 393(10170):434-445. doi: 10.1016/S0140-6736(18)31809-9.

237. Song M, Wu K, Meyerhardt JA, Ogino S, Wang M, Fuchs CS, Giovannucci EL, Chan AT : (2018) Fiber Intake and Survival After Colorectal Cancer Diagnosis. JAMA Oncol 4(1):71-79. doi: 10.1001/jamaoncol.2017.3684.

238. Key TJ, Papier K, Tong TYN : (2022) Plant-based diets and long-term health: findings from the EPIC-Oxford study. Proc Nutr Soc 2 81(2): 190–198.

239. Le LT, Sabaté J : (2014) Beyond meatless, the health effects of vegan diets: findings from the Adventist cohorts. Nutrients. 6(6):2131-47. doi: 10.3390/nu6062131.

240. Zhao L, Zhang F, Ding X, Wu G, Lam YY, Wang X, Fu H, Xue X, Lu C, Ma J, Yu L, Xu C, Ren Z, Xu Y, Xu S, Shen H, Zhu X, Shi Y, Shen Q, Dong W, Liu R, Ling Y, Zeng Y, Wang X, Zhang Q, Wang J, Wang L, Wu Y, Zeng B, Wei H, Zhang M, Peng Y, Zhang C : (2018) Gut bacteria selectively promoted by dietary fibers alleviate type 2 diabetes. Science 359(6380):1151-1156.

DOI: 10.1126/science.aao5774

241. Wolever TM, Jenkins DJ, Ocana AM, Rao VA, Collier GR : (1988) Second-meal effect: low-glycemic-index foods eaten at dinner improve subsequent breakfast glycemic response. Am J Ckin Nutr 48(4):1041-1047. doi: 10.1093/ajcn/48.4.1041.
242. Jenkins DJ, Wolever TM, Taylor RH, Barker HM, Feelden H : (1980) Exceptionally low blood glucose response to dried beans: comparison with other carbohydrate foods. Br M J 281(6240):578-580. doi: 10.1136/bmj.281.6240.578
243. Michael Greger : Lentil effect or second meal effect. https://twitter.com/nutrition_facts/status/1089583867705593857
244. Harvad T.H. Chan School of Public Health : Lentils. www.hsph.harvard.edu/nutritionsource/food-features/lentils/
245. Mollard RC, Wong CL, Luhovyy BL, Anderson GH : (2011) First and second meal effects of pulses on blood glucose, appetite, and food intake at a later meal. Appl Physiol Nutr Metab 36(5):634-642. doi: 10.1139/h11-071.
246. Song M, Wu K, Meyerhardt JA, Ogino S, Wang M, Fuchs CS, Giovannucci EL, Chan AT (2018) Fiber Intake and Survival After Colorectal Cancer Diagnosis. JAMA Oncol 4(1):71-79. doi: 10.1001/jamaoncol.2017.3684. Erratum in: JAMA Oncol. 2019 Apr 1;5(4):579.
247. Morrison DJ, Peterson T : (2016) Formation of short chain fatty acids by the gut microbiota and their impact on human metabolism. Gut Microbes 7(3):189-200. doi: 10.1080/19490976.2015.1134082.
248. Vadder FD, Kovatcheva-Datchary P, Goncalves D, Vinera J, Zitoun C, Duchampt A, Bäckhed F, Mithieux G : (2014) Microbiota-generated metabolites promote metabolic benefits via gut-brain neural circuits. Cell156(1-2):84-96. doi: 10.1016/j.cell.2013.12.016
249. Fu J, Zheng Y, Gao Y, Xu W : (2022) Dietary Fiber Intake and Gut Microbiota in Human Health. Microorganisms 10(12):2507. doi: 10.3390/microorganisms10122507.
250. Ilyés T, Silaghi CN, Crăciun AM : (2022) Diet-Related Changes of Short-Chain Fatty Acids in Blood and Feces in Obesity and Metabolic Syndrome. Biology (Basel) 11(11):1556. doi: 10.3390/biology11111556.
251. Karlsson FH, Fåk F, Nookaew I, Tremaroli V, Fagerberg B, Petranovic D, Bäckhed F, Nielsen J : (2012) Symptomatic atherosclerosis is associated with an altered gut metagenome. Nat Commun 3:1245. doi.org/10.1038/ncomms2266
252. Cui X, Ye L, Li J, Jin L, Wang W, Li S, Bao M, Wu S, Li L, Geng B, Zhou X, Zhang J, Cai J : (2018) : Metagenomic and metabolomic analyses unveil dysbiosis of gut microbiota in chronic heart failure patients. Scientific Rep 8:635. doi: 10.1038/s41598-017-18756-2.
253. Margaret Jasinska, Cabot Health : Your brain fog is probably coming from your gut. www.cabothealth.com.au/your-brain-fog-probably-coming-from-gut/
254. Celiac Disease Foundation : "Brain Fog" Improves in Celiac Disease Patients After Starting a Gluten-Free Diet. https://celiac.org/about-the-foundation/featured-news/2014/07/brainfog/#iXKgGzVK1blpwwyd.99 7/7/2014.
255. IBS Treatment Center, YouTube : Do You Gt Brain Fog? www.youtube.com/watch?v=N8DVJcQxM7Q

256. Amanda Gardner, Health : 18 Causes of Brain Fog. Foggy, dry, or cloudy thinking could be stress or one of these other conditions. www.health.com/condition/alzheimers/brain-fog-causes
257. Institute for Optimum Nutrition : Feeling foggy? Here's how nutrition can help. www.ion.ac.uk/news/feeling-foggy-heres-how-nutrition-can-help
258. Sarah Garone, Healthline : What Is IBS Brain Fog and What Can You Do About It? www.healthline.com/health/ibs-and-brain-fog, Medically reviewed by Cynthia Taylor Chavoustie. Feburuary 16, 2023.
259. Stephen Wangen, IBS Treatment Center : The Cause of Brain Fog. https://ibstreatmentcenter.com/the-causes-of-brain-fog/
260. Lexi Alassa, Confidence : Causes of Brain Fog | Does Brain Fog Begin In Your Gut? www.theconfidence.co/blogs/confidence/causes-of-brain-fog-does-brain-fog-begin-in-your-gut August 03, 2021.
261. Braniste V, Al-Asmakh M, Kowal C, Anuar F, Abbaspour A, Tóth M, Korecka A, Bakocevic N, Ng LG, Kundu P, Gulyás B, Halldin C, Hultenby K, Nilsson H, Hebert H, Volpe BT, Diamond B, Pettersson S : (2014) The gut microbiota influences blood-brain barrier permeability in mice. Sci Transl Med 6(263):263ra158. doi: 10.1126/scitranslmed.3009759.
262. Bourassa MW, Alim I, Bultman SJ, Ratan RR : (2016) Butyrate, neuroepigenetics and the gut microbiome: Can a high fiber diet improve brain health? Neurosci Lett 625:56-63. doi: 10.1016/j.neulet.2016.02.009.
263. Ho L, Ono K, Tsuji M, Mazzola P, Singh R, Pasinetti GM : (2018) Protective roles of intestinal microbiota derived short chain fatty acids in Alzheimer's disease-type beta-amyloid neuropathological mechanisms. Expert Rev Neurother. 18(1):83-90. doi: 10.1080/14737175.2018.1400909.
264. Sharma S, Taliyan R, Singh S : (2015) Beneficial effects of sodium butyrate in 6-OHDA induced neurotoxicity and behavioral abnormalities: Modulation of histone deacetylase activity. Behav Brain Res 291:306-314. doi: 10.1016/j.bbr.2015.05.052.
265. Kidd SK, Schneider JS : (2010) Protection of dopaminergic cells from MPP+-mediated toxicity by histone deacetylase inhibition. Brain Res 1354:172-178. doi: 10.1016/j.brainres.2010.07.041.
266. St Laurent R, O'Brien LM, Ahmad ST : (2013) Sodium butyrate improves locomotor impairment and early mortality in a rotenone-induced Drosophila model of Parkinson's disease. Neuroscience 246:382-390. doi: 10.1016/j.neuroscience.2013.04.037.
267. Liu J, Wang F, Liu S, Du J, Hu X, JXiong J, Fang R, Chen W, Sun J : (2017) Sodium butyrate exerts protective effect against Parkinson's disease in mice via stimulation of glucagon like peptide-1. J Neurol Sci 381:176-181. doi: 10.1016/j.jns.2017.08.3235
268. Zhang X, Tang B, Guo J : (2023) Parkinson's disease and gut microbiota: from clinical to mechanistic and therapeutic studies. Transl Neurodegener 12:59. doi.org/10.1186/s40035-023-00392-8
269. Salim S, Ahmad F, Banu A, Mohammad F : (2023) Gut microbiome and Parkinson's disease: Perspective on pathogenesis and treatment. J Adv Res 50:83-105. doi.org/10.1016/j.jare.2022.10.013.
270. Duan W-X, Wang F, Liu J-Y, Liu C-F : (2023) Relationship Between Short-chain Fatty Acids and Parkinson's Disease: A Review from Pathology to Clinic. Neurosci Bull doi.org/10.1007/

s12264-023-01123-9

271. Chen SJ, Chen CC, Liao HY, Lin YT, Wu YW, Liou JM, Wu MS, Kuo CH, Lin CH : (2022) Association of Fecal and Plasma Levels of Short-Chain Fatty Acids With Gut Microbiota and Clinical Severity in Patients With Parkinson Disease. Neurology 98(8):e848-e858. doi: 10.1212/WNL.0000000000013225.
272. Skjærbæk C, Knudsen K, Horsager J, Borghammer P : (2021) Gastrointestinal Dysfunction in Parkinson's Disease. J Clin Med 10(3):493. doi: 10.3390/jcm10030493.
273. Parkinson's Foundation : Constipation and Other Gastrointestinal Problems in Parkinson's Disease. www.parkinson.org/library/fact-sheets/constipation
274. Sonnenburg ED, Smits SA, Tikhonov M, Higginbottom SK, Wingreen NS, Sonnenburg JL : (2016) Diet-induced extinctions in the gut microbiota compound over generations. Nature 529(7585):212-215. doi: 10.1038/nature16504.
275. Grady Capstone : Experts: Americans Only Getting Half Dietary Fiber They Need. https://gradynewsource.uga.edu/experts-americans-only-getting-half-dietary-fiber-they-need/ October 9, 2019.
276. University of California San Francisco(UCSF) Health : Patient Education. Increasing Fiber Intake. www.ucsfhealth.org/education/increasing-fiber-intake
277. No Author : (2008) Position of the American Dietetic Association: Health Implications of Dietary Fiber. J Am Dietetic Assoc 108(10):1716-1731. doi.org/10.1016/j.jada.2008.08.007.
278. Clemson Cooperative Extension Home & Garden Information Center : Fiber. Factsheet, HGIC 4052, Updated Aug 13, 2021. https://hgic.clemson.edu/factsheet/fiber/
279. Katherine D. McManus, Harvard Health Publishing Harvard Medical School : HARVARD HEALTH BLOG, Should I be eating more fiber? February 27, 2019. www.health.harvard.edu/blog/should-i-be-eating-more-fiber-2019022115927
280. Smits SA, Leach J, Sonnenburg ED, Gonzalez CG, Lichtman JS, Reid G, Knight R, Manjurano A, Changalucha J, Elias JE, Dominguez-Bello MG, Sonnenburg JL : (2017) Seasonal cycling in the gut microbiome of the Hadza hunter-gatherers of Tanzania. Science 357(6353):802-806. doi: 10.1126/science.aan4834
281. O'Keefe SJD, Li JV, Lahti L, Ou J, Carbonero F, Mohammed K, Posma JM, Kinross J, Wahl E, Ruder E, Vipperla K, Naidoo V, Mtshali L, Tims S, Puylaert PGB, DeLany J, Krasinskas A, Benefiel AC, Kaseb HO, Newton K, Nicholson JK, de Vos WM, Gaskins HR, Zoetendal EG : (2015) Fat, fibre and cancer risk in African Americans and rural Africans. Nat Commun 6:6342. doi.org/10.1038/ncomms7342
282. O'Keefe SJ, Kidd M, Espitalier-Noel G, Owira P : (1999) Rarity of colon cancer in Africans is associated with low animal product consumption, not fiber. Am J Gastroenterol 94(5):1373-1380. doi: 10.1111/j.1572-0241.1999.01089.x.
283. Krichevsky D : (1988) Dietary fiber. Annu Rev Nutr 8:301-328. doi.org/10.1146/annurev.nu.08.070188.001505
284. Ramirez D : A high-fiber diet may help reduce inflammation linked to COVID-19, study suggests. https://www.naturalnews.com/2021-05-03-high-fiber-diet-control-inflammation.html : 2021.05.03.

285. Pascoal LB, Rodrigues PB. Genaro LM, dos Santos Pereira Gomes AB, Toledo-Teixeira DA, Parise PL, Bispo-Dos-Santos K, Simeoni CL, Guimarães PV, Buscaratti LI, De Angeli Elston JG, Marques-Souza H, Martins-de-Souza D, De Lourdes Setsuko Ayrizono M, Velloso LA, Proenca-Modena JL, Moraes-Vieira PMM, Mori MAS, Farias AS, Ramirez Vinolo MA, Leal RF : (2021) Microbiota-derived short-chain fatty acids do not interfere with SARS-CoV-2 infection of human colonic samples. Gut Microbes 13:(1):1-9. doi.org/10.1080/19490976.2021.1874740

286. Fajgenbaum DC, June CH : (2020) Cytokine storm. N Engl J Med 383:2255-2273. doi: 10.1056/NEJMra2026131

287. Pascoal LB, Rodrigues PB, Genaro LM, dos Santos Pereira Gomes AB, Toledo-Teixeira DA, Parise PL, Bispo-Dos-Santos K, Simeoni CL, Guimarães PV, Buscaratti LI, De Angeli Elston JG, Marques-Souza H, Martins-de-Souza D, De Lourdes Setsuko Ayrizono M, Velloso LA, Proenca-Modena JL, Moraes-Vieira PMM, Mori MAS, Farias AS, Vinolo MAR, Leal RF : (2021) Microbiota-derived short-chain fatty acids do not interfere with SARS-CoV-2 infection of human colonic samples, Gut Microbes, 13:1, 1-9, doi: 10.1080/19490976.2021.1874740

288. 보건복지부, 한국영양학회 : 2020 한국인 영양소 섭취기준. 발간등록번호 : 11-1352000-002852-01

289. 보건복지부, 질병관리청 : 2019 국민건강통계, 국민건강영양조사 제8기 1차년도(2019). 발간등록번호 : 11-1351159000027-10

290. 석문투데이 : 자연밥상이 주는 놀라운 효능. http://seokmuntoday.com/news/view.php?no=1302 2022.05.08.

291. 김승일 기자, 한국외식신문 : "50대 이상 국민 33%, 식이섬유 불필요하게 많이 섭취" www.kfoodtimes.com/news/articleView.html?idxno=947 2016. 03. 29.

292. 김지은 가자(세종), 유희연 기자(서울), 뉴시스 소아청소년 60만명, 식이섬유 과다 섭취, 성장 방해 우려. https://blog.naver.com/cyk625/220667308353

Chapter 5

신바이오틱스

신바이오틱스(synbiotics)라는 말을 자주 듣고 있지만 많은 사람들이 새로 나온 프로바이오틱스로 오해하기도 한다. 신바이오틱스의 신(syn)을 새로운 신(新)으로 생각한 것 같다. 신바이오틱스의 syn은 '함께', '동시에'의 뜻을 나타내는 접두어이다. 신바이오틱스의 개념은 1995년 영국 케임브리지대 글렌 깁슨(Glenn R. Gibson)과 로버프로이드(Roberfroid MB)가 프로바이오틱스와 프리바이오틱스를 혼합하여 건강상 이점을 설명하기 위해 처음 도입했다.[1] 깁슨 교수는 한 종설에서 프리바이오틱스와 프로바이오틱스를 같이 투여해 효과를 증대시킬 수 있는 신바이오틱스 개념을 제시하고 향후 만들어질 것을 기대했다.[2] 당시에도 이미 장내 미생물총이 사람의 건강에 중요하다는 사실이 알려지기 시작했고, 건강상 혜택을 주는 세균, 즉 비피도박테리움(Bifidobacterium)과 락토바실러스(Lactobacillus) 두 균주로 대표되는 프로바이오틱스가 사용되고 있었다.[3] 그러나 프로바이오틱스가 장내 미생물에 미치는 효과는 복용 동안에만 국한되기 때문에 외부에서 균을 투여하는 방식은 장내 미생물총을 근본적으로 변화시키기에는 한계가 있었다. 반면 식이를 통해서는 프로바이오틱스보다 훨씬 더 크게, 그리고 지속적으로 장내미생물총의 변화를 유도할 수 있어서 프리바이오틱스가 관심을 많이 받던 때이다. 프리바이오틱스가 장내 미생물총을 변화시킬 수 있는 식이 또는 물질로 사용되기 위해서는 특성이 있어야 한다. 사람이 섭취한 음식물을 위장관에서 가수분해해서 소화를 시킨다. 또한 그 자체로도 위와 소장에서 흡수되지 않고 대장까지 도달하여야 대장 내에 존재하는 미생물의 먹이가 될 수 있다. 그렇다고 대장 내 아무 미생물이나 다 사용하는 것이 아니라 특정 유익세균을 더 성장하게 하거나 대사적으로 활성화시켜야 한다. 대장 내에서 특정 유익세균이 증가되면 대변으로 배출 또한 증가하게 된다. 이와 같이 대장에 있는 미생물을 표적하기 때문에 프리바이오틱스는 대장을 위한 음식(colon food)이라 불리기도 한다.[4-9] 결과적으로 프리바이오틱스의 섭취는 특정 장내 유익세균을 증가시킴으로써 대장 내에서 대장 내 미생물총의 조성을 더 건강한 쪽으로 변화시키고, 대장 내 효과뿐만 아니라 전신적 건강상 이익을 나타낼 수 있을 것으로 생각한다. 이런 특징에 기반해 프리바이오틱스는 "소화가 되지 않는 조성 성분으로써 대장의 특정 유익세균에 의해 선택적으로 사용이 돼 숙주에게 건강상 혜택을 제공하는 것"이라 정의할 수 있다.[10] 전에부터 프리바이오틱스는 소화가 되지 않는 올리고당(oligosaccharides), 특히 프락토올리고당(fructooligosaccharides)을 선택적으로 증가시키는데, 깁슨 교수는 이런 특성에서 프락토올리고당과 그것을 이용하는 비피도박테리움을 섞어 강력한 신바이오틱스를 만들 수 있다고 제안하였다.[11,12] 다시 말해 숙주에게 건강이 되는 프로바이오틱스와 그 먹이인 프리바이오틱스의 혼합물이라고 할 수 있다. 'syn(συν)'은 그리스어 전치사로 '~와 함께', '~의 동반자로서'라는 뜻이며, 'biotics(βιοτικά, life를 의미)'는 '생명이 있는'이라는 뜻이다. 깁슨 교수가 제안한지 25년이 지났지만 오늘날 많은 프로바이틱스 제품이 신바이오틱스를 표방하며 판매되고 있을 정도로 대중적이 되었다. 그럼에도 불구하고 그 정의가 모호해서 도대체 어떻게 만든 것이 신바이오틱스인지 생산자나 소비자 모두 혼란이 지속되어 왔다.

신바이오틱스의 개념은 장내에 프로바이오틱스 세균의 생존 능력(viability), 생존 가능성(survivallity), 성공적인 착상(implantation) 또는 집락화(colonization)를 확대하는 프리바이오틱스와 프로바이오틱스의 이상적인 조합을 이용한다.[13,14] 신바이오틱스는 '장에서 서식하는 프로바이오틱스의 활성을 증가시켜 성장을 돕고, 장내 미생물의 균형을 조절하며, 기능성을 개선하여 우리의 장 건강을 증진시킬 수 있는 난소화성 영양성분'을 프리바이오틱스로 정의하고,[10] 이러한 프리로바이오틱스와 프로리바이오틱스의 조합을 신바이오틱스라 하였다. 2015년 판데이(Pandey KR) 등[15]과 바실레브스키(Wasilewski A) 등[16]도 이와 유사한 정의를 내렸으며, 2016년 김(Kim YH)은 프로바이오틱스와 프리바이오틱스를 함께 공급함으로써 각각이 갖는 생리활성이 동시에 나타나게 되어 두 요인의 상승효과가 발생한다는 장점이 있다고 하였다.[17] 그럼에도 프리바이오틱스와 프로바이오틱스는 그러한 조합으로부터 최대의 건강상 이점을 얻기 위해 양립할 수 있어야 한다. 합성 생물학적 결합은 유해세균의 성장을 억제하고 유익세균의 성장을 증진시킴으로써 시너지 효과를 나타낸다.[18] 한 연구에서 꿀은 락티플란티바실러스 플란타룸(*Lactiplantibacillus plantarum*, 이전의 *Lactobacillus plantarum*)에 비해 락토바실러스 헬베티쿠스(*L. helveticus*)의 성장을 뒷받침하지 못했지만, 이눌린은 락티플란티바실러스 플란타룸, 락토바실러스 헬레베티쿠스, 락티카세이바실러스 카세이(*Lacticaseibacillus casei*, 이전의 *Lactobacillus casei*)의 증식이 더 잘 일어났다.[19,20] 따라서 신바이오틱스 기능성 식품을 개발하기 위해 프로바이오틱스와 프리바이오틱스의 신중한 선택을 함으로서 소비자의 건강에 궁극적인 영양 및 유익한 효과를 제공하는데 가장 중요하다. 이와 관련하여, 프락토올리고당(fructooligosaccharides), FOS), 이눌린, 올리고과당(oligofructose)과 비피도박테리움 또는 락토바실러스의 연관성이 잘 연구되고 있다.[19,21] 프로바이오틱스으로 락토바실러스와 추정되는 프리바이오틱스 공급으로서 자연적으로 발생한 치커리를 포함하는 여러 합성 생물학적 유제품이 개발되었다.[22-25] 일반적으로, 합성생물학 제품의 건강상 이점은 프로바이오틱스와 프리바이오틱스가 나타내는 개별 건강 속성의 결합 효과이다.[19,26] 신바이오틱스에는 상승효과(synergy)를 내포하고 있어서 한 제품에 포함된 프리바이오틱스는 같은 제품의 프로바이오틱스를 선택적으로 증식시켜야 한다. 이런 의미에서 올리고과당(oligofructose)과 비피도박테리아(Bifidobacterium)가 같이 들어 있다면 신바이오틱스라 할 수 있지만, 올리고과당과 락토바실러스 카세이(*Lactobacillus casei*)가 같이 들어 있다면 신바이오틱스라 할 수 없다. 올리고과당이 비피도박테리리움의 증식을 돕지만 락토바실러스 카세이는 증식시키지 못하기 때문이다. 신바이오틱스는 제품에 첨가되는 유익세균의 생존 능력을 향상시킬 뿐만 아니라 장내에 이미 서식하고 있는 특정 미생물의 증식도 도울 수 있다. 그러므로 신바이오틱스 제품은 프로바이오틱스와 프리바이오틱스의 조합에 따라 다양한 건강기능성을 제공할 수 있다(표 1). 무수한 조합의 신바이오틱스 제조가 가능하고 이를 통해 인체 장내 세균총의 다양한 변화를 유발할 수 있기 때문에 신바이오틱스의 전망은 밝다고 할 수 있다.

표 1. 신바이오틱스의 건강기능성

신바이오틱스		건강기능성
프로바이오틱스	프리바이오틱스	
락토바실러스 람노서스*(L. rhamnosus)*	올리고과당	항비만효과[27]
락토바실러스 애시도필러스 *(L. acidophilus)* 비피도박테리움 비피둠*(B. bifidum)*	프락토올리고당	항당뇨효과[28]
락토바실러스 카세이*(L. casei)* 락토바실러스 람노서스*(L. rhamnosus)* 스트렙토코커스 써모필러스 *(Streptococcus thermophilus)* 비피도박테리움 브레베*(B. breve)* 락토바실러스 애시도필러스 비피도박테리움 인판티스*(B. infantis)* 락토바실러스 불가리쿠스 *(L. vulgaricus)*	프락토올리고당	아토피 증상 완화[29]
락토바실러스 람노서스*(L. rhamnosus)* 비피도박테리움 락티스*(B. lactis)*	올리고당, 이눌린	항암 효과[30]
비피도박테리움 아돌레센티스 *(B. adolescentis)*	이눌린	항균효과[31]

지난 25년 이상의 연구는 장내 미생물이 인간과 동물의 건강에 중대한 영향을 미친다는 것을 보여주었다.[32] 항생제, 식이 요법, 스트레스 또는 기타 요인에 의해 장내 미생물이 파괴되면 정상적인 건강한 대조군의 미생물로부터 불균형 또는 불리한 이탈이 발생할 수 있다.[33] 따라서, 위장관(GI) 기관에서의 숙주 세포와의 미생물과 미생물의 상호 작용 및 미생물의 특이적 조성이 현재 활발히 연구되고 있다.[34,35] 또한 장내 미생물은 소화, 탄수화물 대사, 에너지 생산, 병원균에 대한 보호 및 면역 조절을 담당하기 때문에[36] 숙주 건강을 향상시키기 위해 장내 미생물을 수정하는 데 상당한 잠재력이 있으며, 또한 장내 미생물은 소화, 탄수화물 대사, 에너지 생산, 병원균에 대한 보호 및 면역 조절을 담당하기 때문에[36] 이것을 하는 한 가지 방법은 생균제와 프리바이오틱스의 소비를 통해서이다.[37] 신바이오틱스는 식품이나 사료에 첨가되는 유익세균의 생존을 향상시킬 뿐만 아니라 위장관에 존재하는 특정 세균 균주의 증식을 자극하기 위해 사용된다.[38] 합성 약물이 대사 건강에 미치는 영향은 여전히 불분명하다. 신바이오틱스의 건강 효과는 아마도 프로바이오틱스와 프리바이오틱스의 개별 조합과 관련이 있을 것이라는 점을 언급해야 한다.[39] 엄청난 수의 가능한 조합을 고려할 때, 인간의 장내 미생물의 조절을 위한 신바이오틱스의 적용은 유망해 보인다.[40]

신바이오틱 도전

프로바이오틱스와 프리바이오틱스에 대한 수십 년간의 연구에도 불구하고, 이러한 제품들로 일관된 긍정적인 임상 결과를 얻는 것은 쉬운 일이 아니다. 이런 이유로는 부분적으로 프로바이오틱 종과 균주의 다양한 구색, 프리바이오틱 구조의 다양성, 프로바이오틱스와 프리바이오틱스의 다양한 복용량, 그리고 이 연구에서 정의된 특정 목표 결과에서 기인된다. 또 다른 중요한 고려 사항으로는 프리바이오틱 미생물 또는 프리바이오틱 기질이 위장관의 변화에 영향을 미치는 능력에 영향을 미치는 생태학적인 제약이다. 결국, 생균제는 종종 공생 미생물에 의해 100만 대 1로 수적으로 우세하다. 많은 프로바이오틱 제품의 경우, 미생물이 사람 기원이 아니며, 위장관에서 경쟁하고 지속하는 데 필요한 특성이 부족하다.[41] 특히 소화되지 않는 탄수화물 및 기타 특수 자원을 포획하고 소비하는 능력은 주어진 미생물이 위장관 환경에서 일시적으로 틈새시장을 차지할 수 있는지 여부를 결정하는 주요 요인이다. 프리바이오틱스의 효과만으로도 비슷한 개인화 된 제약 조건이 적용된다. 예를 들어, 프리바이오틱스가 선택적 기질 역할을 위해서는, 그러한 기질을 소비하여 이로운 산물 또는 숙주에 대한 다른 성과물로 변환할 수 있는 관련 미생물이 개인의 미생물에 존재해야 한다. 또한 충분한 구조적 또는 화학적 특이성이 결여 된 기질이 대신 장내 미생물의 비 표적 농축을 촉진하여 숙주에 유익한 영향을 미치지 않을 수도 있다.[42] 종합적으로, 이러한 생태학적 고려 사항은 면역학적, 생리학적 및 기타 숙주 요인 외에도 다양한 연구 및 연구 집단에서 일반적으로 관찰되는 무 반응 표현형(non-responder phjenotype)에 기여한다.[43,44] 따라서, 신바이오틱 개념의 장점 중 하나는 미생물의 성장을 지원하는 기질과 함께 미생물을 제공함으로써 이러한 생태학적 한계를 우회 할 수 있는 가능성이다.[45]

합의된 정의

수많은 그룹이 이 용어에 대한 정의를 제안했지만, 가장 권위 있는 정의는 ISAPP(International Scientific Association for Probiotics and Prebiotics)가 주최 한 합의 패널에 의해 제안 된 것이다. 따라서, "프로바이오틱스는 적절한 양으로 투여되었을 때 숙주에 건강상의 이점을 부여하는 생체 미생물"로 정의되었고,[46] 프리바이오틱스는 "건강상의 이점을 부여하는 숙주 미생물에 의해 선택적으로 이용되는 기질"로 정의되었다.[46] 보다 최근에, 또 다른 ISAPP 컨센서스 패널은 "살아있는 미생물 및 기질을 포함하는 혼합물로서 신바이오틱을 숙주에 건강상의 이점을 부여하는 숙주 미생물에 의해 선택적으로 이용되는 혼합물"로 정의했다.[45] 흥미롭게도, 신바이오틱스는 프리바이오틱 개념을 처음 도입 한 논문에서 25년 전에 처음 기술되었다.[47] 이후 2011년 콜리다(Kolida S)와 깁슨(Ginson GR)은 상보적이고 시너지적인 두 종류의 신바이오틱스를 구별했다.48) 전자는 프로바이오틱과 프리바이오틱으로 구성되며, 둘 다 독립적으로 작용하는 반면, 후자의 경우 프리바이오틱은 선택된 프리바이올틱을 특별히 자극하도록 선택된다. 신비오틱 합의 리뷰(synbiotic consensus review)에서, 보완 유형의 주요 특징은 유지되었다. 그들은 보완적인 신바이오틱스가 그 구성 요소가 협력적으로 기능하도록 설계되지 않았음을 분명히했다. 보완적인 신바이오틱스의 각 구성 요소는 정의상 독립적으로 건강상의 이점을 제공해야하지만, 결합 된 신바이오틱은 여전히 숙주에게 유익한 것으로 임상적으로 입증되어야한다고 말했다. 대조적으로, 시너지 효과가 있는 신바이오틱스의 경우, 패널은 프로바이오틱이나 프리바이오틱이 필요한 구성 요소가 아니라고 제안했다. 오히려 그들은 두 성분을 "기질"과 "미생물"이라고 언급했다. 그러나 그들은 기질이 공동 투여된 미생물에 의해 선택적으로 이용되어야하며 후자가 농축의 주요 표적임을 명시했다.[45] 또한, 이 두 가지 유형의 중요한 차이점은 시너지 효과가 있는 신바이오틱스가 기질이나 미생물 처리보다 더 큰 이점을 제공해야 한다는 것이다.

신바이오틱스에 대한 일반적인 범주

프로바이오틱스와 프리바이오틱스의 정의와 특성이 현재 잘 정립되어 있기 때문에 이러한 각 범주에 대한 관련 기준을 충족시키는 것은 직접적인 과정이어야 한다.[49-51] 그러나 ISAPP 정의에 부합하는 신바이오틱스를 공식화하기 위한 체계적인 접근법은 부족하다. 또한 문헌에 기술된 많은 임상 연구에서 주어진 프로바이오틱과 특정 프리바이오틱을 결합하기 위한 과학적 근거는 모호하거나 단순히 언급되지 않았다. 일반적으로, 정당화가 주어지면, 조합은 각 성분의 독립적인 특성 또는 알려진 또는 추정된 프로바이오틱 미생물의 성장을 지원하는 프리바이오틱 기질의 제안된 능력에 기초하여 선택된다.[52,53] ISAPP 보고서의 특정 권장 사항 외에도 신바이오틱스를 테스트하기 위한 연구 설계에 추가 기준이 적용될 수 있다. 예를 들어, 조사자는 신바이오틱 짝짓기에 대한 이론적 근거와 시험되는 신바이오틱이 상승적 또는 보완 유형인지 명확히 설명해야 한다. 따라서 대조군은 두 개의 개별 성분 중 하나에 의해 나타나는 효과를 설명하기 위해 연구 설계, 특히 시너지 효과가 있는 신바이오틱스에 적합해야 한다. 궁극적으로 보완적인 신바이오틱스에 대한 연구 설계는 상승적 효과가 있는 신바이오틱스보다 만족하고 테스트하기가 훨씬 쉽다.

매장에서 신바이오틱스

신바이오틱스 또는 적어도 신바이오틱스로 분류 된 제품은 10년 전에도 보충제 또는 식품 시장에서 별로 흔하지 않았음에도 불구하고 최근 몇 년 동안 상당한 소비자 관심을 받았다.[54-57] 실제로 국민건강영양조사(NHANES)에서 얻은 데이터를 이용한 최근 조사에서 미국 성인과 어린이의 1% 이상이 프로바이오틱스와 프리바이오틱스에 대해 각각 5%와 2%에 비해 비식품(예: 보충제) 신바이오틱스의 소비를 보고했다.[58] 특히 60세 이상 노인은 이 제품의 소비자가 더 많았으며, 이 그룹에서는 2 %에 가까운 신바이오틱 사용이 있었다. 연구자들은 비 비타민 또는 비 미네랄 식이 보조제에 대해 상대적으로 높은 유병률 값으로 간주했다. 마찬가지로, 신바이오틱스에 대한 식품 응용은 유제품 및 비 유제품 및 발효 및 비 발효 범주에서 전 세계적으로 증가할 것으로 예측되었다.[59,60] 종합적으로, 신바이오틱 함유 식품 및 보충제의 판매는 10억$에 가까워지고 있다.[61]

보완적인 신바이오틱스의 제조 및 시험

보완적인 신바이오틱스의 경우, 각 구성 요소의 선택은 대상 임상 목표와 해당 목표를 달성할 수 있는 구성 요소의 용량에 따라 다르다. 개별 프로바이오틱 및 프리바이오틱 구성 요소는 정의에 따라 각각 건강상 혜택을 부여해야하기 때문에 조합된 제품도 그렇게 될 것으로 예상된다. 그럼에도 불구하고, 신바이오틱은 적절하게 설계된 무작위 통제 연구(randomized controlled study, RCT)에서 건강상의 혜택이 있음을 보여 주어야한다. 예를 들어, 프리바이오틱은 투여된 프로바이오틱의 성장 또는 생물학적 활성을 능가하거나 억제하여 무효 효과(null effect)를 초래하는 공생 장내 미생물에 의해 소비되는 것이 가능하다. 실제로 최근의 한 연구에서 프로바이오틱은 변비 증상을 개선시켰지만, 신바이오틱은 그 효과를 감소시켰다.[62] 또한 하나 또는 두 성분의 용량이 유효 범위 이하가 되게 신바이오틱을 제형화한 경우 임상 시험도 보장이 필요할 수도 있다. 라벨에 명시된 용량에 근거하여, 많은 상업용 신바이오틱스 제품과 임상 연구에 사용되는 제품들은 분명히 건강상의 혜택을 줄 것으로 예상되는 것보다 훨씬 낮은 프리바이오틱스 용량을 포함하고 있는 경우들이 있다.[63-65] 편리성, 제형의 용이성 및 간단한 실험 설계와 같은 여러 가지 이유로 임상 시험에 사용 된 거의 모든 신바이오틱스는 보완 유형(complementary type)이다. 2020년에 스완슨에 의해 검토 된 바와 같이, 많은 사람들이 테스트 된 인구에 중요한 건강상의 이점을 제공하는 것으로 보고되었다. 보다 최근의 무작위 통제 연구(RCT)도 보고되었으며(표 3), 일부는 긍정적인 결과를 보이고 다른 일부는 그렇지 않은 것으로 나타났다.

아마도 문헌에서 보고된 가장 성공적인 신바이오틱 임상시험은 유아 집단에서 패혈증을 줄이기 위한 보완적인 신바이오틱에 대한 것이었다.[66] 이것은 락티플란티바실러스 플라타룸(*Lactiplantibacillus plantarum*) ATCC 202195(109 CFU/일)와 프락토올리고당을 포함하는 구강 신바이오틱을 중재로 사용하여 대규모 무작위 임상 시험(그룹 당 2,000 명 이상의 참가자)이였다. 신바이오틱 치료그룹에서 패혈증과 사망률의 현저한 감소가 관찰되었다. 이 균주는 유아의 장에 집락화 하고 그람 음성 박테리아의 부착 및 전좌(translocation)를 차단할 수 있는 능력에 따라 선택되었지만 배설물 샘플에서 균주의 존재와 지속성을 평가하지 않았다. 따라서 어떤 성분의 균주 또는 프리바이오틱이 건강 결과에 영향을 주었는지를 결정할 수 없었다. 유사하게, 다른 유아 연구에서, 비피도박테리움 브레베(*Bifidobacterium breve*) M-16V는 갈락토올리고당 및 프락토올리고당과 결합되었다.[67] 비록 신비오틱이 표적 유기체의 풍부함을 증가시키고 초산과 젖산염을 증가 시켰지만, 연구 설계에는 기질 또는 미생물 전용 대조군이 포함되지 않았기 때문에 시너지 효과를 결정할 수 없었다.

상승적 신바이오틱스의 제조

보완적인 신바이오틱스와 비교하여, 상승적 신바이오틱스를 제조하고 시험하는 것이 훨씬 더 어렵다. 앞에서 언급했듯이, 이러한 신바이오틱스가 어떻게 제조 될 수 있는지에 대한 구체적인 근거 또는 전략을 제공하는 문헌은 거의 없다.[68.69] 그러한 전략이 없다면, 프로바이오틱과 프리바이오틱을 결합하면 반드시 상승적 효과가 발생할 것이라고 기대할 수 없다. 오히려 두 가지 구성 요소가 상승적 효과를 제공할 것으로 기대하는 신진 대사, 기능 또는 기타 과학적 근거가 있어야 한다. 더욱이, 상승적 신바이오틱스의 성공적인 제조는 장 환경에 존재하는 생태학적 제약에 대한 인식을 필요로 한다. 이러한 인식은 하나의 영양소가 동반자 미생물의 집락화를 유도할 수 있다는 지나치게 단순화 된 개념과는 대조적이다.[70] 연구를 통해 인간의 장내 미생물의 생태학적 복잡성과 개성(individuality)과[71] 장에서 미생물이 서로 상대 세[72,73] 실제로,

프리바이오 틱 기질은 상주 미생물의 구성원에 의해 초기에 부분적으로 분해 될 수 있으며, 나머지 성분은 공동 투여된 프로바이오틱 미생물에 의해 소비되고 농축되어 숙주에 건강상의 이점을 제공한다고 생각할 수 있다. 반대로, 첨가된 미생물이 기질을 공생 또는 동반 미생물에 의해 대사되는 성분으로 전환시킬 수도 있다. 후자의 사례는 실험실(In vitro) 연구에서 설명되었으며,[74] 연구자들은 락티카세이바실러스 파라카세이(*Lacticaseibacillus paracasei*) subsp.,paracasei[이전의 락토바실러스(Lactobacillus)]는 높은 중합도(degree of polymerization, DP)로 프룩탄을 분해하는 GH32(glycoside hydrolase Family 32) 세포외 엑소이눌리나아제(extracellulaar exo-inulinase)를 생산했다. 더 작은 중합도(DP) 분자가 형성되어 더 큰 중합도(DP) 기질을 사용할 수 없는 동반 유산균에 의해 소비되었다. 따라서, 이눌린 또는 다른 긴 사슬 프룩탄과 결합 된 이 균주는 교차 먹이주기 신비오틱 혼합물로 제형화 될 수 있다. 그러나, 이 제형이 숙주에게 상승적인 건강상의 이점을 제공하는지 여부를 결정하기 위해서는 임상 시험이 필요하다. 간접 효과에 기초한 상승적 효과의 또 다른 예는 최근 경구 신바이오틱에 대해 보고되었다.[75] 이 시험관내 연구에서 잘 연구 된 생균제인 락토카세이바실러스 람노수스(*Lacticaseibacillus rhamnosus*) GG[이전의 락토바실러스 람노수스(*Lactobacillus rhamnosus, L. rhamnosus*)]는 아미노산인 아르기닌(arginine)과 짝을 이룬다. 치아우식증의 원인균인 스트렙토코커스 뮤탄스(*Streptococcus mutans, S. mutans*)를 억제할 수 있는 신바이오틱스를 개발하는 것이 목표였다. 아르기닌은 아르기닌 탈이미나아제 계(arginine deiminase system, ADS)를 통해 공생 미생물에 의해 이용되어 암모니아를 생성한다. 후자는 S. mutans에 억제되는 pH를 상승시킨다. *L. rhamnosus* GG는 아르기닌 탈이미나아제 계(ADS)를 발현하지 않았지만, 아르기닌에 의해 성장이 촉진되어 간접적으로 S. mutans 억제에 기여했다. 폴리페놀 기반 신바이오틱스는 또한 2020년에 샤마(Sharma R)와 파드와드(Padwad Y)에 의해 제안 된바와 같이 내장의 간접적인 신진대사에 의해 매개 될 수 있다.[76] 적포도주,[77] 올리브 오일,[78] 석류[79] 및 딸기[80]를 포함한 폴리페놀이 풍부한 식품이 비피더스균을 풍부하게하기 위해 제안되었다. 그들의 신진대사가 장에서 어떻게 발생하는지는 명확하지 않지만 여러 교차 먹이주기 단계를 통해 발생하는 것으로 보인다.[81] 따라서, 폴리페놀 기질은 숙주에 건강상의 이점을 부여하는 생체 활성분자로 직접 변형되거나 유익한 최종산물을 생산하기 위해 다른 미생물에 의해 사용되는 대사산물로 간접적으로 변형 될 수 있다.

김치는 신바이오틱스일까?

2016년 부산대 박건영 교수와 프리아스(Juana Furias) 등이 편집한 『건강과 질병에서 발효식품(Fermented Foods in Health and Disease)』이라는 책의 김치와 건강상 혜택(Kimchi and its health benefits)에서 우리나라 경우 김치는 발효식품으로 1천만~1억 CFU/g의 유산균을 포함하고 있으며, 비타민, 광물질, 식이섬유소 등이 풍부한 식품이라 하였다.[82] 발효과정에서 유기산(organic acid), 이산화탄소, 에탄올, 만니톨(Mannitol), 박테리오신(bacteriocin), 공액리놀레산(conjugated linoleic acid, CLA), 올리고당 등을 생성하며, 이들이 건강에 유익을 준다.[83] 김치의 발효는 산도에 따라 개시(산도 0.2% 이하), 미숙성(0.2~0.4%), 적정숙성(0.4~0.9%), 과숙성(0.9% 이상)의 4단계로 나뉘며, 초기에는 류코노스톡 메센테로이데스(*Leuconostoc mesenteroides*, 젖산균으로 김치의 발효 초기에 주로 생육한다. pH 4.8이하에서는 생장이 잘 안 되는 균이다. 설탕 용액에서는 덱스트린으로 된 점액층으로 싸여 있는 것이 특징이다.), 나중에는 락토바실러스 사케이[*Lactobacillus sakei*, 이전에 락토바실러스 속으로 분류되었던 라틸락토바실러스(Latilactobacillus) 속의 유형종이다. 균질발효(homogenous fermentation)이다. 육탄당은 해장과정을 통해 주요 대사산물인 젖산으로 대사된다. 오탄당은 포스포케톨라아제(phosphoketolase) 경로를 통해 젖산과 초산으로 발효된다.]가 우세 세균이 된다.[84] 이 밖에도 웨이셀라(Weisella, 이 균들은 김치와 같은 발효 소체류, 발효식품, 사람과 동물의 소화관, 소시지 등 다양한 자연 환경에서 검출된다.), 락토코코스(Lactococcus, 버터밀크와 치즈 생산에 광범위하게 사용되는 그람 양성 박테리아이지만 인간 질병 치료를 위해 산 채로 사용되는 최초의 유전자 변형 유기체로로도 유명하다.), 페디오코쿠스(Pediococcus, 그람 양성 유산균) 등이 발견된다. 연구에 의하면 김치에는 난소화성 영양성분인 불용성 식이섬유소와 수용성 식이섬유소가 건조물 당 9.1~19.1%로 많은 것으로 나타났다.[85] 섬유소 식이는 프로바이오틱스의 효력을 증강시킨다. 또한 2016년 김(Kim HY)은 김치에 많이 들어가는 마늘 속에는 알리신(alicin) 성분이 있어 김치의 대표적인 프로바이오틱스인 류코노톡스의 생장을 저해하지 않고, 장내 유해세균의 성장만을 선택적으로 저해하는 것으로 알려져 있다.[86] 이러한 점에서 김치는 신바이오틱스라 할 수 있겠다. 같은 개념으로 발효해산물(젓갈 등)이나 유제품 역시 신바이오틱스 제품이라 할 수 있다.

앞에서 김치는 프로바이오틱스이고 신바이오틱스이며, 포스트바이오틱스로 볼 수 있다는 견해에 대해 학문적으로 보다 명확히 하기 위해 원광대학교 김용성 교수의 글 "유산균이 풍부한 김치는 프로바이오틱스 제품을 대체할 수 있을까?"에서 인용하였다.[87] 발효는 단지 젖산균에 의해서만 일어나는 것은 아니기 때문에 단순히 한 가지 효소 반응으로 정의하기는 어렵다. 요거트, 김치, 와인에서는 혐기성 젖산 및 에탄올 발효가 사용되는 반면 누룩, 간장, 미소에서는 진균에 의한 호기성 대사가, 그리고 식초, 콤부(Kombu)차[설탕을 넣은 녹차나 홍차에 세균과 효모를 함께 넣고 발효 시킨 차로 초산이 풍부한데, 산성이 강해 하루 3잔 이상 마시는 것은 좋지 않고, 발효 과정에 알코올이 생성되니 어린아이나 임산부는 피하는 것이 바람직하다.]에서는 아세토박터(Aetobacter) 균에 의한 발효가 이용된다.[87] 국제 프로바이오틱스 및 프리바이오틱스 전문가협회(International Scientific Association for Probiotics and Prebiotics, ISAPP)는 발효식품이란 "원하는 미생물의 성장과 효소 전환과정을 거쳐 만들어진 음식"이라고 전문가 합의를 통해 정의를 발표했다.[88] 이 정의에서는 단지 화학적 효소 전환뿐만 아니라 미생물의 활동이 필수적이라는 것을 명시했는데, 발효식품에서는 '원하는(desired)' 미생물 성장이라고 제한함으로써 똑같이 미생물의 성장과 효소전환이 필요한 부패 과정과 명확히 구분했다. 김치는 발효식품이고 발효 과정에 미생물의 성장이 필수적이기 때문에 많은 유산균이 포함된다는 것은 주지의 사실이다. 김치는 1 g당 약 107~109 집락소(CFU, 유익세균의 양을 세는 단위로 1 g당 108~109 CFU 정도의 함량이 허가기준이다.)의 유산균이 포함돼있고, 1회 적정 김치 섭취량이 40~60 g인 것을 고려하면 한 끼에 먹는 김치의 유산균 수는 상당하다. 프로바이오틱스는 '충분한 양을 투여했을 때 숙주에게 건강 이익을 주는 살아있는 미생물'이라는 정의만 만족하면 원칙적으로 그 종류가 한정되지는 않지만, 국내에서 건강식품 형태로 구매해 복용하는 프로바이오틱스 균은 19종으로 제한된다(표 1).[89] 여러 전문가에 의해 정의된 용어 정의에 따르면 김치는 프로바이오틱스 발효식품에 속하고, 균주 수준에서 건강 이익이 증명된 것은 아니지만 락토바실러스 플란타룸(*L. plantarum*)처럼 속 수준에서 일반적으로 건강이 있다고 알려진 균을 포함한다. 즉 2016년 박건영 연구팀인 김(Kim HY) 등이 발표한 내용을 보면 pH 4.3~4.7로 잘 익은 김치 상품의 유산균으로 바이셀라 코리엔시스(*Weisella koreensis*, 34.4%), 바이셀라 시바리아(*W. cibaria*, 11.2%), 바이셀라 콘푸사(*W. confusa*, 0.4%), 기타 바이셀러(*Weissela*, 7.9%)이며, 락토바실러스 그라미니스(*Lactobacillus graminis*, 12.5%), 락토바실러스 사케이(*L. sakei*, 9.2%), 기타 락토바실러스(Lactobacillus, 3.1%), 류코노스톡 겔리둠(*Leuconostock gelidum*, 8.9%), 류코노스톡 메센테로이데스(*Leuconostoc mesenteroides*, 3.2%)라 하였다.[86] 이 논문의 결과를 가지고 비교해 보면 잘 익은 김치에서 검출된 유산균 중에 프로바이오틱스 고시 19종에 포함되는 균주는 없다. 락토바실러스 플란타룸이 초기~과숙사이의 우점균임을 고려하면 19종 중에 락토바실러스 플란타룸 균주는 김치에 포함되어 있다고 봐야한다. 김치에 포함된 유산균들이 프로바이오틱스의 정의에 맞는지가 관건이 될 것이다. 즉 주요 김치 유산균들이 전임상 및 임상연구를 통해 특정 건강 이익을 주는 근거가 제시됐다면 김치를 섭취함으로써 프로바이오틱스를 복용하는 것이라고 할 수 있겠다. 그런데 김치 유산균과 연관된 대부분의 논문은 락토바실러스 플란타룸이나 락토바실러스 사케이에 대한 것이다. 유독 김치에 많이 포함된 바이셀라 및 류코노스톡 속(genus) 유산균은 세포 실험이나 동물 실험을 통해 항산화, 면역조절, 항바이러스 효과와 같은 다양한 기능이 제시되고는 있지만 아직 그 건강기능이 임상연구를 통해 증명된 것은 거의 없다. 그러므로 우리가 통상 말하는 임상을 통해 효능이 증명된 프로바이오틱스와는 그 근거 수준면에서 동일하다고 보기 어렵다. 발효식품의 균을 섭취하는 것이 증상 개선 목적으로 프로바이오틱스를 복용하는 것과 동일하지 않은 이유는 균주 특이적(strain-specific)이라는 특성이 적용되지 않기 때문이다. 즉 발효식품에 포함된 균들이 균주 수준까지 규명된 경우가 별로 없는데, 기존 프로바이오틱스와 같은 속에 속하더라도 균주가 다르면 동일한 건강이익을 제공한다고 말할 수 없다. 그렇지만 균주 특이적이 아닌 속 수준에서 일반적인 효능, 예를 들면 병원균과 경쟁해 억제하거나 항생물질을 생산하는 것과 같은 기능은 김치 유산균도 가지고 있다고 봐야 한다. 또 다른 문제점은 발효식품의 1회 섭취량에 각각의 프로바이오틱스 임상연구에서 건강이익이 확인된 유효 용량만큼 충분히 포함돼 있는지도 애매하다는 점이다. 그래서 이 질문에 대한 대답은 "가능성은 있지만 아직까지는 엄밀한 의미에서 모든 김치 유산균이 균주 특이적 효능을 보이는 프로바이오틱스라고 말하기는 어렵다."가 될 것이다. 그러므로 김치는 '균주 특이적(strain specific) 효과까지는 증명되지 않은 프로바이오틱스에 의해 발효된, 혹은 그런 프로바이오틱스가 포함된 발효식품'으로 분류할 수 있을 것이다. 참고로 국제 프로바이오틱스 및 프리바이오틱스 전문가협회(ISAPP) 전문가들은 프로바이오틱스, 발효식품 및 프로바이오틱스가 포함된 발효식품을 표 2처럼 구분하였다.

표 2. 프로바이오틱스, 발효식품, 프로바이오틱스 발효식품의 구분

<table>
<tr><th>구분</th><th>정의</th><th>형태</th><th>건강
이익에
대한
증거</th><th>균이 살아 있어야 함
균주 수준까지 규명
되어야 함
유전체 서열정보</th></tr>
<tr><td>프로바이오틱스</td><td>충분한 양을 투여했을 때 숙주에게 건강상 이익을 주는 살아있는 미생물</td><td>다양함</td><td>필요</td><td>필요</td></tr>
<tr><td>발효식품</td><td>원하는 미생물의 성장과 효소 전환 과정을 통해 만들어진 음식</td><td>음식</td><td>불필요</td><td>불필요</td></tr>
<tr><td rowspan="2">프로바이오틱스
발효식품</td><td>균주에 따른 효과가 증명된 프로바이오틱스에 의해 발효된 혹은 포함된 발효식품</td><td>음식</td><td>필요</td><td>프로바이오틱스에
대해서는 필요
그 외발효와 연관된
균은 불필요</td></tr>
<tr><td>균주에 따른 효과까지는 증명되지 않은 프로바이오틱스에 의해 발효된 혹은 포함된 발효식품</td><td>음식</td><td>필요</td><td>프로바이오틱스에
대해서는 필요
그 외발효와 연관된
균은 불필요</td></tr>
</table>

신바이오틱스 임상 연구

2008년 초우라기(Chouraqui M) 등은 건강한 영아에서 비피도박테리아, 락토바실러스, 90%의 갈락토올리고당 및 10%의 프락토올리고당을 혼합하여 섭취시켜 신바이오틱스의 안전성을 검증한 결과, 신바이오틱스를 섭취한 영아들의 설사 발생이 감소하였다는 결과를 얻었으며,[90] 2006년 베틀러(Bettler J) 등은 유아를 대상으로 한 연구에서도 같은 경향을 확인하였다.[91] 2002과 관련된 또 다른 질환으로 과민성장증후군(Irritable bowel syndrome: IBS)과 염증성 장질환(Inflammatory bowel disease: IBD)을 들 수 있는데, 염증성 장질환(IBD) 환자의 장내 미생물은 건강한 사람의 균총과 다르며[92], 염증성 장질환에 대한 신바이오틱스의 효과는 아직 명확하게 밝혀지지는 않았으나, 몇몇 연구는 신바이오틱스가 IBD에 유효할 가능성을 제시하였다. 일례로 2005년 퍼리(Furrie E) 등[93]은 24~67세의 대장염 환자 16명 중 무작위로 절반(9명)을 선발하여 캡슐 형태의 비피도박테리움 롱검(*Bifidobacterium longum*)과 작은 봉지에 담긴 이눌린, 올리고프룩토오스를 6g씩, 하루 2회, 4주간 공급한 결과, 직장경 검사, 인체 *β*-디펜신(β-defensin)의 mRNA 수준, 종양괴사인자-*α*(tumour necrosis factor α)와 인터류킨-1*α*(interleukin 1α), 상피세포의 염증과 재생이 모두 개선되었다고 보고하였고, 휘란(Whelan K)과 퀴그리(Quigley EMM)[94]는 염증성 장질환(IBD)과 과민성 장증후군(IBS)에 대한 프로바이오틱스의 효과를 연구한 문헌들을 비교한 결과, 계통에 의한 차이는 있지만 프로바이오틱스가 효과가 있었다고 보고하였다. 2014년 신바이오틱스와 관련하여 포드(Ford AC) 등은 과민성 장증후군과 만성 변비(chronic idiopathic constipation)에 대해 만 16세 이상 성인들에게 프로바이오틱스, 프리바이오틱스, 신바이오틱스 등을 7일 이상 섭취시키고, 그 효과를 조사한 43건의 논문에 대해 메타분석을 실시한 연구에서 프로바이오틱스와 신바이오틱스가 유익한 효과를 나타내었다고 보고하였다.[95]

신바이오틱스 선택 시 요구사항

신바이오틱스 조제법을 구성할 때 고려해야 할 첫 번째 생각할 것은 적절한 프로바이오틱스와 프리바이오틱스를 선택하여 별도로 사용할 때도 숙주의 건강에 긍정적인 영향을 미치는 것이어야 한다. 프리바이오틱스가 프로바이오틱스에 유리한 영향을 미치기 위해 프리바이오틱스가 보유할 특정 특성을 결정하는 것이 가장 적절한 접근 방법이다. 프리바이오틱스는 선택적으로 미생물의 성장을 자극하여 건강에 유익한 영향을 미치며, 동시에 다른 미생물을 자극하지 않아야 한다. 비피도박테리움이나 락토바실러스 속 세균과 프락토올리고당의 혼합이 가장 많이 사용되고 있다. 신바이오틱스 개념이 1995년 전에 처음 기술되었음에도 불구하고,[48] 국제 프로바이오틱스 및 프리바이오틱스 과학 협회(ISAPP)의 전문가 패널은 최근 신바이오틱스 정의를 "살아있는 미생물과 숙주 미생물이 선택적으로 사용하는 기질로 구성된 혼합물"로 업데이트했다.[96,97] 이러한 제품은 숙주 미생물을 대상으로 하는 상보적 또는 하나 이상의 건강상 이점을 달성하기 위해 함께 투여된 프로바이오틱스에 의해 선택적으로 프리바이오틱스가 사용되는 상승적 효과로 설계될 수 있다. 신바이오틱(synbiotic)이라는 용어는 종종 공생(symbiotic)과 혼동되기도 한다.[98] 공생은 원칙적으로 이종 개체 사이의 관계를 가리켜 말하는 것이지만, 경우에 따라서는 개체군 · 사회 등 집단 사이의 관계를 포함시키기도 한다. 공생의 종류에는 서로 다른 두 종 모두 이익을 얻는 관계인 상리공생(mutualism, 편리공생과 상반되는 용어로 서로 다른 종의 동물이 서로 상호 작용을 통하여 서로 이익을 주고 받는 것을 말한다.),[99] 한쪽만 이득을 얻고 다른 한 쪽은 이득도 손해도 없는 관계인 편리공생(commensalism),[100] 한 쪽은 이득을 얻고 다른 한 쪽은 피해를 보는 관계인 기생(parasitism)이 있다.[101] 프리바이오틱스는 주로 갈락토올리고당(galactooligosaccharide, GOS), 프락토올리고당(fructooligosaccharide, FOS), 트랜스갈락토올리고당(transgalactooligosaccharide, TOS), 이눌린 및 프룩탄(fructan)과 같은 탄수화물 기반 화합물로, 프로바이오틱스의 실행 가능성을 향상시킬 수 있다.[102] 폴리페놀 및 오메가-3 긴사슬지방산과 같은 비탄수화물 기반 화합물도 표준 정의에 따라 프리바이오틱스로 간주된다.[103] 사실, 숙주 미생물에 의해 선택적으로 사용되고 건강상의 이점을 제공하는 모든 화합물은 프리바이오틱스로 간주된다.[10,104]

현 시점에서 장 건강 기능성 효능 외에 특별한 다른 기능 목적으로 판매되는 신바이오틱스 제품은 거의 없다. 신바이오틱스의 단점은 함량의 문제로 프로바이오틱스와 프리바이오틱스를 혼합할 경우 전체적인 양은

2가지를 합친 양이기 때문에 섭취해야할 양이 늘어날 수밖에 없다. 국내에서 기능성 인정을 위한 프로바이오틱스와 프리바이오틱스 일일섭취량은 프로바이오틱스경우 1억~100억 집락소(CFU)이고, 프리바이오틱스(프락토올리고당 기준)는 3~5g이다.[105] 우리나라에서 시판되는 제품의 경우 2가지로 나눌 수 있는데 프로바이오틱스가 충분한 경우와 프리바이오틱스가 충분한 경우이다. 프로바이오틱스를 100억 CFU 함유한 제품이 있지만, 프리바이오틱스 성분에 대해서는 부원료로 표시하고 있다. 즉, 프리바이오틱스의 기능성을 위한 일일섭취량이 기준에 미달(3 g 미만)되는 경우이다. 이럴 경우 의미적으로는 신바이오틱스라 할 수 있지만, 실제로는 프로바이오틱스에 가깝다고 볼 수 있다. 또 다른 제품의 경우 프리바이오틱스를 주원료로 명시하고 있는데, 이는 프락토올리고당을 3g 이상 포함하고 있는 것으로, 많은 경우 '유익균의 영양 공급원! 프로바이오틱스 더 이상 부원료가 아닙니다. 주원료 4000 mg 함유, 부원료가 아닌 주원료로 가득 담았습니다.'라고 하며 주원료 양을 강조한다. 이럴 경우 2가지가 다 주원료이고, 기능성을 표시할 수 있으니 좋은 제품일 수 있다. 그러나 자세히 성분표시를 살펴보면 하나의 문제점이 있다. 프로바이오틱스의 수로 기능성을 인정받을 수 있는 정도의 양이 들어 있지만 일반 프로바이오틱스 제품이 100억 CFU가 대부분인데, 1억~10억 CFU만 함유한 경우가 많다. 이런 제품은 프리바이오틱스에 프로바이오틱스를 약간 추가한 정도이다. 지금까지 나온 제품의 경우 신바이오틱스라 해서 새로운 효과를 기대하기 보다는 2가지를 한꺼번에 섭취한 정도로 마케팅을 위해 사용된다 생각할 수 있다. 그렇기 때문에 소비자는 본인이 원하는 성분을 고려하여 선택하는 것이 현명한 일이다.

보완적 신바이오틱스와 상승적 신바이오틱스

보완적인 개념의 신바이오틱스(complementary synbiotics)는 독립적으로 선택된 프로바이오틱스와 프리바이오틱스가 함유되어 각각 건강상 이점을 주는 것이다.[47] 그런 측면에서 가장 이상적인 것은 프로바이오틱스나 프리바이오틱스가 첨가되어 각각의 유익한 효과를 만들어 내고 그 효과가 합쳐졌을 때 부수적인 효과가 나타나는 것이다. 이 경우 신바이오틱스에 함께 첨가되는 프리바이오틱스가 프로바이오틱스에 의해 반드시 이용될 필요는 없는 것이며 다른 장내 세균에 도움이 되면 된다. 따라서 신바이오틱스에 함유된 프로바이오틱스는 함께 포함된 프리바이오틱스에 의해 생태학적 이점을 얻지 못할 수도 있고 실제 전혀 이용을 못하는 상황이 발생할 수도 있다.[106] 이에 비해 상승적 신바이오틱스(synergistic synbiotics)는 보완적 신바이오틱스와 마찬가지로 프로바이오틱스와 프리바이오틱스가 신바이오틱스에 포함되며 이때 프리바이오틱스는 함께 첨가된 프로바이오틱스의 성장을 돕도록 설계된다.[107] 따라서 장내 미생물 균총에서 첨가된 프리바이오틱스를 이용할 수 있는 미생물이 반드시 존재할 필요는 없다.[108] 신바이오틱스에 함께 사용되는 프리바이오틱스를 프로바이오틱스가 이용할 수 없다면 그 효과를 예측하기 어렵고 또한 개인의 장내 균총 조성에 따라 좌우될 수 있다. 임상시험의 결과에서도 프리바이오틱스를 섭취했을 때 비피도박테리아 증식능이 확인된 사람도 있지만 그렇지 않은 경우도 있다.[108] 프로바이오틱스 균주가 장내 정착하기 위해서는 영양소를 확보해야하는 점과 동시에 기존의 장내 서식하는 미생물과 경쟁에서 이겨야 한다. 그렇기 때문에 프로바이오틱스 균주가 선택적으로 이용 가능한 프리바이오틱스를 함께 사용할 경우 장내 경쟁에서 유리할 수 있고 지속성도 향상될 수 있다.[107] 그동안 신바이오틱스와 관련한 많은 논문들이 발표되었는데 프로바이오틱스 균주로는 락토바실러스와 비피도박테리아가 주로 사용되고, 프리바이오틱스는 이눌린, 각종 올리고당, 식이섬유소가 주로 사용되었다.[109] 동물실험에서는 신바이오틱스에 사용되는 프로바이오틱스와 프리바이오틱스의 시너지 효과가 다수 증명되었으나 인체실험에서는 그리 많지가 않다. 왜냐하면 프로바이오틱스 균주가 이용할 수 없는 프리바이오틱스를 첨가하거나 생체내(*in vivo*) 상황을 고려하지 않아 첨가된 프리바이오틱스를 프로바이오틱스와 이미 서식하고 있는 장내 미생물이 경쟁적으로 이용하는 상황이 일어날 수 있기 때문이다.[110-112] 그래서 상승적 신바이오틱스 조합을 만들기 위한 새로운 전략은 체외(*in vitro*)나 원위치(*in situ*) 검증이 아닌 생체(*in vivo*) 검증을 통해 확인하는 것이다.[106] 신바이오틱스의 인체 건강기능성 중 장내 건강기능성과 관련해서는 대사증후군 치료, 대장암 위험 감소, 장 조직에서의 세포증식 감소, 병원성 미생물의 장내 정착 및 감염 억제, 과민성 대장증후군 및 염증성 장 질환의 예방 및 치료, 장내 미생물 균총 변화 유도 등이 있으며 전신 건강기능성과 관련해서는 식품 알레르기 조절, 항산화 활성, 약물 대사 변화, 심장병 위험 감소, 혈중 지질 조절, 골다공증 예방, 천식 및 아토피 치료 등이 있고 장-뇌 축과 관련해서는 자폐증치료, 스트레스 감소 등의 효과가 있다.[108] 신바이오틱스의 구성요소인 프로바이오틱스와 프리바이오틱스 시장이 급성장 하면서도 한편으로 과학적 혹은 산업적으로 겪는 장벽은 그것들의 임상효과를 명확히 하는 것으로 극복해야한다.[113] 지금까지 유럽 식품안전청(EFSA)이나 미국 식품의약안전청(Food and Drug Administration, FDA)의 경우 프로바이오틱스나 신바이오틱스가 포함된 제품에 대해서 건강정보표시(health claim)를 허용하지 않고 있으며 미국 식품의약안전청 안내서에도 프로바이오틱스를 질병치료, 예방, 진단 등의 목적으로 섭취할 경우 약으로 분류되어 신약과 같은 규제 절차를 밟아야 한다.[108] 신바이오틱스 제품은 일반적으로 식품(유제품 등)의 형태로 소비자들에게 공급된다. 프리바이오틱스는 식품 적용성이 우수하지만 프로바이오틱스나 신바이오틱스의 경우 비냉장식품에 적용하는데 한계가 있을 수 있다.[114] 그러나 미세캡슐화(microencapsulation) 등과 같은 식품 신기술의 개발은 다양한 형태의 신바이오틱스 제품 개발이 가능해져 그 활용성이 커지고 있다.[108]

신바이오틱스의 작용 기전

프로바이오틱스는 기본적으로 소장과 대장에서 활성화되며, 주로 대장에서 프리바이오틱스의 효과가 관찰된다는 사실을 고려하면, 이 둘의 조합은 시너지 효과를 낼 수 있다.[115] 프리바이오틱스는 주로 프로바이오틱스 균주의 성장, 발효, 장 통과를 위한 선택적 매개체로 사용된다. 문헌에는 프리바이오틱스의 사용으로 인해 프로바이오틱스 미생물이 특정 유기체의 장에서 산소화, pH 및 온도를 포함하여 환경 조건에 대한 높은 내성을 획득한다는 징후가 있다.[116] 그러나, 이러한 요인들에 대한 더 높은 내성을 제공하는 추가 에너지원의 작용 기전은 충분히 설명되지 않았다. 이러한 성분들의 조합은 실행 가능한 미생물학적 식이 보충제의 생성으로 이어지고, 적절한 환경을 보장하는 것은 숙주의 건강에 긍정적인 영향을 줄 수 있다. 다음과 같은 두 가지 형태의 시너지 작용이 알려져 있다.[117] ①생균 미생물의 생존 능력 향상을 통한 작용 ②특정 건강 효과의 제공을 통한 작용이다.

프리바이오틱스를 이용한 프로바이오틱스의 자극은 장내 생물구조의 유지와 함께 장내 대사 활성의 조절, 유익한 미생물의 발달, 위장에 존재하는 잠재적 병원체의 억제를 초래한다.[118] 합성 생물학은 니트로사민과 발암 물질의 불활성화뿐만 아니라 바람직하지 않은 대사산물의 농도를 감소시킨다. 이들의 사용은 짧은사슬지방산, 케톤, 이황화탄소 및 메틸 아세테이트의 수준을 크게 증가시켜 잠재적으로 숙주의 건강에 긍정적인 영향을 미친다.[117] 그들의 치료 효과에 관하여, 합성 약물의 바람직한 특성은 항균, 항암 및 항알레르기 효과를 포함한다. 그들은 또한 장의 부패 과정을 억제하고 변비와 설사를 예방한다. 신비오틱스는 골다공증 예방, 혈중 지방 및 당 수치 감소, 면역학적 시스템의 조절 및 비정상적인 간 기능과 관련된 뇌 질환의 치료에 매우 효율적일 수 있음이 밝혀졌다.[2]

사람을 위한 신바이오틱스

신바이오틱스는 사람에게 다음과 같은 유익한 영향을 미친다.[119] ① 락토바실러스 및 비피도박테리움 속 수 증가 및 장내 미생물군의 균형 유지 ②간경변증을 앓고 있는 환자의 간 기능 향상 ③개선된 면역 조절 능력 ④환자의 수술 후 절차 및 이와 유사한 중재에서 세균 전위(translocation) 예방 및 비병원성 감염 발생률 감소시킨다.

지질 다당류(lipopolysaccharides, LPS), 에탄올, 짧은사슬지방산(SFCA)과 같은 세균 대사산물의 전위는 간으로 침투하게 한다. 또한 짧은사슬지방산은 간의 트리아실글리세롤(triacylglycerol)의 합성과 저장을 자극한다. 이러한 과정은 간 해독의 기전을 강화하고, 이는 트리아실글리세롤(intrahepatic triacylglycerol, IHTG)의 간 저장을 초래할 수 있으며, 장기의 지방증(steatosis)을 강화할 수 있다. 성인 대상 비알콜성 지방간염

(Non-Alcoholic steato hepatisis, NASH) 피험자에서 5가지 프로바이오틱스(*Lactobacillus plantarum*, spp. *bulicus*, *L. acidophilus*, *L. rhamnosus*, *Bifidobacterium bifidum*)가 포함된 합성 약물(synbiotic)과 이눌린의 사용에 대한 무작위 실험에서 6개월 이내에 IHTG의 유의한 감소가 나타났다.[120] 또한 LPS는 종양괴사인자 알파(TNF-α)와 같은 전염증성 사이토카인을 유도하여 비알코올성 지방간 질환(non-alcoholic fatty liver disease, NAFLD)에서 인슐린 저항성 및 염증성 세포 흡수에 중요한 역할을 하는 것으로 알려져 있다. 프로바이오틱스(*L. casei*, *L. rhamnosus*, *S. thermophilus*, *B. breve*, *L. acidophilus*, *B. longum*, *L. bulgariicus*)와 프락토올리고당을 혼합한 합성물의 효과에 대한 연구에는 성인 52명이 28주간 참여하였다. 신바이오틱스를 보충하면 NF-gB(핵인자 gB)가 억제되고 TNF-*α*(종양괴사인자 α)의 생성이 감소하는 것으로 나타났다.[121]

쥐 연구에서 프로바이오틱스로 락토바실러스 람노스(*L. rhamnosus*)와 비피도박테리움 락티스(*B. lactis*)를 사용하고 프리바이오틱스로 이눌린과 올리고과당을 함유한 신바이오틱스 제품이 식이에 도입된 후 장내 IgA의 수치가 증가한 것이 발견되었다. 신바이오틱스는 혈중 콜레스테롤 수치를 낮추고 혈압을 낮춘다.[122] 또한, 간 질환의 치료에 신바이오틱스가 사용되며,[123] 칼슘, 마그네슘 및 인의 흡수를 개선한다.[124]

2013년 당(Danq) 등은 메타분석에서 습진 예방을 위한 프로/프리바이오틱스에 대한 발표된 연구를 평가하고, 관련 아동의 세균주 효능과 알레르기 상태 변화를 조사했다. 본 메타분석 결과, 프로바이오틱스 또는 신바이오틱스가 2세 미만의 유아에서 습진 발생을 감소시킬 수 있음을 발견하였다. 프로바이오틱스 투여 후에도 전신 감작은 변하지 않았다.[125)]

유럽 연합이 자금을 지원하는 SYNCAN 프로젝트의 프레임워크 내에서 수행된 연구는 신바이오틱스의 항암 특성을 검증했다. 프락토올리고당(SYN1)이 두 개의 프로바이오틱스 균주(*L. rhamnosus* GG 및 *B. animalis* subsp. lactis Bb12)와 결합된 효과는 대장암 위험이 있는 환자의 건강에 대해 연구되었다. 그 결과, 암 환자와 용종 절제 후 환자에서 질병의 발병을 나타내는 바이오 마커(유전독성, 라벨링 지수, 라벨링된 세포/암호, 경피 저항성, 괴사, 인터류킨 2, 인터페론 g)의 변화가 관찰되었다.[126)] 연구된 신바이오틱스를 적용하면 대장암 위험을 줄일 수 있다는 결론이 나왔다. 낮은 수준의 DNA 손상과 낮은 대장구 증식 비율도 관찰되었다.[127)] 표 3은 신바이오틱스가 인간의 건강에 미치는 영향에 초점을 맞춘 연구 결과를 보여준다. 신바이오틱스 그룹이 표준 치료 외에 신바이오틱스 예방적 또는 추가적으로 받은 임상 실험의 예가 있다. 표 4는 2020년 이후 신바이오틱 임상시험을 요약하였다.

표 3. 사람 건강에 대한 신바이오틱스의 효과에 대한 임상시험

질환명	실험 참여 수 (참고문헌)	신바이오틱스 구성	투여 기간	주요 결과
비만	153명 (남녀)[128]	*L. rhamnosus CGMCC1.3724*/ 이눌린	36주	체중 감소, 렙틴(leptin) 감소 래크노스피래세에(Lachnospiraceae) 세균 수치 증가
	70명(높은 BMI를 가진 어린이와 청소년)[129]	*L. casei, L. rhamnosus, S. thermophilus, B. breve, L. acidophilus, B. longum, L. bulgaricus*/ 프락토올리고당	8주	BMI z-점수(아동의 연령과 성별에 맞게 조정된 상대 체중 측정치[출처] 영유아, 소아, 청소년의 수면시간과 비만(미인은 잠꾸러기)와 허리둘레의 감소.
	77명(비만 어린이)[130]	*L. acidophilus, L. rhamnosus, B. bifidum, B. longum, E. faecium* /프락토올리고당	4주	체질인류학적 측정치의 변화. 총 콜레스테롤, LDL-콜레스테롤 및 총 산화 스트레스 혈청 수준의 감소
인슐린 저항성 증후군	38명[131]	*L. casei, L. rhamnosus, S. thermophilus, B. breve, L. acidophilus, B. longum, L. bulgaricus*/ 프락토올리고당	28주	공복 혈당과 인슐린 저항성의 수치가 현저하게 개선
	54명[132]	*L. acidophilus, L. casei, L. rhamnosus, L. bulgaricus, B. breve, B. long um, S. thermophilus*/ 프락토올리고당	8주	인슐린 저항성의 항상성 모델 평가 및 총 글루타티온 레벨 혈장 수치 증가, 혈청 내 CRP(C-reactive protein) 감소

제2형 당뇨병	81명[133)	*L. sporogenes*/ 이눌린	8주	혈청 인슐린 수치, 인슐린 저항성의 항상성 모델 평가 및 세포 기능의 유의한 감소
	78명[134)	*L. sporogenes*/ 이눌린	8주	혈청 지질 프로파일(트리아실 글레세롤, 총 콜레스테롤/HDL-콜레스테롤)의 감소 및 혈청 HDL-콜레스테롤 수준의 현저한 증가
	20명[135)	*L. acidophilus*, *B. bifidum*/ 올라과당	2주	HDL-콜레스테롤 증가 및 공복 혈당 감소
비알코올성 지방간염	20명[136)	*L. plantarum*, *L. delbrueckii spp. bulgaricus*, *L. acidophilus*, *L. rhamnosus*, *B. bifidum*/이눌린	26주	간 내 트라이실 글리세롤 감소
	52명(성인)[137)	*L. casei*, *L. rhamnosus*, *S. thermophilus*, *B. breve*, *L. acidophilus*, *B. longum*, *L. bulgaricus*/ 프락토올리고당	30주	NF-kB의 억제 및 TNF-α의 환원
과민성 장증후(IBS), 위장관장애, 헬리코박터 제거, 염증성 장질환(IBD), 설사	76명(IBS)[138)	*L. acidophilus La-5®*, *B. animalis, ssp. lactis BB-12®*/ 식이섬유소(Beneo)	4주	평균적으로 총 IBS로 인한 삶의 질 점수가 18% 향상된 것으로 보고되었으며, 팽창 심각도, 배변 만족도 및 IBS 증상의 심각도가 환자의 일상생활에 간섭하는 것으로 나타났다. 그러나 신바이오틱스 그룹과 위약 그룹 사이에는 통계적으로 유의한 차이가 없었다.

	69명 (H. pyroli가 확인된 6-16세 어린이)[139]	*B. lactis B94*/ 이눌린	2주	총 69명의 H. pylori-martic 어린이 (여성/남성 = 36/33; 평균 ± SD = 11.2 ± 3.0세)에서 표준 치료 그룹 34명의 참가자 중 20명, 신바이오틱스 그룹 27/35명에서 근절이 달성되었다. 표준 치료군과 신바이오틱스군 간의 박멸률에는 유의한 차이가 없었다.
	40명 (궤양성 장염)[140]	B. longum/psyllium	4주	신바이오틱스 처리군이 프리바이오틱스나 프로바이오틱스 처리군보다 삶의 질 변화를 보인다
아토피성 피부염	90명 (아토피성 피부염 유아)[141]	*B. breve M-16V*/ 갈락토올리고당과 프락토올리고당 혼합물	12주	이 합성 혼합물은 비록 성공적으로 장내 미생물을 조절했지만 유아의 아토피성 피부염 중증도에 이로운 영향을 미치지 않았다.
	40명 (3개월-6년의 아토피성 피부염 유아[142])	*L. casei. L. rhamnosus, S. thermophilus, B, breve, L. acidophilus, B. infantis, L. vulgaricus*/ 프락토올리고당	8주	7개의 프로바이오틱스 균주와 프락토올리고당을 혼합하면 소아에서 AD의 중증도를 임상적으로 개선할 수 있다.

유당 불내증 완화	20명 (남녀)[143]	락토바실러스, 비피도박테리움/ 프락토올리고당	5주	프로바이오틱스 혼합물의 소비는 유당 불내증을 가진 피험자의 유당 부하와 관련된 위장 성능을 향상시켰다. 프리바이오틱스의 첨가로 증상이 추가로 감소했다. 보충제는 안전하고 내성을 잘 견디었으며, 별다른 부작용은 관찰되지 않았다.
다양한 암 관련 후유증	43명 (다종증) 37명 (대장암)[126]	*L. rhamnosus GG, B. lactis Bb12* / 이눌린	12주	L. rhamnosus와 B. lactis의 대변 증가, C. perringen의 감소, 다액종 환자에서 IL-2의 분비 증가 방지, 암 환자에서 인터페론-락티스의 생산 증가

표 4. 2020년 이후 신바이오틱 임상시험 요약

미생물/일	기질/일	대상	대조군		일차 임상 성과	참고 문헌
			미생물만	기질만		
Bifidobacterium infants EVC001, 8×109 CFU	HMO, 1.6g	심한 급성 영양 불량 유아	Yes	No	체중 증가 증진, 염증 표지자 감소	Barratt 등,[144] 2023

Lactiplantibacillus plantarum PBS067, Lactobacillus acidophilus PBS066 및 *Limosilactobacillus reuteri PBS072* 각 균주별 2×109 CFU	이눌린/ FOS(1;1)	대사성 증상이 있는 노인	No	No	MetS 증상 및 심혈관 위험인자 감소	Cicero 등,[145] 2021
Lactobacillus, Bifidobacterium 및 Enterococcus (대략 2.8×109 CFU)	식물 섬유소 혼합물	정신 장애가 있는 성인 환자	Yes	Yes	항정신병약 유발 체중 증가 감소	Huang 등,[146] 2022
Bifidobacterium longum NT	GOS, 1g	변비가 있는 성인	Yes	No	신바이오틱이 변비에 대한 프로바이오틱에 대한 긍정 효과 약화	Ito등,[65] 2022
Lacticaseibacillus paracasei Strain Shirota 및 *Bifidobacterium breve*, 각 균주별 3×108 CFU	GOS, 7.5g	제2형 당뇨병이 있는 비만 성인	No	No	인터류킨-6 변화 없음	Kanazawa 등,[147] 2021
Lactobacillus acidophilus, Bifidobacterium bifidum, Bifidobacterium lactis 및 *Bifidobacterium longum*(각 균주별 1.5×109 CFU)	<6g/일 이눌린	당뇨 전증이 있는 성인	Yes	No	장 마이크로바이옴에 별 변화가 없음	Kassaian 등,[148] 202
Bifidobacterium animalis subsp. lactis Vesalius 002, 10×109 CFU)	FOS, 9.9g	중년 성인	No	No	복부 불편함의 일수 감소	Neyrinck 등,[149] 2021

Bifidobacterium breve M-16V 1×104 또는 1×106 CFU	GOS/ FOS(9;1), 6.5g	6~19주 유아	No	No	신바이틱스에 의해 비피도박테리아 증가 및 클로스트리디오이데스 디피실 감소	Phavichitr 등,[67] 2021
9 균주, 10^9 CFU	FOS, 1.43g	심한 복통이 있는 유아	No	No	반응속도가 높음	Piąek 등,[150] 2021
Bifidobacterium animalis subsp. lactis BB-12, 1010CFU	FOS, 8g	비알코올성 지방간 질환이 있는 환자	No	No	간질환 표지자에 효과 없음	Scorletti 등,[151] 2020
Lactobacillus acidophilus, Bifidobacterium lactis, Bifidobacterium longum 및 *Bifidobacterium bifidum* 15×109 CFU	GOS, 2.75g/일	비만 또는 과체중 성인	No	No	체표 성분 변화 및 체중감소	Sergeev 등,[152] 202
5 균주, 10^{10} CFU	FOS, 1.89g	과민성 대장증후군이 있는 성인	No	No	과민성 대장증후군 개선	Skrzydlo-Radomanska 등,[153] 2020
Lactobacillus acidophilus LA-5, 2.1×108 CFU 및 *Bifidobacterium anamalis subsp. lactis* BB−12 2.7×109 CFU	이눌린, 2.3g	18−22살 군인	No	No	기장과 졸림 감소	Valle 등,[154] 2021

○ 참고 문헌

1. Maftei NM : Probiotic, prebiotic and synbiotic products in human health. pp.1-19, In Frontiers and New trends in the science of fermented food and beverages. Solís-Oviedo RL, Pech-Canul ADLC (eds), IntechOpen, London, UK (2019)
2. Markowiak P, Śliżewska K : (2017). Effects of Probiotics, Prebiotics, and Synbiotics on Human Health. Nutrients 9(9):1021. doi: 10.3390/nu9091021.
3. Tamime AY : MICROFLORA OF THE INTESTINE | Biology of Bifidobacteria. In Richard K. Robinson. (ed) Encyclopedia of Food Microbiology. Academic Press. 1999. ISBN : 978-0-12-227070-3
4. Health Partners : The best colon-healthy foods (and how they might help prevent cancer), www.healthpartners.com/blog/colon-healthy-foods/
5. RUSH University Medical Center : Eating for a Healthy Colon. A healthy diet can be a powerful force against colon disorders — including cancer. www.rush.edu/news/eating-healthy-colon
6. Adventist Health : Foods for Colon Health. https://adventisthealth.org/blog/2023/january/foods-for-colon-health/, January 20, 2023.
7. Nicolette Star Maggiolo, Top Nutrition Coaching : Best Foods for Colon Health: Top 8 Foods for Optimal Digestive Health. www.topnutritioncoaching.com/blog/best-foods-for-colon-health
8. Jason Howland, Mayo Clinic : Mayo Clinic Minute: Eating for a healthy colon. https://newsnetwork.mayoclinic.org/discussion/mayo-clinic-minute-eating-for-a-healthy-colon/ March 26, 2028.
9. Danish Shahab, Duly Health and Care : Healthy Foods for a Healthy Colon. www.dulyhealthandcare.com/health-topic/healthy-foods-for-a-healthy-colon
10. Davani-Davari D, Negahdaripour M, Karimzadeh I, Seifan M, Mohkam M, Masoumi SJ, Berenjian A, Ghasemi Y : (2019) Prebiotics: Definition, Types, Sources, Mechanisms, and Clinical Applications. Foods 8(3):92. doi: 10.3390/foods8030092.
11. Gibson G, Hutkins R, Sanders M, Prescott SL, Reimer RA, Salminen SJ, Scott K, Stanton C, Swanson KS, Cani PD, Verbeke K, Reid G : (2017) Expert consensus document: The International Scientific Association for Probiotics and Prebiotics (ISAPP) consensus statement on the definition and scope of prebiotics. Nat Rev Gastroenterol Hepatol 14:491–502. doi.org/10.1038/nrgastro.2017.75
12. Damien Grizard, Chantal Barthomeuf : (1999) Non-digestible oligosaccharides used as prebiotic agents: modeof production and beneficial effects on animal and human health. Reproduction Nutrition Development 39(5-6):563-588. ffhal-00900326, https://hal.science/hal-00900326/document
13. Nagpal R, Kaur A : (2011) Synbiotic effect of various prebiotics on in vitro activities of probiotic lactobacilli. Ecol Food Nutr 50:63–68. doi: 10.1080/03670244.2011.539161.
14. Nagpal R, Kumar A, Kumar M, Behare PV, Jain S, Yadav H : (2012) Probiotics, their health benefits

and applications for developing healthier foods: A review. FEMS Microbiol Lett 334(1):1–15. doi: 10.1111/j.1574-6968.2012.02593.x.

15. Pandey KR, Naik SR, Vakil BV : (2015) Probiotics, prebiotics and synbiotics-a review. J Food Sci Technol 52:7577-7587. doi: 10.1007/s13197-015-1921-1
16. Wasilewski A, Zielińska M, Storr M, Fichna L : (2015) Beneficial Effects of Probiotics, Prebiotics, Synbiotics, and Psychobiotics in Inflammatory Bowel Disease. Inflamm Bowel Dis 21(7):1674-1682. doi: 10.1097/MIB.0000000000000364.
17. Kim YH : (2016) Probiotics, prebiotics, synbiotics and human health. BT News 23(1):17-22. www.dbpia.co.kr/journal/articleDetail?nodeId=NODE06669259
18. Grimoud J, Durand H, Courtin C, Monsan P, Ouarne F, Theodorou V, Roques C : (2010) In vitro screening of probiotic lactic acid bacteria and prebiotic glucooligosaccharides to select effective synbiotics. Anaerobe 16(5):493–500. doi: 10.1016/j.anaerobe.2010.07.005.
19. Anand S, Mandal S, Singh KS, Patil P, Tomar SK : (2018) Synbiotic combination of Lactobacillus rhamnosus NCDC 298 and short chain fructooligosaccharides prevents enterotoxigenic Escherichia coli infection. LWT-Food Sci Technol 98(11):329–334. DOI:10.1016/j.lwt.2018.08.061
20. Zheng J, Wittouck S, Salvetti E, Franz CM, Harris HM, Mattarelli P, O'Toole PW, Pot B, Vandamme P, Walter J, Watanabe K (2020) A taxonomic note on the genus Lactobacillus: Description of 23 novel genera, emended description of the genus Lactobacillus Beijerinck 1901, and union of Lactobacillaceae and Leuconostocaceae. Int J Syst Evol Micr 70:2782–2858. doi: 10.1099/ijsem.0.004107.
21. Awasti N, Tomar SK, Pophaly SD, Poonam, Lule VK, Singh TP, Anand S : (2016) Probiotic and functional characterization of bifidobacteria of Indian human origin. J Appl Microbiol 120(4):1021–1032. doi: 10.1111/jam.13086.
22. Akrami R, Iri Y, Rostami HK, Mansour MR : (2013) Effect of dietary supplementation of fructooligosaccharide (FOS) on growth performance, survival, Lactobacillus bacterial population and hemato-immunological parameters of stellate sturgeon (Acipenser stellatus) juvenile. Fish Shellfish Immun 35:1235–1239. doi: 10.1016/j.fsi.2013.07.039.
23. Batista AL, Silva R, Cappato LP, Ferreira MV, Nascimento KO, Schmiele M, Esmerino EA, Balthazar CF, Silva HL, Moraes J, Pimentel TC : (2017) Developing a synbiotic fermented milk using probiotic bacteria and organic green banana flour. J Funct Foods 38:242–250. doi.org/10.1016/j.jff.2017.09.037
24. Casiraghi MC, Canzi E, Zanchi R, Donati E, Villa L : (2007) Effects of a synbiotic milk product on human intestinal ecosystem. J Appl Microbiol 103:499–506. doi: 10.1111/j.1365-2672.2006.03273.x.
25. Nazzaro F, Fratianni F, Sada A, Orlando P : (2008) Synbiotic potential of carrot juice supplemented with Lactobacillus spp and inulin or fructo-oligosaccharides. J Sci Food Agric 88:2271–2276. doi.org/10.1002/jsfa.3343
26. Markowiak P, Slizewska K : (2017) Effects of probiotics, prebiotics, and synbiotics on human health. Nutrients 9:1021.
27. Sanchez M, Darimont C, Drapeau V, Emady-Azar S, Lepage M, Rezzonico E, Ngom-Bru C, Berger B, Philippe L, Ammon-Zuffrey C, Leone P, Chevrier G, St-Amand E, Marette A, Doré

J, Tremblay A : (2014) Effect of Lactobacillus rhamnosus CGMCC1.3724 supplementation on weight loss and maintenance in obese men and women. Br J Nutr 111:1507-1519. doi: 10.1017/S0007114513003875.

28. Moroti C, Souza Magri LF, Rezende-Costa M, Cavallini D, Sivieri K : (2012) Effect of the consumption of a new symbiotic shake on glycemia and cholesterol levels in elderly people with type 2 diabetes mellitus. Lipids Health Dis 11:29. doi: 10.1186/1476-511X-11-29.
29. Farid R, Ahanchian H, Jabbari F, Moghiman T : (2011) Effect of a new synbiotic mixture on atopic dermatitis in children: A randomized controlled trial. Iran J Pediatr 21:225–230. https://pubmed.ncbi.nlm.nih.gov/23056792/
30. Rafter J, Bennett M, Caderni G, Clune Y, Hughes R, Karlsson PC, Klinder A, O'Riordan M, O'Sullivan GC, Pool-Zobel B, Rechkemmer G, Roller M, Rowland I, Salvadori M, Thijs H, Van Loo J, Watzl B, Collins JK : (2007) Dietary synbiotics reduce cancer risk factors in polypectomized and colon cancer patients. Am J Clin Nutr 85:488-496. doi: 10.1093/ajcn/85.2.488.
31. Karetkin BA, Guseva EV, Evdokimova SA, Mishchenko AS, Khabibulina NV, Grosheva VD, Menshutina NV, Panfilov VI : (2019) Aquantitative model of Bacillus cereus ATCC 9634 growth inhibition by bifidobacteria for synbiotic effect evaluation. World J Microbiol Biotechnol 35:89. doi: 10.1007/s11274-019-2665-2.
32. Fan Y, Pedersen O : (2020) Gut microbiota in human metabolic health and disease. Nat Rev Microbiol 2020:55–71. doi: 10.1038/s41579-020-0433-9.
33. Kriss M, Hazleton KZ, Nusbacher NM, Martin CG, Lozupone CA : (2018) Low diversity gut microbiota dysbiosis: drivers, functional implications and recovery. Curr Opin Microbiol 44:34–40. doi: 10.1016/j.mib.2018.07.003.
34. Kinross JM, Darzi AW, Nicholson JK : (2011) Gut microbiome-host interactions in health and disease. Genome Med 3:14. doi.org/10.1186/gm228
35. Ojima MN, Yoshida K, Sakanaka M, Jiang L, Odamaki T, Katayama T : (2022) Ecological and molecular perspectives on responders and non-responders to probiotics and prebiotics. Curr Opin Biotechnol 73:108–120. doi: 10.1016/j.copbio.2021.06.023
36. Barengolts E : (2016) Gut microbiota, prebiotics, probiotics, and synbiotics in management of obesity and prediabetes: review of randomized controlled trials. Endocr Pract 22:1224–1234. doi: 10.4158/EP151157.RA
37. Krumbeck J A, Walter J, Hutkins RW : (2018) Synbiotics for improved human health: recent developments, challenges, and opportunities. Annu Rev Food Sci Technol 9:451–479. doi: 10.1146/annurev-food-030117-012757.
38. Gourbeyre P, Denery S, Bodinier M : (2011) Probiotics, prebiotics, and synbiotics: Impact on the gut immune system and allergic reactions. J Leukoc Biol 89:685–695. doi: 10.1189/jlb.1109753.
39. De Vrese M, Schrezenmeir J : (2008) Probiotics, prebiotics and synbiotics. In Food Biotechnology, Adv Biochem Eng Biotechnol 111:1–66. doi: 10.1007/10_2008_097.
40. Scavuzzi BM, Henrique FC, Miglioranza LHS, Simão ANC, Dichi I : (2014) Impact of prebiotics, probiotics and synbiotics on components of the metabolic syndrome. Ann Nutr Disord & Ther 1(2):1009. https://austinpublishinggroup.com/nutritional-disorders/fulltext/andt-v1-id1009.php

41. Walter J, Maldonado-Gómez MX, Martínez I : (2018) To engraft or not to engraft: an ecological framework for gut microbiome modulation with live microbes. Curr Opin Biotechnol 49:129–139. doi: 10.1016/j.copbio.2017.08.008.
42. Hamaker BR, Tuncil YE : (2014) A perspective on the complexity of dietary fiber structures and their potential effect on the gut microbiota. J Mol Biol 426:3838–3850. doi: 10.1016/j.jmb.2014.07.028.
43. Arnold JW, Roach J, Fabela S, Moorfield E, Ding S, Blue E : (2021) The pleiotropic effects of prebiotic galacto-oligosaccharides on the aging gut. Microbiome 9:18. doi: 10.1186/s40168-020-00980-0
44. Ojima MN, Yoshida K, Sakanaka M, Jiang L, Odamaki T, Katayama T : (2022) Ecological and molecular perspectives on responders and non-responders to probiotics and prebiotics. Curr. Opin. Biotechnol. 73:108–120. doi: 10.1016/j.copbio.2021.06.023.
45. Swanson KS, Gibson GR, Hutkins R, Reimer RA, Reid G, Verbeke K, Scott KP, Holscher HD, Azad MB, Delzenn NM, Sanders ME : (2020) The International Scientific Association for Probiotics and Prebiotics (ISAPP) consensus statement on the definition and scope of synbiotics. Nat Rev Gastroenterol Hepatol 17:687–701. doi: 10.1038/s41575-020-0344-2.
46. Hill C, Guarner F, Reid G, Gibson GR, Merenstein DJ, Pot B. Morelli L, Canani RB, Flint HJ, Salminen S, Calder PC, Sanders ME : (2014) Expert consensus document: the international scientific association for probiotics and prebiotics consensus statement on the scope and appropriate use of the term probiotic. Nat Rev Gastroenterol Hepatol 11:506–514. doi: 10.1038/nrgastro.2014.66.
47. Gibson GR, Roberfroid MB : (1995) Dietary modulation of the human colonic microbiota: introducing the concept of prebiotics. J Nutr 125:1401–1412. doi: 10.1093/jn/125.6.1401.
48. Kolida S, Gibson GR : (2011) Synbiotics in health and disease. Annu Rev Food Sci Technol 2:373–393. doi: 10.1146/annurev-food-022510-133739.
49. Binda S, Hill C, Johansen E, Obis D, Pot B, Sanders ME : (2020) Criteria to qualify microorganisms as "probiotic" in foods and dietary supplements. Front Microbiol 11:1662. doi: 10.3389/fmicb.2020.01662.
50. Scott KP, Grimaldi R, Cunningham M, Sarbini SR, Wijeyesekera A, Tang MLK, Lee JC-Y, Yau YF, Ansell J, Theis S, Yang K, Menon R, Arfsten J, Manurung S, Gourineni V, Gibson GR : (2020) Developments in understanding and applying prebiotics in research and practice—an ISAPP conference paper. J Appl Microbiol 128:934–949. doi: 10.1111/jam.
51. Cunningham M, Azcarate-Peril MA, Barnard A, Benoit V, Grimaldi R, Guyonnet D, Holscher HDm Hunter K, Manurung S, Obis D, Petrova MI, Steinert RE, Swanson KS, van Sinderen D, Vuleviv J, Gibson GR : (2021) Shaping the future of probiotics and prebiotics. Trends Microbiol 29:667–685. doi: 10.1016/j.tim.2021.01.003.
52. Furrie E, Macfarlane S, Kennedy A, Cummings JH, Walsh SV, O'Neil A : (2005) Synbiotic therapy (Bifidobacterium longum/Synergy 1) initiates resolution of inflammation in patients with active ulcerative colitis: a randomised controlled pilot trial. Gut 54:242–249. doi: 10.1136/gut.2004.044834.
53. Scorletti E, Afolabi PR, Miles EA, Smith DE, Almehmadi A, Alshathry A, MoysesHE, Clough GF, Wright M, Patel J, Bindels L, Delzenne NM, Calder PC, Byrne CD : (2018) Design and rationale of the INSYTE study: a randomised, placebo controlled study to test the efficacy of a synbiotic on liver fat, disease biomarkers and intestinal microbiota in non-alcoholic fatty liver disease. Contemp

Clin Trials 71:113–123. doi: 10.1016/j.cct.2018.05.010.
54. Cielecka-Piontek J, Dziedziński M, Szczepaniak O, Kobus-Cisowska J, Telichowska A, Szymanowska D : (2020) Survival of commercial probiotic strains and their effect on dark chocolate synbiotic snack with raspberry content during the storage and after simulated digestion. Electron J Biotechnol 48:62–71. doi: 10.1016/j.ejbt.2020.09.005.
55. Li H, Zhang T, Li C, Zheng S, Li H, Yu J : (2020) Development of a microencapsulated synbiotic product and its application in yoghurt. LWT 122:109033.
56. Chaturvedi S, Khartad A, Chakraborty S : (2021) The potential of non-dairy synbiotic instant beverage powder: review on a new generation of healthy ready-to-reconstitute drinks. Food Biosci 42:01195. doi: 10.1016/j.fbio.2021.101195.
57. Voss GB, Monteiro MJP, Jauregi P, Valente LMP, Pintado ME : (2021) Functional characterisation and sensory evaluation of a novel synbiotic okara beverage. Food Chem 340:127793. doi: 10.1016/j.foodchem.2020.127793).
58. O'Connor LE, Gahche JJ, Herrick KA, Davis CD, Potischman N, Vargas AJ : (2021) Nonfood prebiotic, probiotic, and synbiotic use has increased in US adults and children from 1999 to 2018. Gastroenterology 161:476–486. doi: 10.1053/j.gastro.2021.04.037.
59. Mishra A, Chakravarty I, Mandavgane S : (2021) Current trends in non-dairy based synbiotics. Crit Rev Biotechnol 41:935–952.
60. Cosme F, Inês A, Vilela A : (2022) Consumer's acceptability and health consciousness of probiotic and prebiotic of non-dairy products. Food Res Int 151:110842. doi: 10.1016/j.foodres.2021.11084.
61. Cosme F, Inês A, Vilela A : (2022) Consumer's acceptability and health consciousness of probiotic and prebiotic of non-dairy products. Food Res Int 151:110842. doi: 10.1016/j.foodres.2021.110842.
62. Ito D, Yamamoto Y, Maekita T, Yamagishi N, Kawashima S, Yoshikawa T, Tanioka K, Yoshida T, Iguchi M, Kunitatsu K, Kanai Y, Kato S, Kitano M : (2022) Do synbiotics really enhance beneficial synbiotics effect on defecation symptoms in healthy adults?: randomized, double-blind, placebo-controlled trial. Medicine 101:e28858. doi: 10.1097/MD.0000000000028858.
63. Ghavami A, Khorvash F, Heidari Z, Khalesi S, Askari G : (2021) Effect of synbiotic supplementation on migraine characteristics and inflammatory biomarkers in women with migraine: results of a randomized controlled trial. Pharmacol Res 169:105668. doi: 10.1016/j.phrs.2021.105668.
64. Quero CD, Manonelles P, Fernández M, Abellán-Aynés O, López-Plaza D, Andreu-Caravaca L, Hinchado MD, Gálvez I, Ortega E : (2021). Differential health effects on inflammatory, immunological and stress parameters in professional soccer players and sedentary individuals after consuming a synbiotic. a triple-blinded, randomized, placebo-controlled pilot study. Nutrients 13:1321. doi: 10.3390/nu13041321.
65. Ito D, Yamamoto Y, Maekita T, Yamagishi N, Kawashima S, Yoshikawa T, Tanioka K, Yoshida T, Iguchi M, Kunitatsu K, Kanai Y, Kato S, Kitano M : (2022). Do synbiotics really enhance beneficial synbiotics effect on defecation symptoms in healthy adults?: randomized, double-blind, placebo-controlled trial. Medicine 101:e28858. doi: 10.1097/MD.00000000000288582.
66. Panigrahi P, Parida S, Nanda NC, Satpathy R, Pradhan L, Chandel DS, Baccaglini L, Mohapatra A, Mohapatra SS, Misra PR, Chaudhry R, Chen HH, Johnson JA, Morris JG, Paneth N, Gewolb

IH : (2017) A randomized synbiotic trial to prevent sepsis among infants in rural India. Nature 548:407–412. doi: 10.1038/nature23480.

67. Phavichitr N, Wang S, Chomto S, Tantibhaedhyangkul R, Kakourou A, Intarakhao S, Jongpiputvanich S, COLOR Stidy Group; Roeselers G, Knol J : (2021) Impact of synbiotics on gut microbiota during early life: a randomized, double-blind study. Sci Rep 111:3534. doi: 10.1038/s41598-021-83009-2.
68. Kearney SM, Gibbons SM : (2018) Designing synbiotics for improved human health. Microb Biotechnol 11:141–144. doi: 10.1111/1751-7915.12885.
69. Kumari M, Singh P, Nataraj BH, Kokkiligadda A, Naithan IH, Ali SA, Behare PV, Nagpal R : (2021) Fostering next-generation probiotics in human gut by targeted dietary modulation: an emerging perspective. Food Res Int 150:110716. doi: 10.1016/j.foodres.2021.110716.
70. Edwards PT, Kashyap PC, Preidis GA : (2020) Microbiota on biotics: probiotics, prebiotics, and synbiotics to optimize growth and metabolism. Am J Physiol Gastrointest Liver Physiol 319:G382–G390. doi: 10.1152/ajpgi.00028.2020.
71. Nayak RR, Turnbaugh PJ : (2016) Mirror, mirror on the wall: which microbiomes will help heal them all? BMC Med 14:72. doi: 10.1186/s12916-016-0622-6; Ryu G, Kim H, Koh A : (2021) Approaching precision medicine by tailoring the microbiota. Mamm Genome 32(4):206-222. doi: 10.1007/s00335-021-09859-3.
72. Boger MCL, van Bueren AL, Dijkhuizen, L : (2018) Cross-feeding among probiotic bacterial strains on prebiotic inulin involves the extracellular exo-inulinase of Lactobacillus paracasei strain W20. Appl. Environ. Microbiol. 84:e01539-18. doi: 10.1128/AEM.01539-18.
73. Cantu-Jungles TM, Hamaker BR : (2020) New view on dietary fiber selection for predictable shifts in gut microbiota. mBio 11:e02179-19. doi: 10.1128/mBio.02179-19]
74. Boger MCL, van Bueren AL, Dijkhuizen, L : (2018) Cross-feeding among probiotic bacterial strains on prebiotic inulin involves the extracellular exo-inulinase of Lactobacillus paracasei strain W20. Appl. Environ. Microbiol. 84:e01539-18. doi: 10.1128/AEM.01539-18.
75. Bijle MN, Neelakantan P, Ekambaram M, Lo ECM, Yiu CKY : (2020) Effect of a novel synbiotic on Streptococcus mutans. Sci Rep 10:7951. doi: 10.1038/s41598-020-64956-8.
76. Sharma R, Padwad Y : (2020) Plant-polyphenols based second-generation synbiotics: emerging concepts, challenges, and opportunities. Nutrition 77:110785. doi: 10.1016/j.nut.2020.110785.
77. Moreno-Indias I, Sánchez-Alcoholado L, Pérez-Martínez P, Andrés-Lacueva C, Cardona F, Tinahones F, Queipo-Ortuño MI : (2016) Red wine polyphenols modulate fecal microbiota and reduce markers of the metabolic syndrome in obese patients. Food Funct 7:1775–1787. doi: 10.1039/c5fo00886g.
78. Martín-Peláez S, Castañer O, Solà R, Motilva MJ, Castell M, Perez-Cano FJ, Fitó M : (2016) Influence of phenol-enriched olive oils on human intestinal immune function. Nutrients 8:213. doi: 10.3390/nu8040213.
79. Cortés-Martín A, Iglesias-Aguirre CE, Meoro A, Selma MV, Espín JC : (2021) Pharmacological therapy determines the gut microbiota modulation by a pomegranate extract nutraceutical in metabolic syndrome: a randomized clinical trial. Mol Nutr Food Res 65:2001048. doi: 10.1002/mnfr.202001048.

80. Jamar G, Santamarina AB, Casagrande BP, Estadella D, de Rosso VV, Wagner R, Fagundes MB, Pisani LP : (2020) Prebiotic potencial of juçara berry on changes in gut bacteria and acetate of individuals with obesity. Eur J Nutr. 59:3767–3778. doi: 10.1007/s00394-020-02208-1.
81. Parkar SG, Trower TM, Stevenson DE : (2013) Fecal microbial metabolism of polyphenols and its effects on human gut microbiota. Anaerobe 23:12–19. doi: 10.1016/j.anaerobe.2013.07.009.
82. Frias J, Martinez-Villaluenga C, Peñas E (eds) : Fermented Foods in Health and Disease Prevention. Academic Press, 2016, ISBN : 978-0-12-802309-9
83. Mo-Eun Lee, Ja-Young Jang, Jong-Hee Lee, Hae-Woong Park, Hak-Jong Choi, Tae-Woon Kim : (2015) Starter Cultures for Kimchi Fermentation. J Microbiol Biotechnol 25(5):559-568. doi.org/10.4014/jmb.1501.01019
84. Jung JY, Lee SH, Kim JM, Park MS, Bae JW, Hahn Y, Madsen EL, Jeon CO : (2011) Metagenomic analysis of kimchi, a traditional Korean fermented food. Appl Environ Microbiol 77(7):2264-74. doi: 10.1128/AEM.02157-10.
85. Jin A Yoon, Kyung-Ok Shin : (1988) Studies on the Biological Activity of Synbiotics: A Review. Korean J Food Nutr 31(3):319-327. doi.org/10.9799/ksfan.2018.31.3.319
86. Kim HY , Bong YJ , JK Jeong Lee SB, Kim BY, Park KY : (2016) Heterofermentative lactic acid bacteria dominate in Korean commercial kimchi. Food Sci Biotechnol 25(2):541-545. doi: 10.1007/s10068-016-0075-x. eCollection 2016.
87. 김용성 : (2021) 유산균이 풍부한 김치는 프로바이오틱스 제품을 대체할 수 있을까? 메디게이트뉴스 www.medigatenews.com/news/937604312, 2021.05.28.
88. Salminen S, Collado MC, Endo A, Hill C, Lebeer S, Quigley EMM, Sanders ME, Shamir R, Swann JR, Szajewska H, Vinderola G : (2021) The International Scientific Association of Probiotics and Prebiotics (ISAPP) consensus statement on the definition and scope of postbiotics. Nat Rev Gastroenterol Hepatol 18:649-667. doi.org/10.1038/s41575-021-00440-6.
89. 식품의약품안전처, 대한민국 정책브리핑 : 프로바이오틱스 구매·섭취 시 꼭 확인할 것은? www.korea.kr/multi/visualNewsView.do?newsId=148888200#visualNews 2021.06.02.
90. Chouraqui JP, Grathwohl D, Labaune JM, Hascoet JM, de Montgolfier I, Leclaire M, Giarre M, Steenhout P : (2008) Assessment of the safety, tolerance, and protective effect against diarrhea of infant formulas containing mixtures of probiotics or probiotics and prebiotics in a randomized controlled trial. Am J Clin Nutr 87(5):1365-73. doi: 10.1093/ajcn/87.5.1365.
91. Bettler J, Miychel DK, Kullen MJ : (2006) Administration of Bifidobacterium lactis with fructo-oligosaccharide to toddlers is safe and results in transient colonization. Int J Probiotics Prebiotics 1:193-202. doi.org/10.1093/ajcn/nqac264
92. Guarner F : (2007) Prebiotics in inflammatory bowel disease. Br J Nutr 98(Suppl 1)S85-S89. doi: 10.1017/S0007114507832958.
93. Furrie E, Macfarlane S, Kennedy A, Cummings JH, Walsh SV, O'Neil DA, Macfarlane GT : (2005) Synbiotic therapy (Bifidobacterium longum/Synergy 1) initiates resolution of inflammation in patients with active ulcerative colitis: A randomised controlled pilot trial. Gut 54:242-249. doi: 10.1136/gut.2004.044834.
94. Whelan K, Quigley EMM : (2013) Probiotics in the management of irritable bowel syndrome

and inflammatory bowel disease. Curr Opin Gastroenterol 29(2):184-9. doi: 10.1097/MOG.0b013e32835d7bba.

95. Ford AC, Quigley EM, Lacy BE, Lembo AJ, Saito YA, Schiller LR, Soffer EE, Spiege lBM, Moayyedi P : (2014) Efficacy of prebiotics, probiotics, and synbiotics in irritable bowel syndrome and chronic idiopathic constipation: Systematic review and meta-analysis. Am J Gastroenterol 109:1547-1561. doi: 10.1038/ajg.2014.202.
96. Scott K, Sanders ME, Swanson K, Gibson G, Hutkins B, ISAPP Science Blog, New synbiotic definition lays the groundwork for continued scientific progress. https://isappscience.org/new-synbiotic-definition-lays-the-groundwork-for-continued-scientific-progress/ August 21. 2020.
97. Swanson KS, gibson GR, Hutkins R, Reimer RA, Reid G, Verbeke K, Scott KP, Holscher HD, Azad MB, Delzenn NM, Sanders ME : The International Scientific Association for Probiotics and Prebiotics (ISAPP) consensus statement on the definition and scope of synbiotics. Nat Rev Gastroenterol Hepatol 17:687–701 (2020). doi.org/10.1038/s41575-020-0344-2
98. National Geography Education : Symbiosis: The Art of Living Together. https://education.nationalgeographic.org/resource/symbiosis-art-living-together/
99. Wikipedia : Mutualism (biology). https://en.wikipedia.org/wiki/Mutualism_(biology)
100. Wikipedia : Commensalism. https://en.wikipedia.org/wiki/Commensalism
101. Wikipedia : Parasitism. https://en.wikipedia.org/wiki/Parasitism
102. Pandey KR, Naik SR, Vakil BV : (2015) Probiotics, Prebiotics and Synbiotics—A Review. J Food Sci Technol 52:7577–7587. doi: 10.1007/s13197-015-1921-1.
103. Mounir M, Ibijbijen A, Farih K, Rabetafika HN, Razafindralambo HL :(2022) Synbiotics and Their Antioxidant Properties, Mechanisms, and Benefits on Human and Animal Health: A Narrative Review. Biomolecules 12(10):1443. doi: 10.3390/biom12101443.
104. You S, Ma Y, Yan B, Pei W, Wu Q, Ding C, Huang C (2022) The promotion mechanism of prebiotics for probiotics: A review. Front Nutr 9:1000517. doi: 10.3389/fnut.2022.1000517.
105. 행정규칙 : 건강기능식품의 기준 및 규격. [시행 2023. 12. 27.] [식품의약품안전처고시 제2023-91호, 2023. 12. 27., 일부개정] www.law.go.kr/행정규칙/건강기능식품의%20기준%20및%20규격
106. Krumbeck JA, Maldonado-Gomez MX, Martinez I, Frese SA, Burkey TE, Rasineni K, Ramer-Tait AE, Harris EN, Hutkins RW, Walter J : (2015) In vivo selection to identify bacterial strains with enhanced ecological performance in synbiotic applications. Appl Environ Microbiol 81:2455–2465. doi: 10.1128/AEM.03903-14.
107. Kolida S, Gibson GR : (2011) Synbiotics in health and disease. Annu. Rev. Food Sci. Technol. 2: 373–393. doi: 10.1146/annurev-food-022510-133739.
108. Krumbeck JA, Walter J, Hutkins RW : (2018) Synbiotics for improved human health: Recent developments, challenges, and opportunities. Annu Rev Food Sci Technol 9:51-479. doi: 10.1146/annurev-food-030117-012757.
109. Shukla S, Shukla A, Mehboob S, Guha S : (2011) Meta-analysis: the effects of gut flora modulation using prebiotics, probiotics and synbiotics on minimal hepatic encephalopathy. Aliment Pharmacol Ther 33:662–671. doi: 10.1111/j.1365-2036.2010.04574.x.
110. Davis LMG, Martínez I, Walter J, Goin C, Hutkins RW : (2011) Barcoded pyrosequencing reveals

that consumption of galactooligosaccharides results in a highly specific bifidogenic response in humans. PLoS One 6:e25200. doi.org/10.1371/journal.pone.0025200

111. Sonnenburg ED, Zheng H, Joglekar P, Higginbottom SK, Firbank SJ, Bolam DN, Sonnenburg JL : (2010) Specificity of polysaccharide use in intestinal bacteroides species determines diet-induced microbiota alterations. Cell 141:1241–1252. doi: 10.1016/j.cell.2010.05.005.
112. Ventura M, O'Flaherty S, Claesson MJ, Turroni F, Klaenhammer TR, van Sinderen D, O'Toole PW : (2009) Genome-scale analyses of health promoting bacteria: probiogenomics. Nat Rev Microbiol 7:61–71. doi: 10.1038/nrmicro2047.
113. van den Nieuwboer M, van de Burgwal LHM, Claassen E : (2016) Chapter 7. A quantitative key-opinion-leader analysis of innovation barriers in probiotic research and development: Valorisation and improving the tech transfer cycle. Pharma Nutr 4:9–18. DOI:10.1016/j.phanu.2015.09.003
114. Saulnier DMA : Synbiotics: making the most of probiotics by their combinations? pp.9-19. In: Food science and technology bulletin: Functional foods vol. 4. Gibson GR (ed). IFIS Publishing, Reading, UK 2008
115. Hamasalim HJ : (2016) Synbiotic as feed additives relating to animal health and performance. Adv Microbiol 6:288–302. www.scirp.org/journal/paperinformation?paperid=65592
116. Sekhon BS, Jairath S : (2010) Prebiotics, probiotics and synbiotics: An overview. J Pharm Educ Res 1:13–36. www.scirp.org/reference/referencespapers?referenceid=1733515
117. Manigandan T, Mangaiyarkarasi SP, Hemaltha R, Hemaltha VT, Murali NP : (2012) Probiotics, prebiotics and synbiotics—A review. Biomed Pharmacol J 5(2):295–304. https://biomedpharmajournal.org/vol5no2/probiotics-prebiotics-and-synbiotics-a-review/
118. De Vrese M, Schrezenmeir J : (2008) Probiotics, prebiotics and synbiotics. In Food Biotechnology, Adv Biochem Eng Biotechnol 111:1-66. Stahl U, Donalies UEB, Nevoigt E, Eds.; Springer: Berlin, Germany
119. Zhang MM, Cheng JQ, Lu YR, Yi ZH, Yang P, Wu XT : (2010) Use of pre-, pro-and synbiotics in patients with acute pancreatitis: A meta-analysis. World J Gastroenterol 16:3970. doi: 10.3748/wjg.v16.i31.3970
120. Wong VW, Won GL, Chim AM Chu WC, Yeung DK, Li KC Chan L : (2013) Treatment of nonalcoholic steatohepatitis with probiotics. A proof-of-concept study. Ann Hepatol 12: 256–262. https://pubmed.ncbi.nlm.nih.gov/23396737/
121. Eslamparast T, Poustchi H, Zamani F, Sharafkhah M, Malekzadeh R, Hetmatdoost A : (2014) Synbiotic supplementation in nonalcoholic fatty liver disease: A randomized, double-blind, placebo-controlled pilot study. Am J Clin Nutr 99:535–542. doi: 10.3945/ajcn.113.068890.
122. Socha P, Stolarczyk M, Socha J : (2002) Wpływ probiotyków i prebiotyków na gospodarkę lipidową. Pediatr Współcz Gastroenterol Hepatol Żywienie Dziecka 4(1):85–88. Poland
123. Pathmakanthan S, Walsh M, Bengmark S : (2002) Efficacy and Tolerability Treating Acute Distal Ulcerative Colitis with Synbiotic Enemas: A Pilot Trial (Abstract); United European Gastroenterology Week: Geneva, Switzerland, 2002.
124. Pérez-Conesa D, López G, Abellán P, Ros G : (2006) Bioavailability of calcium, magnesium and phosphorus in rats fed probiotic, prebiotic and synbiotic powder follow-up infant formulas and

their effect on physiological and nutritional parameters. J Sci Food Agric 86:2327–2336. doi.org/10.1002/jsfa.2618

125. Danq D, Zhou W, Lun ZJ, Mu X, Wanq DX, Wu H : (2013) Meta-analysis of probioticsand/or prebiotics for the prevention of eczema. J Int Med Res 41:1426–1436. doi: 10.1177/0300060513493692.

126. Rafter J, Bennett M, Caderni G, Clune I, Hughes R, Karlsson PC, Klinder A, O'Riordan M, O'Sullivan G, Pool-Zobel B, Rechkemmer G, Roller M, Rowland M, Rowland I, Salvadori M, Thijs H, Van Loo J, Watzl B, Collins JK : (2007) Dietary synbiotics reduce cancer risk factors in polypectomized and colon cancer patients. Am J Clin Nutr 85:488–496. doi: 10.1093/ajcn/85.2.488.

127. Van Loo J, Clune Y, Bennett M, Collins JK : (2005) The SYNCAN project: Goals, set-up, first results and settings of the human intervention study. Br J Nutr 93:S91–S98. doi: 10.1079/bjn20041353.

128. Sanchez M, Darimont C, Drapeau V, Emady-Azar S, Lepage M, Rezzonico E, Ngom-Bru C, Berger B, Philippe L, Ammon-Zuffrey C, Leone P, Chevrier G, St-Amand E, Marette A, Doré J, Tremblay A : (2014) Effect of Lactobacillus rhamnosus CGMCC1.3724 supplementation on weight loss and maintenance in obese men and women. Br J Nutr ;111(8):1507-1519. doi: 10.1017/S0007114513003875

129. Safavi M, Farajian S, Kelishadi R, Mirlohi, M, Hashemipour M : (2013) The effects of synbiotic supplementation on some cardio metabolic risk factors in overweight and obese children: A randomized triple-masked controlled trial. Int J Food Sci Nutr 64:687–693. doi: 10.3109/09637486.2013.775224

130. Ipar N, Aydogdu SD, Yildirim GK, Inal M, Gies I, Vandenplas Y, Dinleyici EC : (2015) Effects of symbiotic on anthropometry, lipid profile and oxidative stress in obese children. Benef Microbes 6:775–782. doi: 10.3920/BM2015.0011.

131. Eslamparast T, Zamani, F, Hekmatdoost A, Sharafkhah M, Eghtesad S, Malekzadeh R, Poustchi H : (2014) Effects of synbiotic supplementation on insulin resistance in subjects with the metabolic syndrome: A randomised, double-blind, placebo-controlled pilot study. Br J Nutr 112:438–445. doi: 10.1017/S0007114514000919.

132. Asemi Z, Zohreh Z, Shakeri H, Sima-sadat Sabihi SS, Esmaillzadeh A : (2013) Effect of multispecies probiotic supplements on metabolic profiles, hs-CRP, and oxidative stress in patients with type 2 diabetes. Ann Nutr Metab 63(1-2):1–9. doi.org/10.1159/000349922

133. Tajadadi-Ebrahimi M, Bahmani F, Shakeri H, Hadaegh H, Hijijafari M, Abedi F, Asemi Z : (2014) Effects of daily consumption of synbiotic bread on insulin metabolism and serum high-sensitivity C-reactive protein among diabetic patients: A double-blind, randomized, controlled clinical trial. Ann Nutr Metab 65:34–41. doi: 10.1159/000365153.

134. Shakeri H, Hadaegh H, Abedi F, Tajabadi-Ebrahimi M, Mazroii N, Ghandi Y, Asemi Z : (2014) Consumption of synbiotic bread decreases triacylglycerol and VLDL levels while increasing HDL levels in serum from patients with type-2 diabetes. Lipids 49(7): 695–701. doi: 10.1007/s11745-014-3901-z.

135. Moroti C, Souza Magri LF, Rezende-Costa M, Cavallini D, Sivieri K : (2012) Effect of the consumption of anew symbiotic shake on glycemia and cholesterol levels in elderly people with type 2 diabetes mellitus. Lipids Health Dis 11;29. doi: 10.1186/1476-511X-11-29.

136. Wong VW, Won GL, Chim AM, Chu WC, Yeung DK, Li KC, Chan L : (2013) Treatment of nonalcoholic steatohepatitis with probiotics. A proof-of-concept study. Ann Hepatol 12:256–262. https://pubmed.ncbi.nlm.nih.gov/23396737/
137. Eslamparast T, Poustchi H, Zamani F, Sharafkhah M, Malekzadeh R, Hetmatdoost A : (2014) Synbiotic supplementation in nonalcoholic fatty liver disease: A randomized, double-blind, placebo-controlled pilot study. Am J Clin Nutr 99:535–542. doi: 10.3945/ajcn.113.068890.
138. Šmid A, Strniša L, Bajc K, Vujić-Podlipec D, Bogovič Matijašić B, Rogelj I : (2016) Randomized clinical trial: The effect of fermented milk with the probiotic cultures Lactobacillus acidophilus La-5® and Bifidobacterium BB-12® and Beneo dietary fibres on health-related quality of life and the symptoms of irritable bowel syndrome in adults. J Funct Foods 24:549–557. doi.org/10.1016/j.jff.2016.04.031
139. Ustundag GH, Altuntas H, Soysal YD. Kokturk F : (2017) The effects of synbiotic "Bifidobacterium lactis B94 plus Inulin" addition on standard triple therapy of Helicobacter pylori eradication in children. Can J Gastroenterol Hepatol 2017:8130596. doi: 10.1155/2017/8130596.
140. Fujimori S, Gudis K, Mitsui K, Seo T, Yonezawa M, Tanaka S, Tatsuguchi A, Sakamoto C : (2009) A randomized controlled trial on the efficacy of synbiotic versus probiotic or prebiotic treatment to improve the quality of life in patients with ulcerative colitis. Nutrition 25:520–525. doi: 10.1016/j.nut.2008.11.017.
141. Van der Aa LB, Heymans HSA, van Aalderen WMC, Sillevis Smitt JH, Knol J, Ben Amor K, Goossens DA, Sprikkelman AB : (2010) Effect of a new synbiotic mixture on atopic dermatitis in infants: A randomized controlled trial. Clin Exp Allergy 40:795–804. doi: 10.1111/j.1365-2222.2010.03465.x
142. Farid R, Ahanchian H, Jabbari F, Moghiman T : (2011) Effect of a new synbiotic mixture on atopic dermatitis in children: A randomized-controlled trial. Iran J Pediatr 21:225–230. https://pubmed.ncbi.nlm.nih.gov/23056792/
143. Post J : Acceptability and Feasibility of Probiotic and Prebiotic Supplementation in Alleviating Symptoms of Lactose Maldigestion in Lactose Intolerant Subjects. Florida State University; Tallahassee, FL, USA: 2013.
144. Barratt MJ, Nuzhat S, Ahsan K, Frese SA, Arzamasov AA, Sarker SA, Munirul Islam M, Palit P. Ridwan Islam Md, Hibberd MC,Nakshatri S, Cowardin CA, Guruge JL, Byrne AE, Venkatesh S, Sundaresan V, Henrick B, Duar RM, Mitchell R, Casaburi Gm Pranbs J, Flannery R, Mahfuz M, Rodionov DA, Ostermasn AL, Kyle D, Ahmed T, Gordon JI : (2022) Bifidobacterium infantis treatment promotes weight gain in Bangladeshi infants with severe acute malnutrition. Sci Transl Med 14:eabk1107. doi: 10.1126/scitranslmed.abk1107
145. Cicero AFG, Fogacci F, Bove M, Giovannini M, Borghi C : (2021) Impact of a short-term synbiotic supplementation on metabolic syndrome and systemic inflammation in elderly patients: a randomized placebo-controlled clinical trial. Eur. J. Nutr. 60, 655–663. doi: 10.1007/s00394-020-02271-8
146. Huang J, Liu C, Yang Y, Kang D, Xiao J, Long Y, Lang B, Peng X, Wang W, Wang X, Liu F, Zhao J, Shi Z, Yuan T-F, Wu R : (2022) The effects of probiotics plus dietary fiber on antipsychotic-

induced weight gain: a randomized clinical trial. Transl Psychiatry 12:185. doi: 10.1038/s41398-022-01958-2

147. Kanazawa A, Aida M, Yoshida Y, Kaga H, Katahira T, Suzuki L, Tamaki S, Sato J, Goto H, Azuma K, Shimizu T, Takahashi T, Yamashiro Y, Watada H : (2021) Effects of synbiotic supplementation on chronic inflammation and the gut microbiota in obese patients with type 2 diabetes mellitus: a randomized controlled study. Nutrients 8:558. doi: 10.3390/nu13020558

148. Kassaian, N., Feizi, A., Rostami, S., Aminorroaya, A., Yaran, M., and Amini, M. (2020). The effects of 6 mo of supplementation with probiotics and synbiotics on gut microbiota in the adults with prediabetes: a double blind randomized clinical trial. Nutrition 79–80:110854. doi: 10.1016/j.nut.2020.110854

149. Neyrinck AM, Rodriguez J, Taminiau B, Amadieu C, Herpin F, Allaert F-A, Cani PD, Daube G, Bindels L, Delzenne NM : (2021) Improvement of gastrointestinal discomfort and inflammatory status by a synbiotic in middle-aged adults: a double-blind randomized placebo-controlled trial. Sci Rep 11:2627. doi: 10.1038/s41598-020-80947-1

150. Piątek J, Bernatek M, Krauss H, Wojciechowska M, Chęcińska-Maciejewska Z, Kaczmarek P, Sommermeyer H (2021). Effects of a nine-strain bacterial synbiotic compared to simethicone in colicky babies – an open-label randomised study. Benef Microbes 12:249–257. doi: 10.3920/BM2020.0160.

151. Scorletti E, Afolabi PR, Miles EA, Smith DE, Almehmadi A, Alshathry A, Childs CE, Del Fabblo S, Bilson J, Moyses HE, Clough GF, Sethi JK, Patel J, Wright M, Breen DJ, Peebles C, Darekar A, Aspinall R, Fowell AJ, Dowman JK, Nobili V, Targher G, Delzenne NM, Bindels LB, Calder PC, Byrne CD : (2020) Synbiotics alter fecal microbiomes, but not liver fat or fibrosis, in a randomized trial of patients with nonalcoholic fatty liver disease. Gastroenterology 158:1597–1610.e7. doi: 10.1053/j.gastro.2020.01.031.

152. Sergeev IN, Aljutaily T, Walton G, Huarte E : (2020) Effects of synbiotic supplement on human gut microbiota, body composition and weight loss in obesity. Nutrients 12(1):222. doi: 10.3390/nu12010222.

153. Skrzydło-Radomańska B, Prozorow-Król B, Cichoż-Lach H, Majsiak E, Bierła JB, Kosikowski W, Szczerbiński M, Gantzel J, Cukrowska B : (2020) The effectiveness of synbiotic preparation containing Lactobacillus and Bifidobacterium probiotic strains and short chain fructooligosaccharides in patients with diarrhea predominant irritable bowel syndrome-a randomized double-blind, placebo-controlled study. Nutrients 5:1999. doi: 10.3390/nu12071999

154. Valle MCPR, Vieira IA, Fino LC, Gallina DA, Esteves AM, da Cunha DT, Cabral L, Benatti FB, Marostica MR Jr, Batista ÂG, Santos R, Pastore GM, Sartoratto A, Sivieri K, Tizioto PC, Coutinho LL, Antunes AEC : (2021) Immune status, well-being and gut microbiota in military supplemented with synbiotic ice cream and submitted to field training: a randomised clinical trial. Br J Nutr 126:1794–1808. doi: 10.1017/S0007114521000568